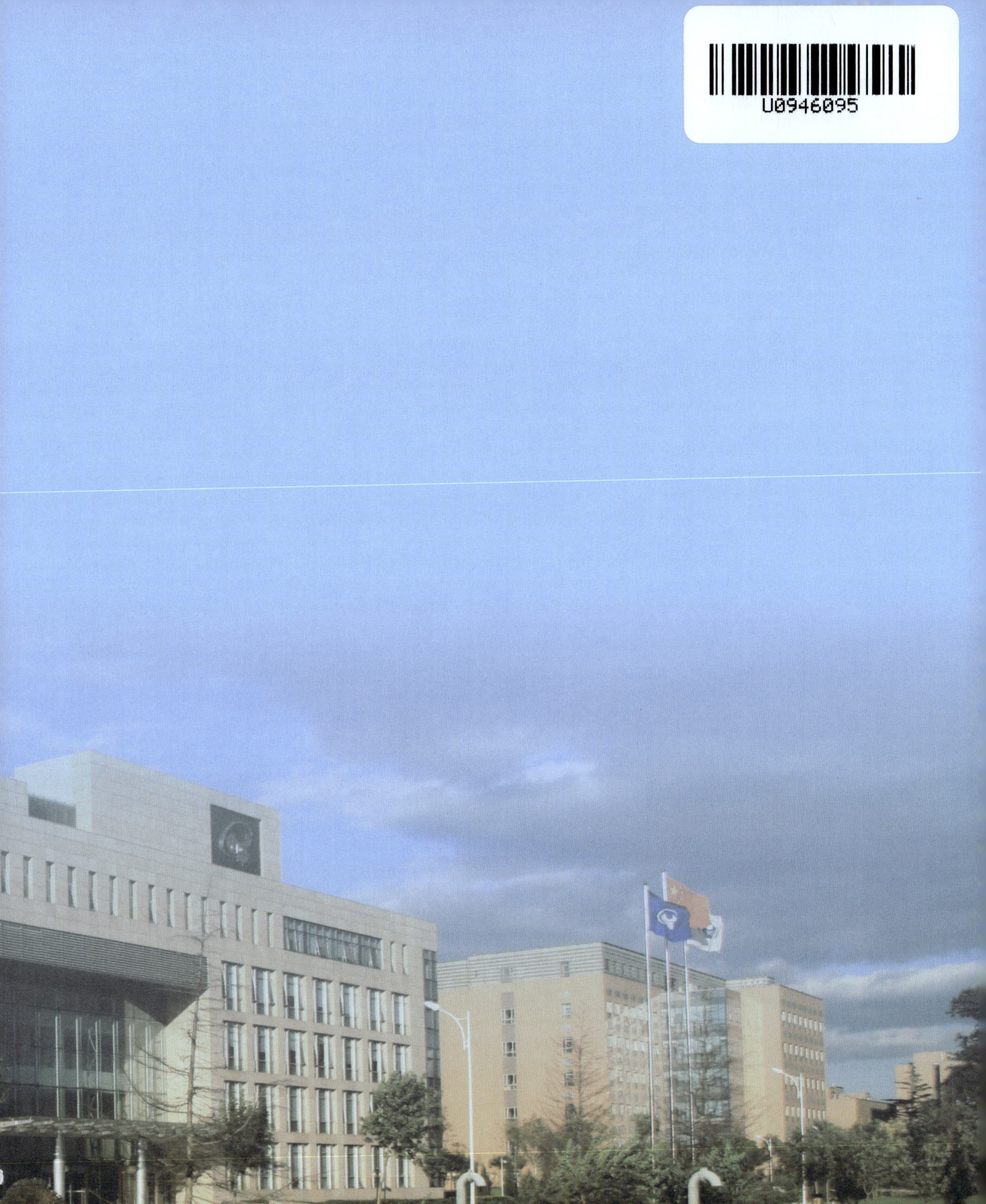

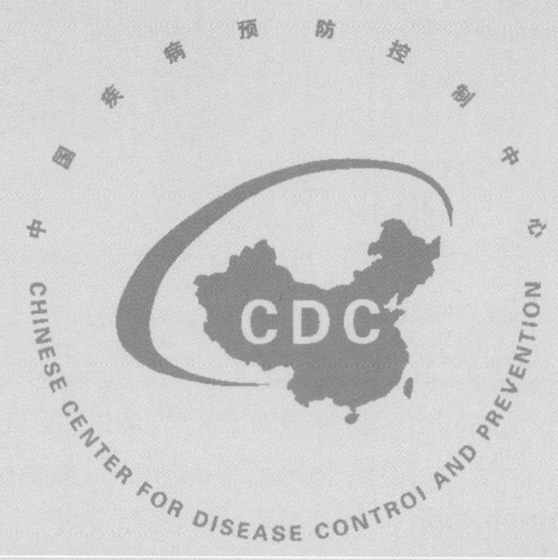

中国疾病预防控制中心年鉴
（2014年）

中国疾病预防控制中心　编著

人民卫生出版社

图书在版编目(CIP)数据

中国疾病预防控制中心年鉴. 2014年/中国疾病预防控制中心编著. —北京：人民卫生出版社，2019

ISBN 978-7-117-28119-5

Ⅰ. ①中… Ⅱ. ①中… Ⅲ. ①疾病预防控制中心－中国－2014－年鉴 Ⅳ. ①R197.2-54

中国版本图书馆CIP数据核字(2019)第030686号

人卫智网	www.ipmph.com	医学教育、学术、考试、健康，购书智慧智能综合服务平台
人卫官网	www.pmph.com	人卫官方资讯发布平台

中国疾病预防控制中心年鉴

（2014年）

编　　著：中国疾病预防控制中心
出版发行：人民卫生出版社（中继线 010-59780011）
地　　址：北京市朝阳区潘家园南里19号
邮　　编：100021
E - mail：pmph @ pmph.com
购书热线：010-59787592　010-59787584　010-65264830
印　　刷：人卫印务（北京）有限公司
经　　销：新华书店
开　　本：787×1092　1/16　　印张：16　　插页：8
字　　数：389千字
版　　次：2019年6月第1版　2019年6月第1版第1次印刷
标准书号：ISBN 978-7-117-28119-5
定　　价：110.00元

编写委员会

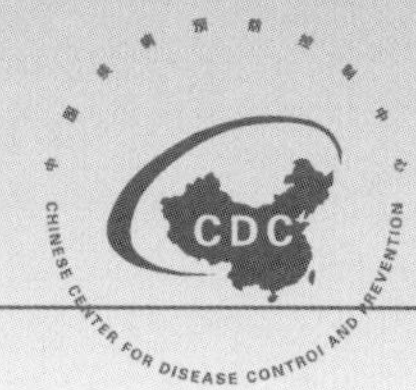

主　　编　王　宇

副 主 编　梁东明　宫新生　杨维中　刘剑君　高　福　梁晓峰　冯子健　王　健

执行编委　席晶晶　赵文华　王　林

编　　委　张学清　张　雁　王晓琪　何广学　王子军　张戈屏　罗会明　张利民　杜　光　谭吉宾　袁灵华　王茂武　陈　峰　孟宪平　曹进华　李新焕　田占平　栗　波　倪　方　马家奇　李　群　余宏杰　刘东山　施小明　李　黎　王黎霞　么鸿雁　崔　颖　姜　垣　徐建国　李德新　周晓农　吴尊友　王临虹　刘开泰　高贵凡　李　涛　苏　旭　陶　勇　张　彤　李新威　苏晓婷　王汝波　刘玉芬　蒋　炜　赖建强　姚孝元　滕　林　秦　斌　孙伯寅　聂　妍

编辑人员　王　健　席晶晶　赵文华　王　林　刘　芳　孙　川　邓晋琦　夏小亮　金雅玲

学术秘书　刘　芳

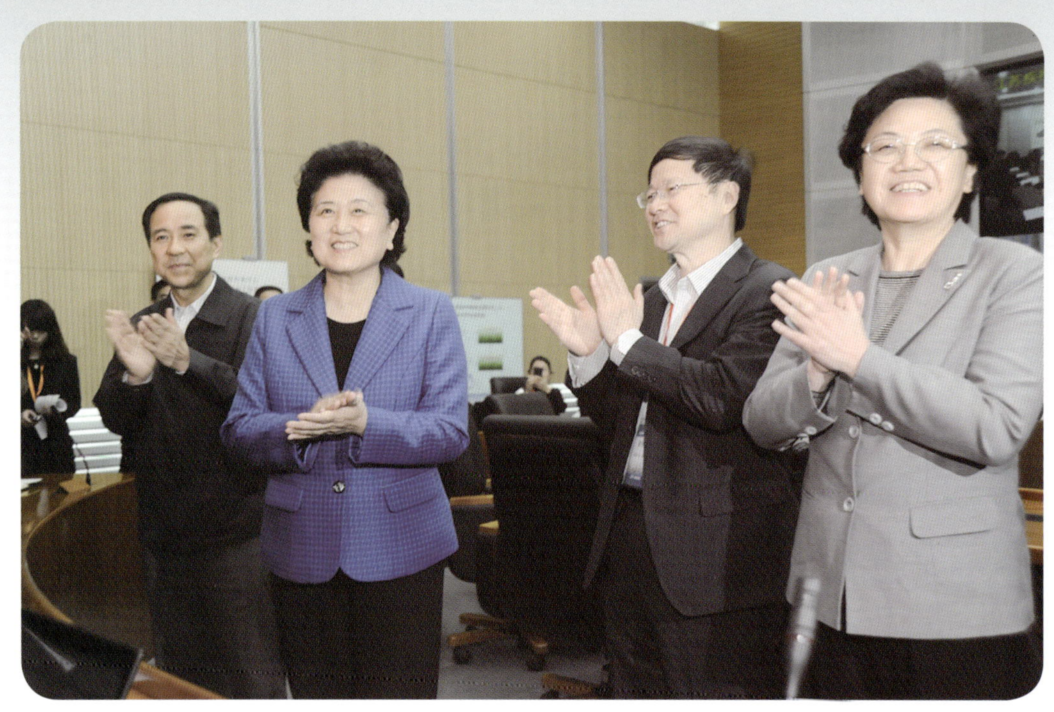

2013 年 4 月 8 日，国务院副总理刘延东到中心调研人感染 H7N9 禽流感防控工作

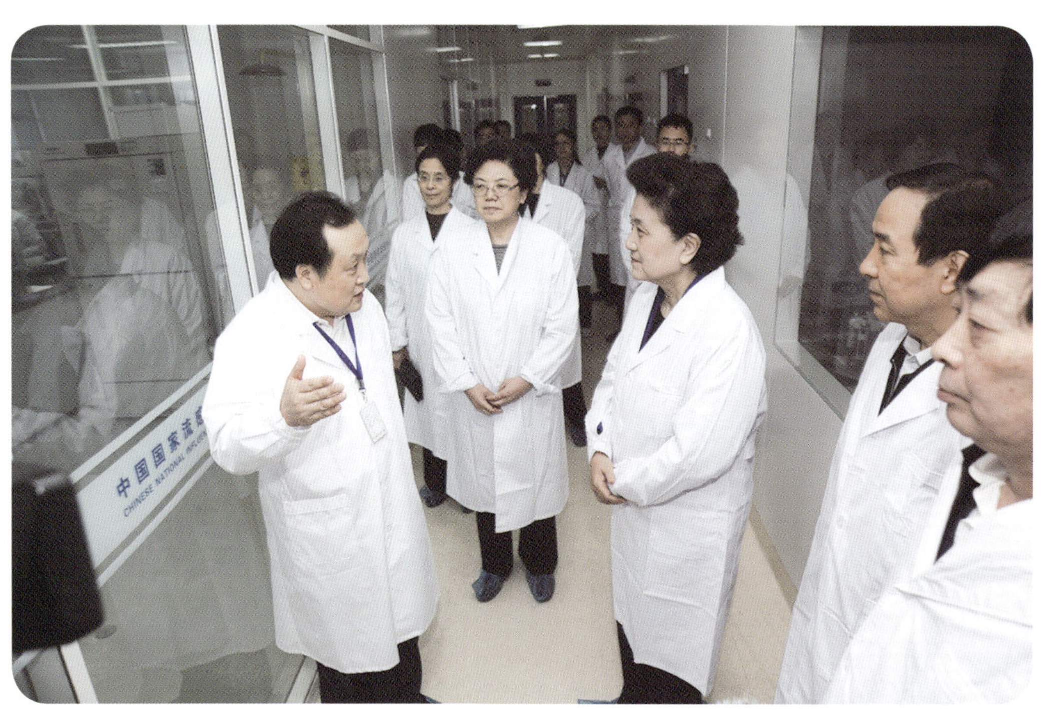

2013 年 4 月 8 日，国务院副总理刘延东到中心调研人感染 H7N9 禽流感防控工作

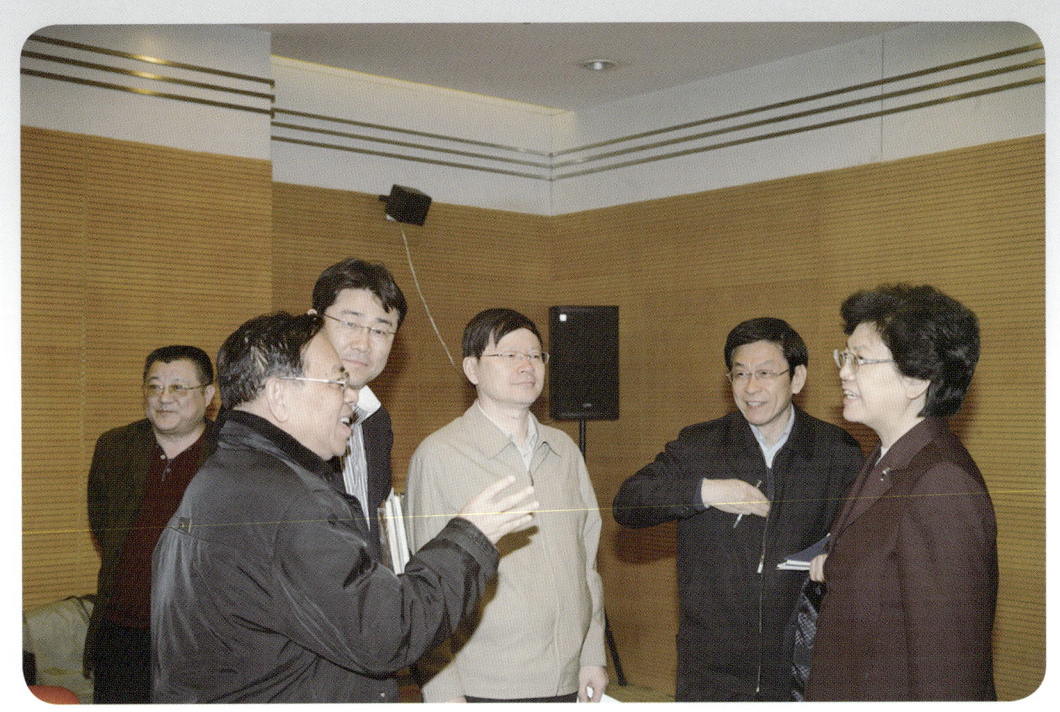

2013 年 3 月 19 日，国家卫生计生委主任李斌到中心调研

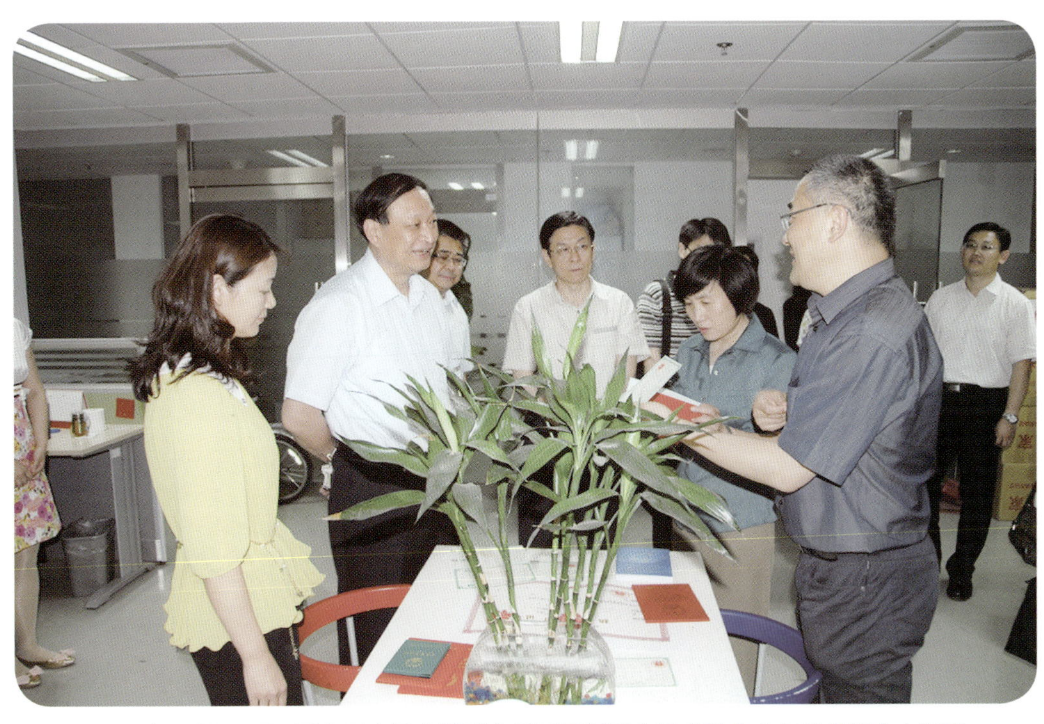

2013 年 6 月 14 日，国家卫生计生委副主任王国强到中国疾控中心妇幼保健中心调研

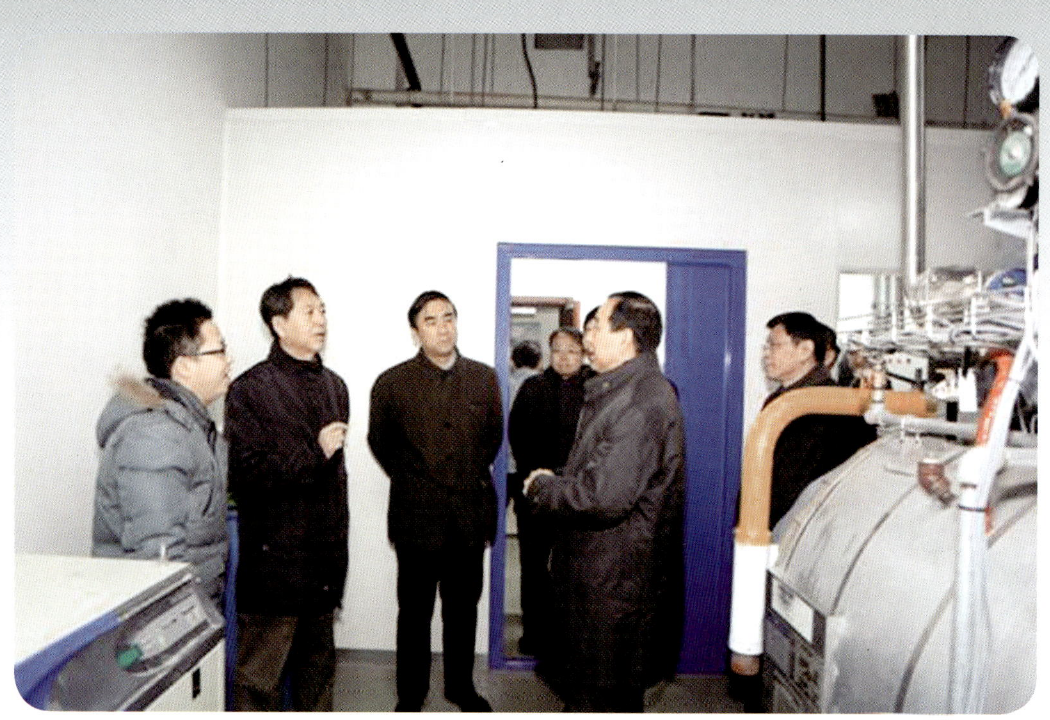

2013 年 1 月 29 日，卫生部副部长陈啸宏到中心调研

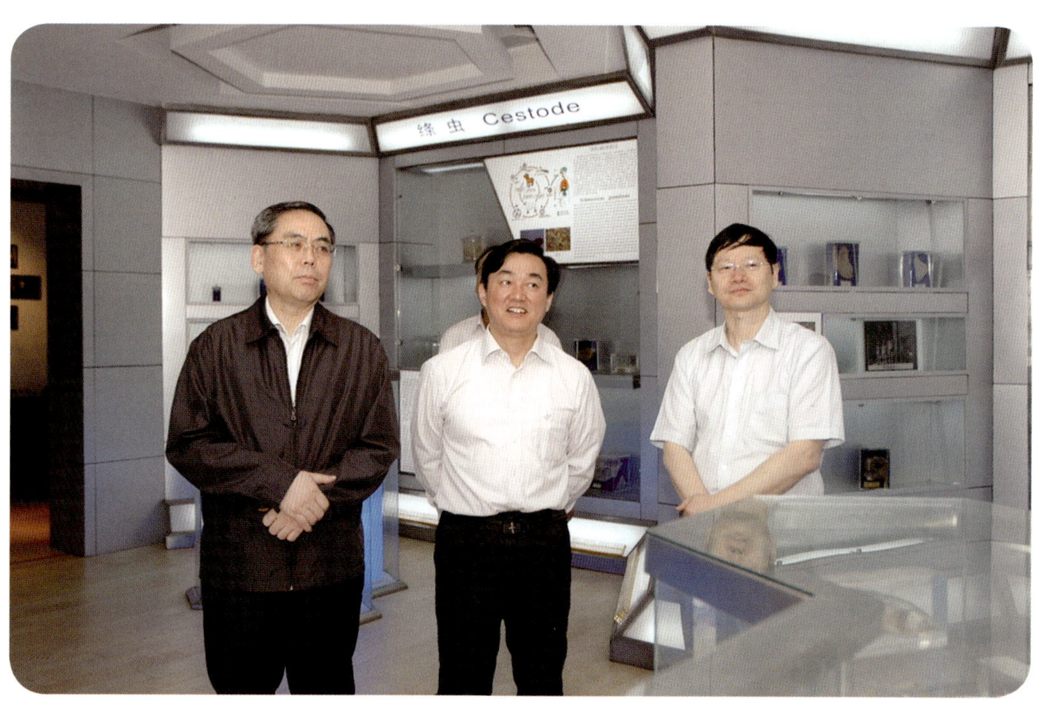

2013 年 6 月 9 日，国家卫生计生委副主任刘谦考察寄生虫病所科研工作

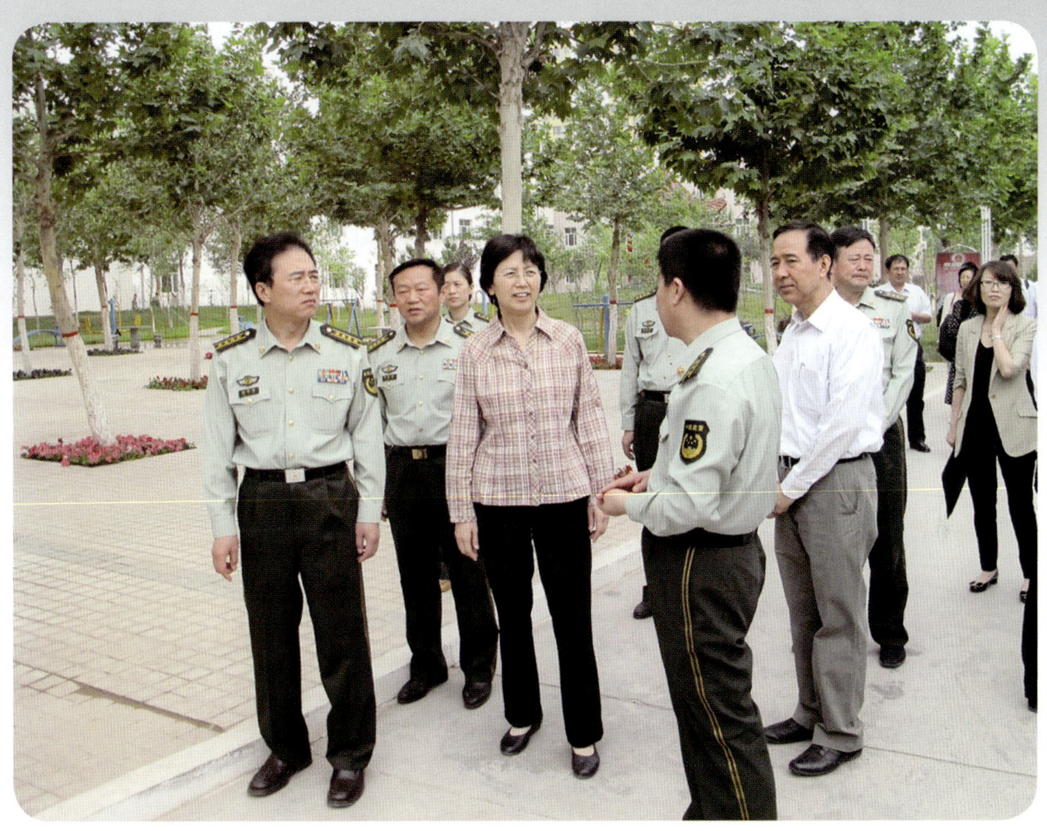

2013 年 5 月 22 日，南疆工作站在喀什地区疾控中心成立，国家卫生计生委副主任徐科视察南疆工作站

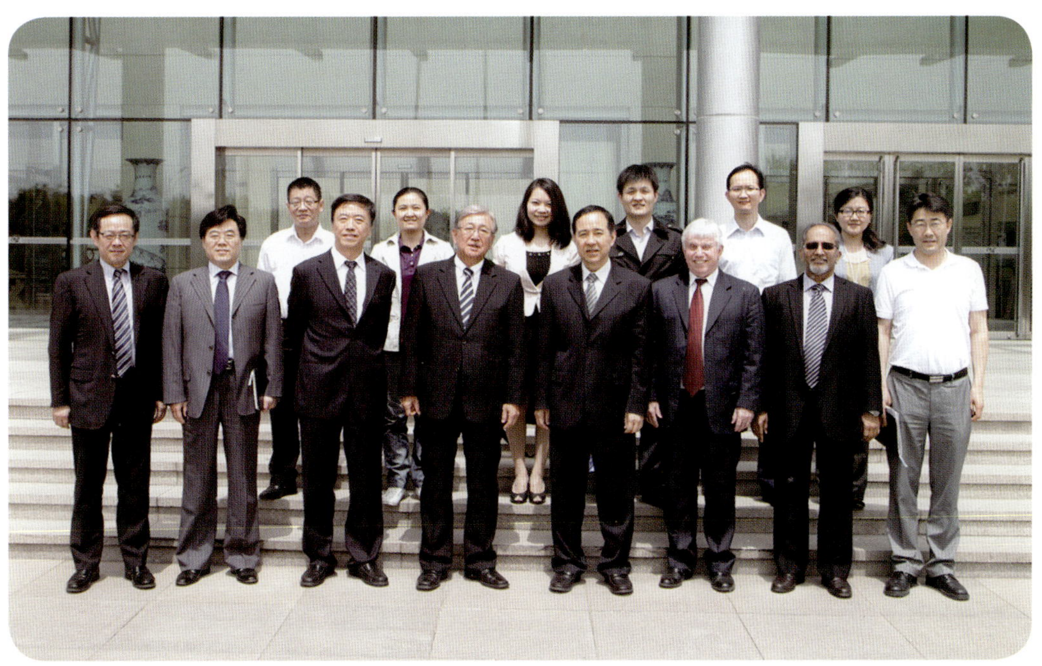

2013 年 5 月 13 日，世界卫生组织西太区主任申英秀访问中国疾控中心，考察人感染 H7N9 禽流感疫情防控情况

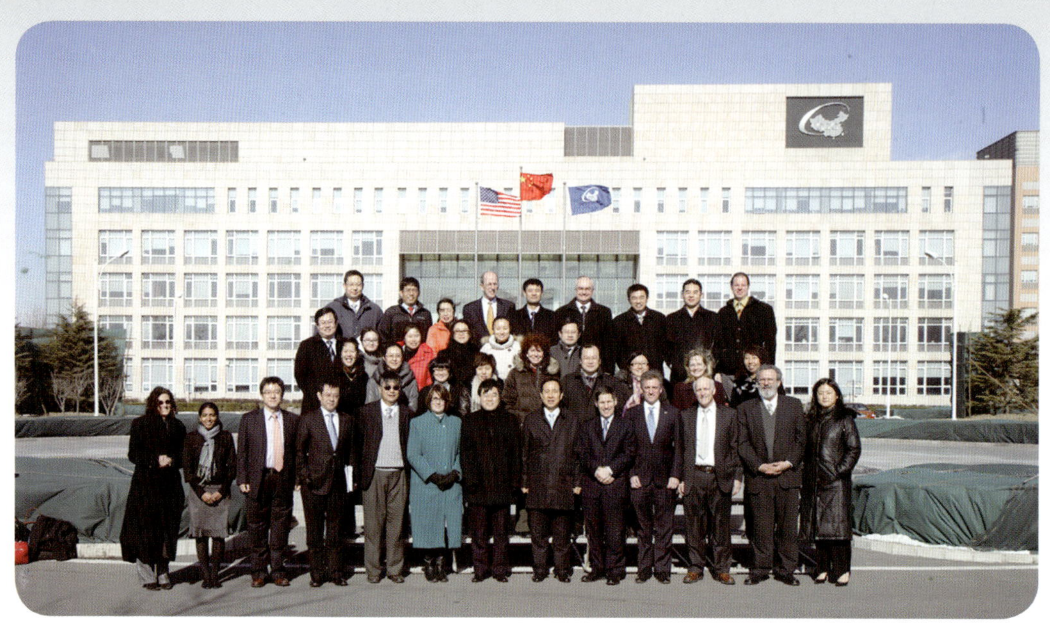

2013年1月24日，第十次中美疾控中心主任年会在中心昌平园区召开

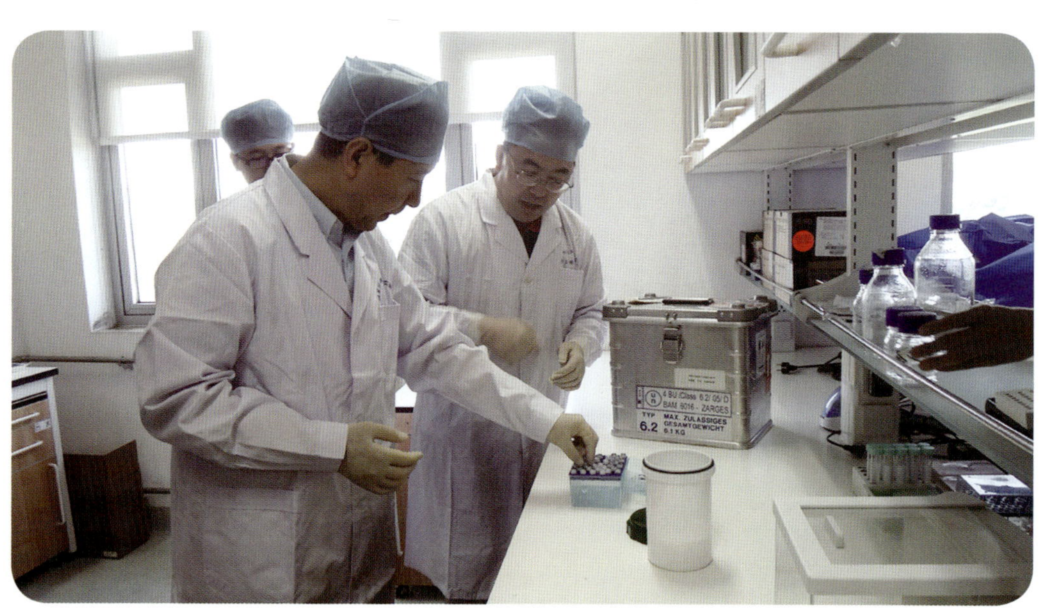

2013年5月29日，王宇主任在结核病参比实验室查看即将搭乘神舟十号飞船进行科学实验的标本

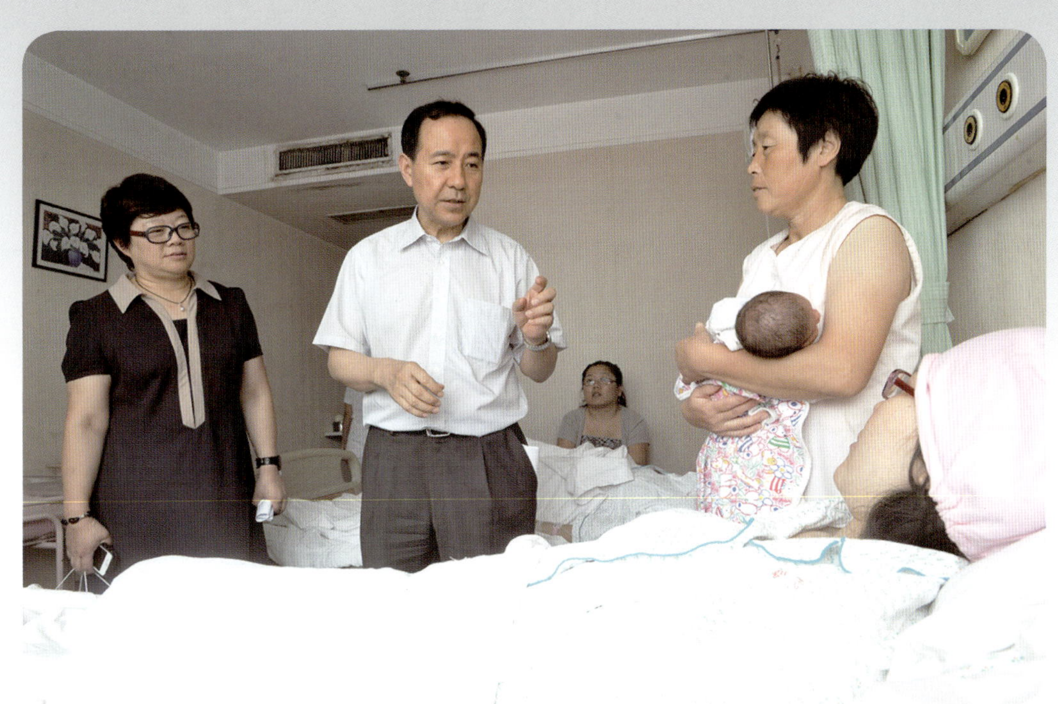

2013 年 7 月 26 日，王宇主任在北京市朝阳区妇幼保健院了解新生儿乙肝疫苗接种情况

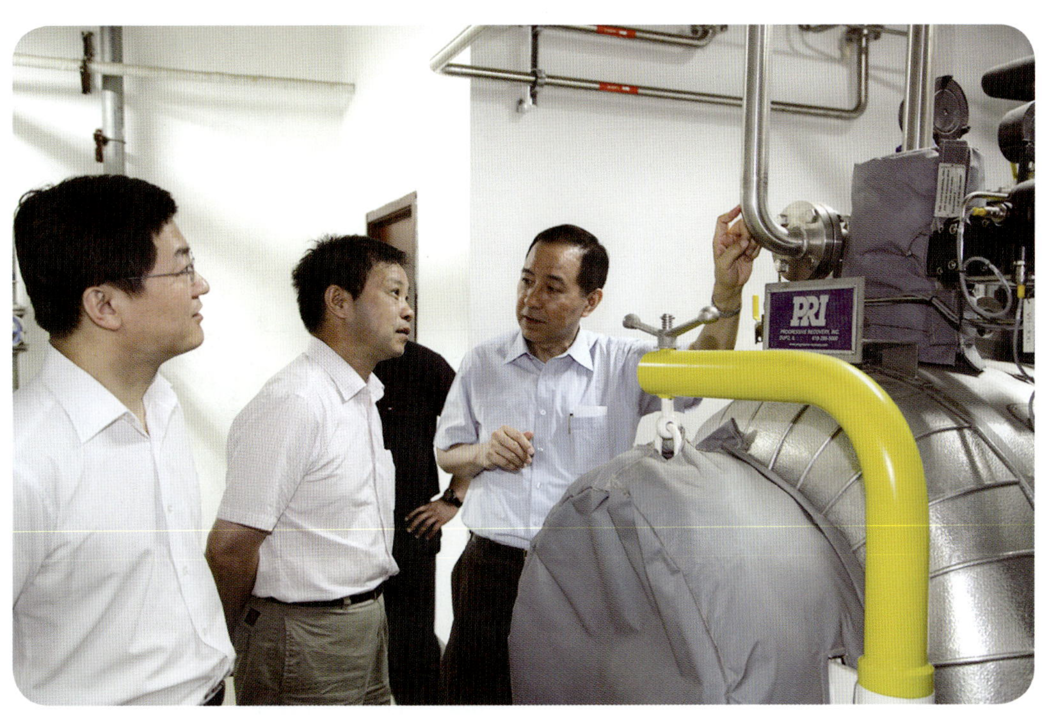

2013 年 9 月 10 日，中心新址 BSL-3 实验室全面投入使用

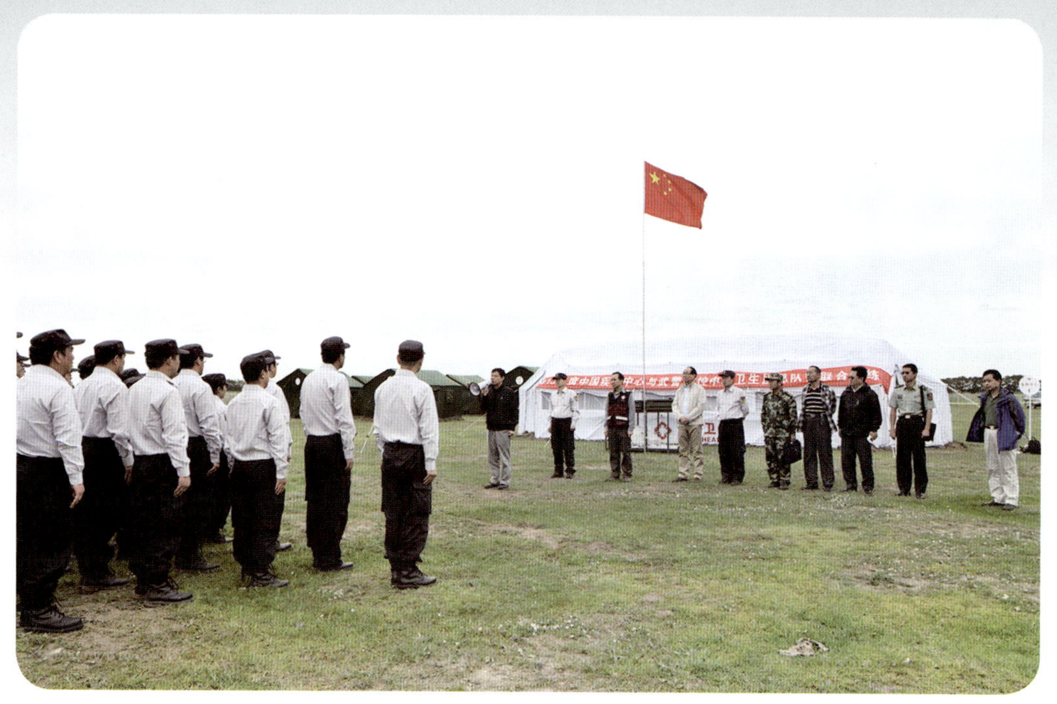

2013 年 8 月 7 日，中国疾控中心和武警疾控中心在张北县举行国家卫生应急队伍联合演练

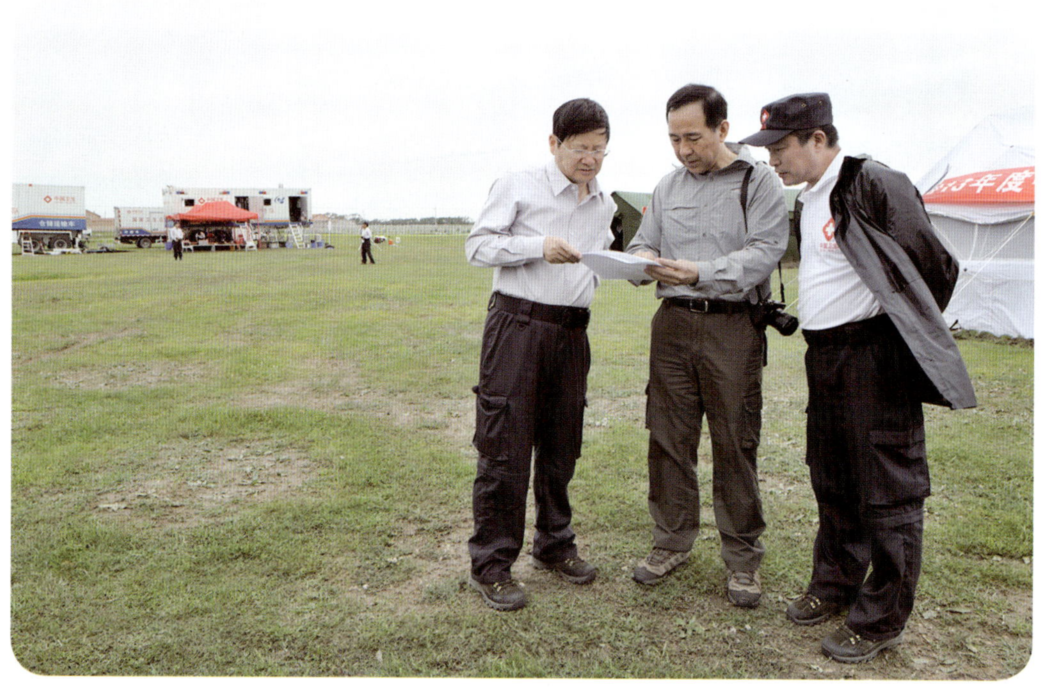

2013 年 8 月 7 日，中国疾控中心和武警疾控中心在张北县举行国家卫生应急队伍联合演练，中心领导讨论演练计划

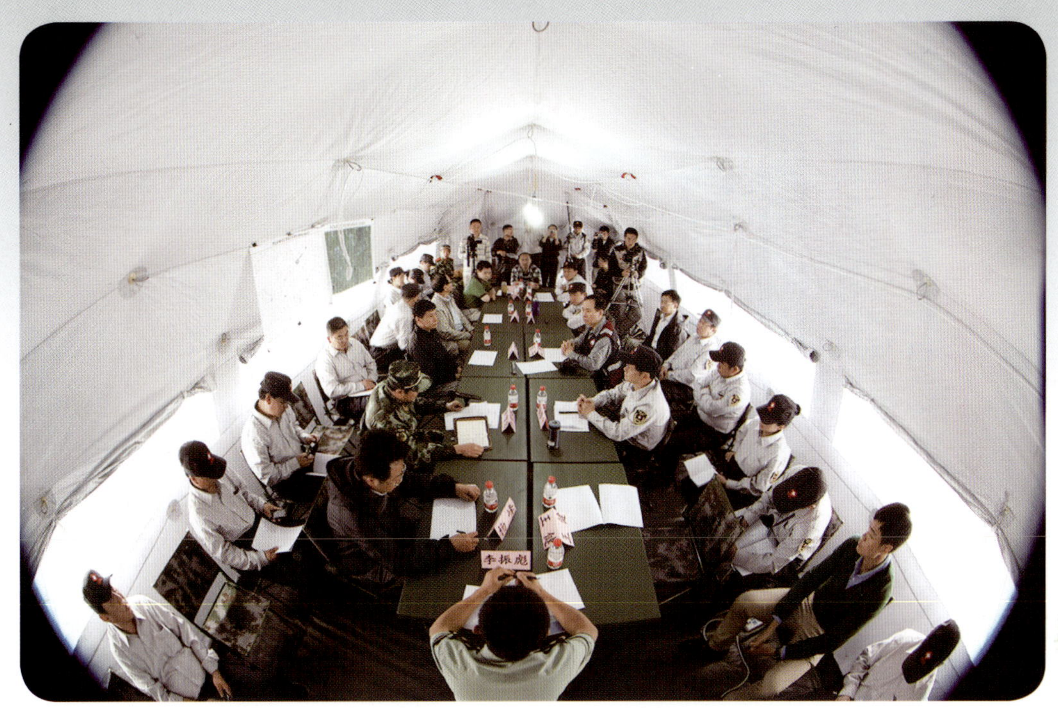

2013 年 8 月 7 日，中国疾控中心和武警疾控中心在张北县举行国家卫生应急队伍联合演练，评估会

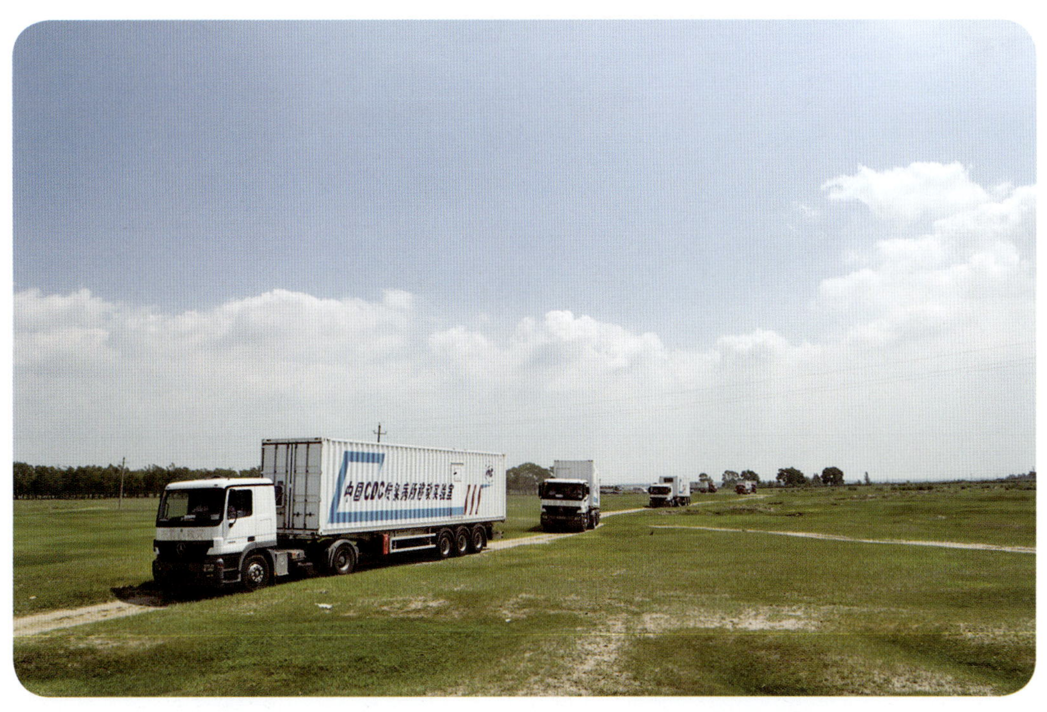

2013 年 8 月 7 日，中国疾控中心和武警疾控中心在张北县举行国家卫生应急队伍联合演练，车队驶入营地

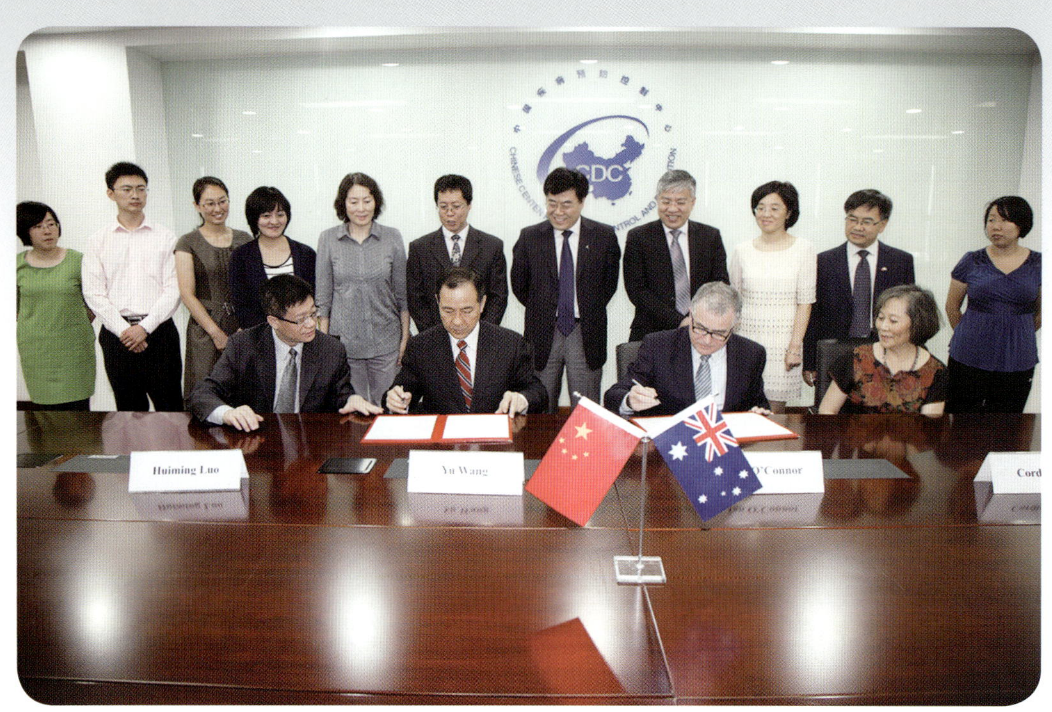

2013 年 9 月 11 日，中心与澳大利亚格里菲斯大学签署新一轮合作谅解备忘录

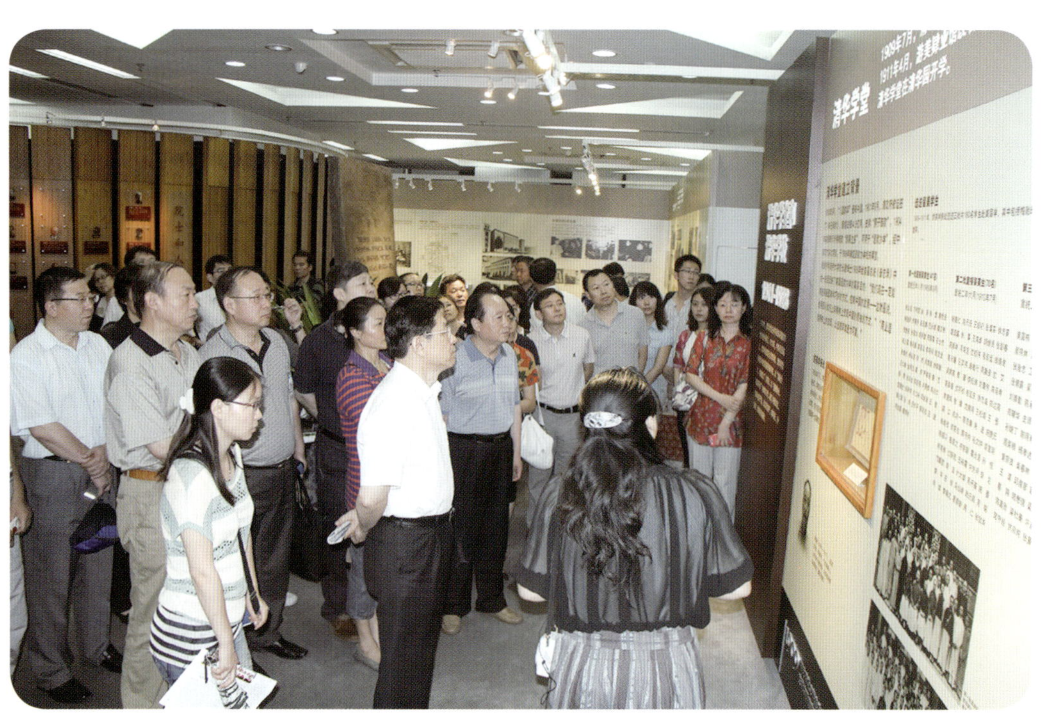

2013 年 6 月 25 日，中心党委举行“走进清华校园 坚定理想信念”主题党日活动

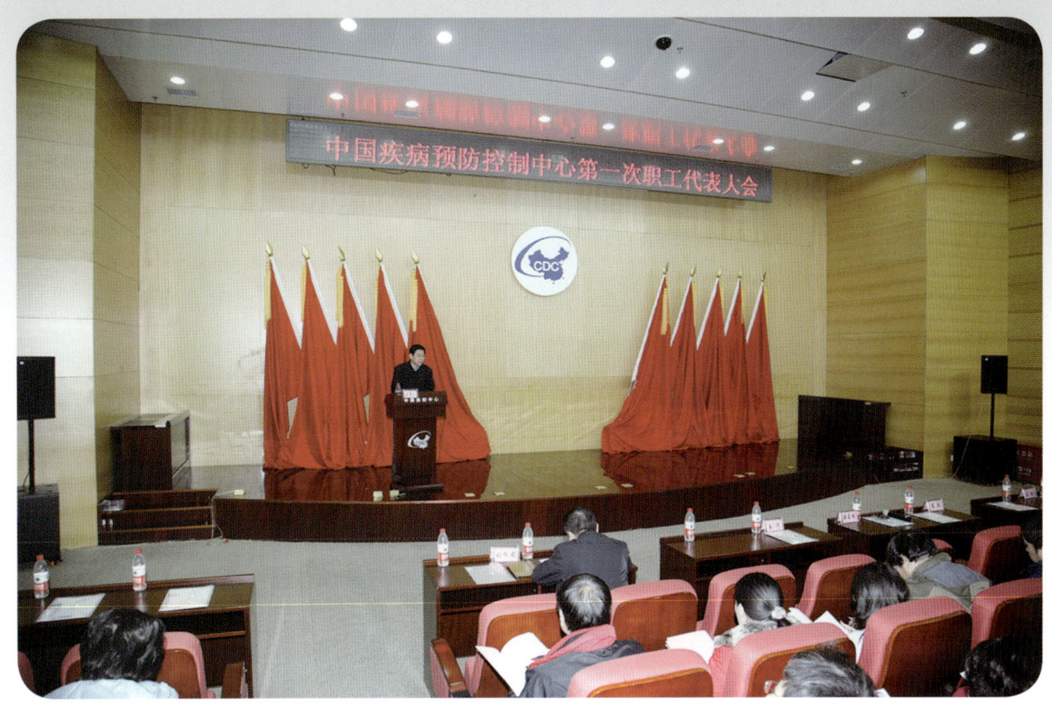

2013 年 12 月 17 日，中心召开第一次职工代表大会

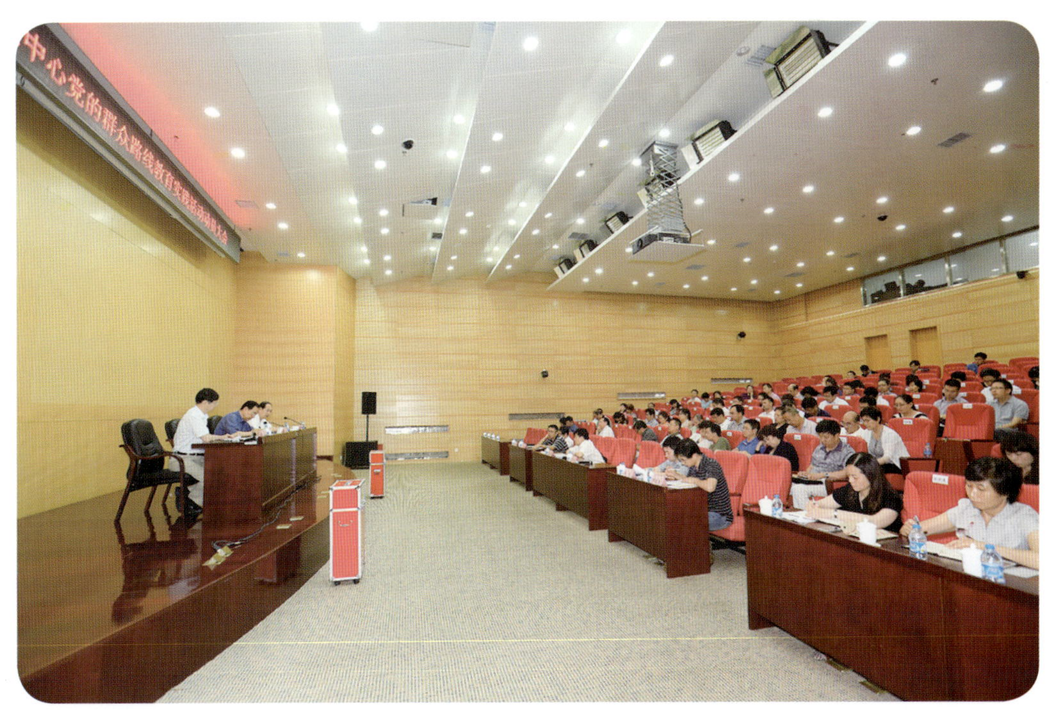

2013 年 7 月 18 日，中心召开党的群众路线教育实践活动

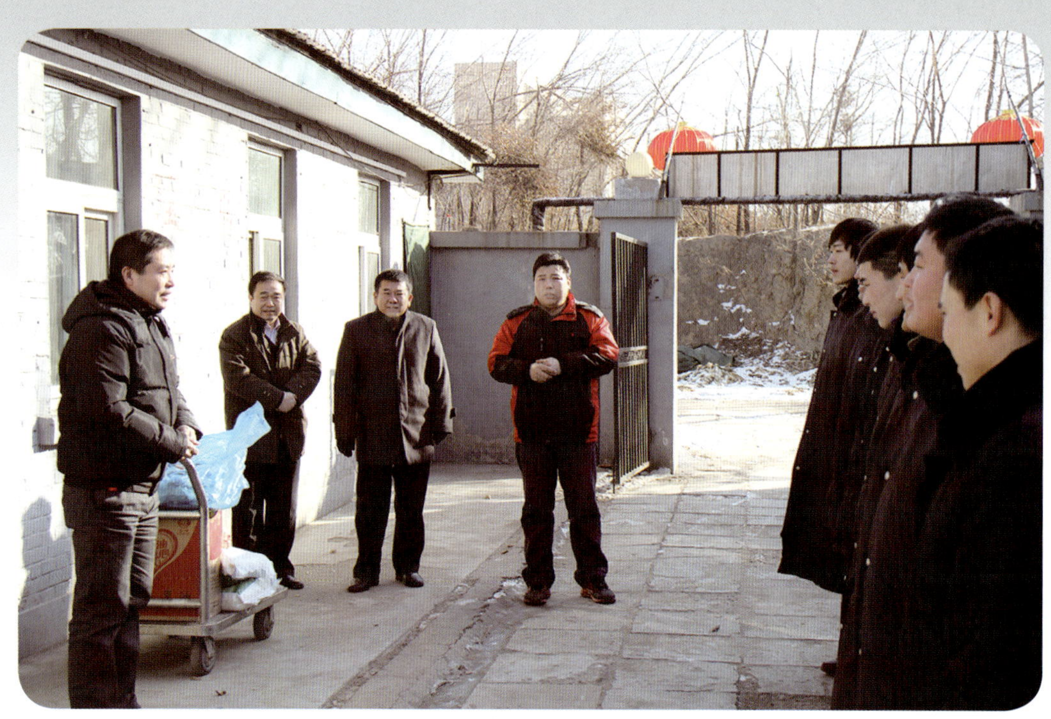

2013 年 2 月 7 日，刘剑君副主任慰问园区保安

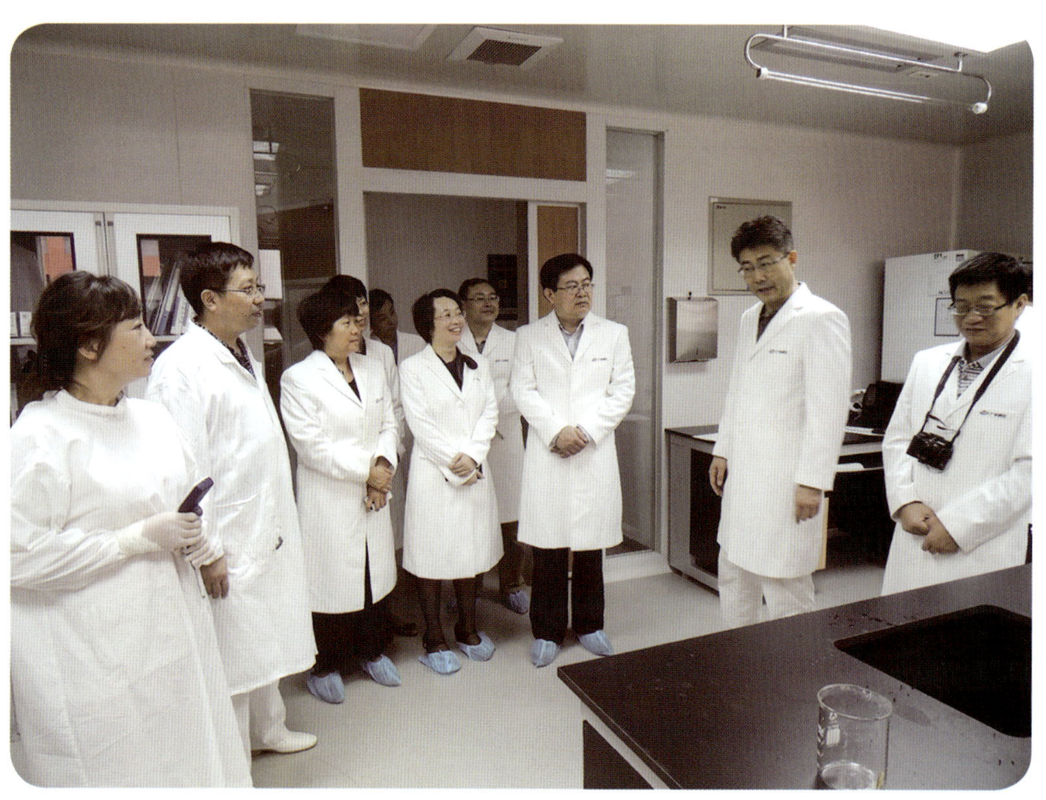

2013 年 8 月，高主任率科技处、教育培训处等处室到广东进行群众路线教育实践活动调研

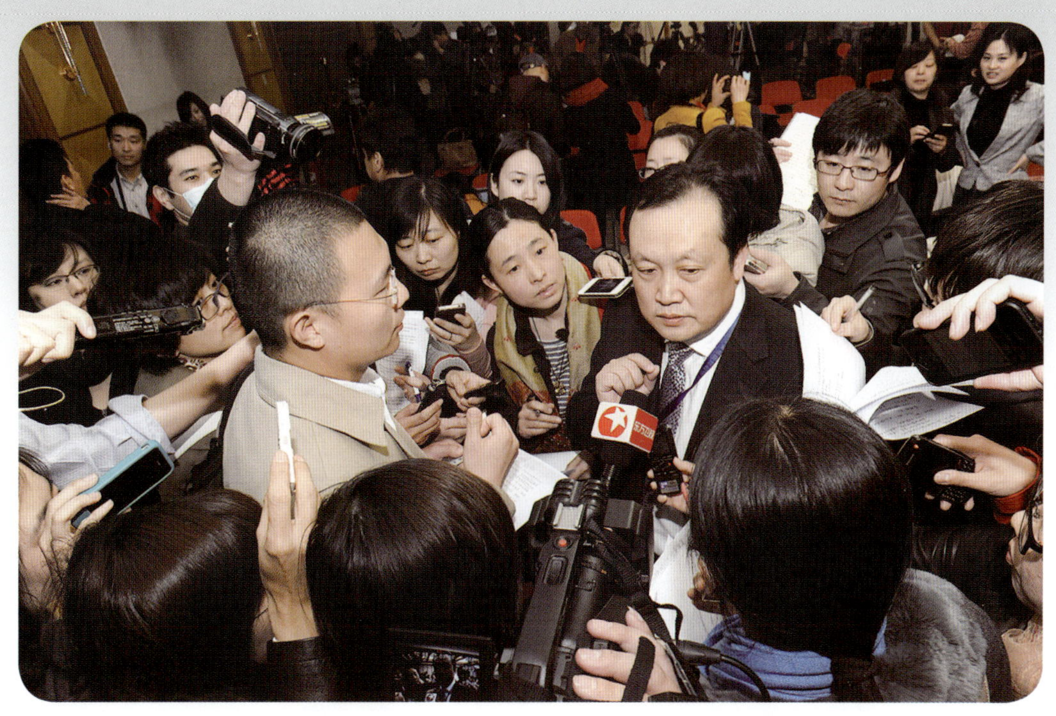

2013 年 4 月 8 日，中心专家就人感染 H7N9 禽流感防控接受媒体采访

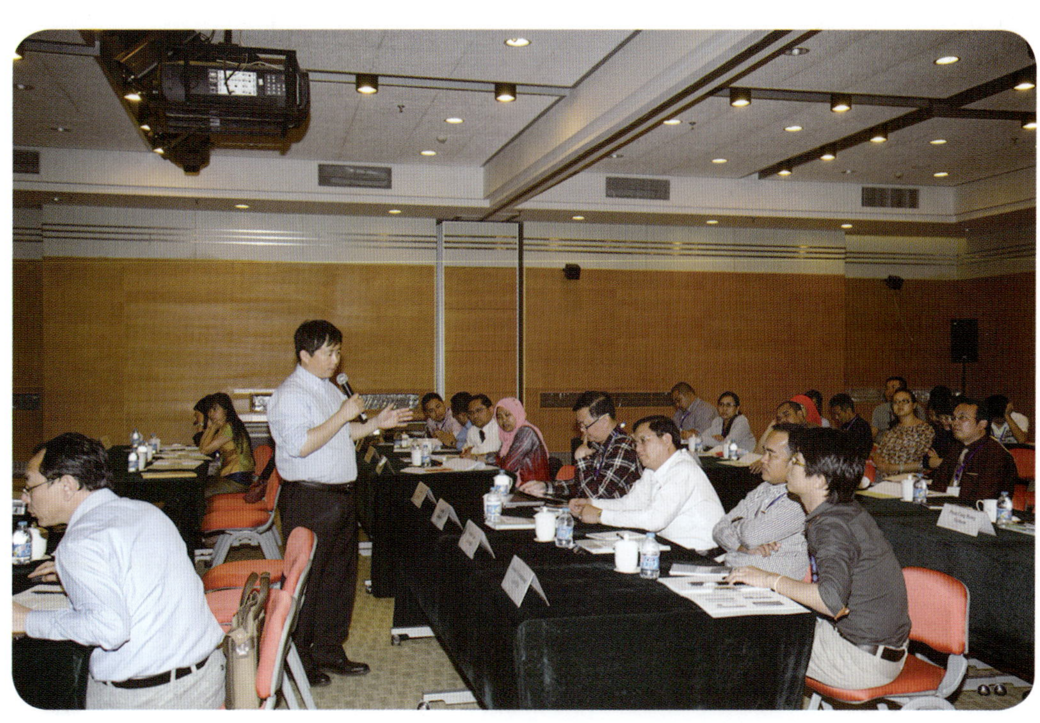

2013 年 5 月 22-23 日 中心举办中国—东盟手足口病培训班

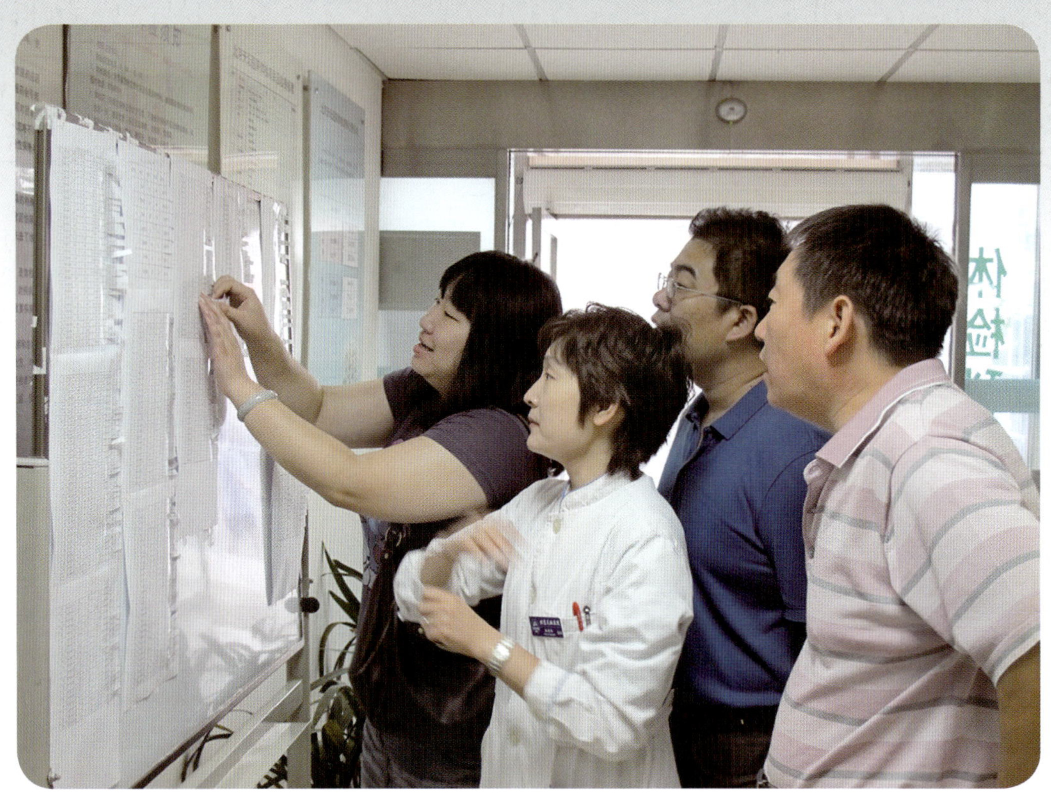

2013 年 7 月，中心职工体检工作顺利完成

目 录

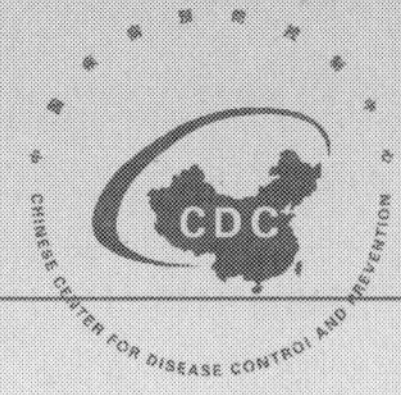

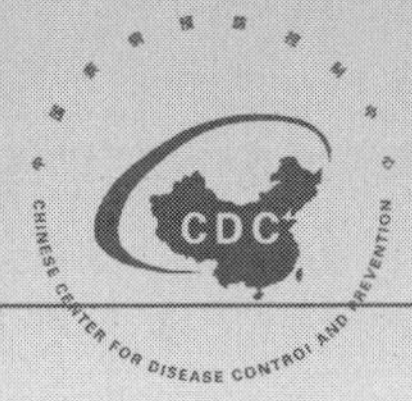

求真务实　迎接挑战　全面推进中心建设

——王宇主任在2013年中国疾控中心工作会上的报告

（参阅稿）

同志们：

今天会议的主要任务是：认真学习贯彻党的十八大会议精神和全国卫生工作会议精神，全面总结回顾2012年各项工作，深入分析当前面临的机遇和挑战，研究部署2013年的重点工作。2012年，中心按照卫生部工作部署，结合落实医改各项任务，紧紧围绕疾控工作重点，在中心所有职工的共同努力下，圆满完成了各项工作。

一、认真做好2012年重点工作

（一）组织开展疾控十年发展回顾活动

2011年下半年开始，中心启动疾控十年发展回顾活动，系统梳理和总结了中心成立10年来取得的成绩以及存在的问题，特邀国家级公共卫生机构国际联盟IANPHI组织进行外部独立评估，该评估小组经过实地调研，对中心10年来的工作给予了充分肯定，表示中心“在过去10年中成功实现了许多国家要花费几十年甚至上百年才能完成的发展”“为其他国家树立了榜样”。中心还与世界卫生组织、美国疾控中心以及卫生部系统各单位、全国疾控机构的代表就疾控系统的发展进行研讨，明确了“要继续秉承公益性和专业性的基本理念，发扬无私奉献的疾控精神，努力建设成拥有一流人才、一流水平、一流文化的国际化疾控机构”的发展方向。

（二）卫生应急中心正式运转

近年来，中心面临各类突发公共卫生事件的任务与日俱增，为此年初进行调整成立了卫生应急中心，整合力量，统筹处置应急事件。运行一年来，做了大量开拓性工作，一是组建了215人的国家卫生应急队；二是，制定了中心卫生应急队伍管理办法，积极探索了现代卫生应急管理模式，强化了指挥协调、应急作业管理、应对计划制订、事后评估等工作；三是建立了突发公共卫生事件风险评估制度，形成了“每日情报会商评估、重点情报快速专题深入评估、每月形势研判”的组合风险评估工作模式，并协助卫生部在全国推广，得到了卫生部领导的高度赞赏；四是整合了自然灾害、新发传染病、环境卫生、食品卫生、核和辐射等相关卫生应急力量，积极推进食品安全事件流行病学调查和实验室检测能力建设。五是积极参与了云南彝良地震后救灾防病工作、川滇多起不明原因猝死事件、江苏镇江苯酚水污染事件等多起突发事件的调查处置工作，顺利完成"十八大"、"两会"、"第二届亚欧博览会"等重要活动的卫生保障任务。特别是今年春节期间，派出6批28人次专家赴现场为朝核健康监测评价、新疆食品污染、辽宁丙肝疫情、贵州人感染禽流感等4起公共卫生事件的处置提供了技术支持，保障了人民健康和社会稳定。

中心还协助卫生部成功举办了"首届中国卫生应急学术论坛"，完成了58个卫生应急综合示范县的创建考评工作。

（三）恢复我国无脊灰状态

2012年，中心继续作为主力技术队伍，全力支持新疆输入性脊灰疫情处置工作，累计派出国家级专家96人次，省级专家415人次赶赴现场，开展病例调查，制定应急方案，实施现场督导和评估；组织培训班21期，培训业务骨干1500余人；协助当地开展儿童5轮、成人4轮的大规模脊灰疫苗强化免疫，严密监测疑似预防接种异常反应（AEFI），确保4300万剂次疫苗安全接种；开展脊灰野病毒输入传播风险评估，指导各地实施预防控制脊灰疫情的应急措施；建立了急性弛缓性麻痹病例监测信息报告管理系统，并完善其预警功能。

有效应对脊灰疫苗高变异株/疫苗衍生脊灰病毒循环事件。制定脊灰封存材料转运及销毁方案草案，顺利通过WHO专家的现场考核；组织开展全国首次脊灰疫情应急处置演练，修订《脊髓灰质炎诊断标准》；加强边境地区维持无脊灰工作，组织专家对脊灰灭活疫苗上市后安全性和免疫原性进行研究。

2012年11月，WHO西太区消灭脊灰证实委员会宣布中国继续保持无脊灰状态，高度评价我国开展的疫情调查、应对行动、合作模式等将成为全球应对其他输入疫情的典范。

（四）完成全国职业健康状况调查

我国职业健康状况长期处于数据不清的状态，为改变这一现状，2011年2月，中心承担全国职业健康状况调查工作，历时18个月，涵盖31个省份2705个县区的224.94万家工业企业，重点调查了其中65个县区的近32万名劳动者，对2001—2011年全国职业病报告数据进行了验证分析。基本摸清了主要行业职业病危害状况、职业病危害接触人群分布、职业病发病及其特点，获得了我国职业病危害企业和职业接触人群基本资料等9个主要结果，提出了将职业病纳入重大疾病进行管理等建议。

这次调查是我国改革开放以来最大规模的职业健康抽样调查，为制定职业病防治对策提供了科学依据，达到了调查工作预期目标，得到九部委的高度肯定。调查的成果充分体现了疾病控制机构和职业病防治机构在我国职业病防治工作中的技术优势和重要地位，鼓舞了职业卫生监管职能调整后全国职防和疾控工作体系继续做好职业病防治工作的士气。

（五）推进慢病防控示范区建设与全民健康生活方式行动

中心及时总结第一批慢病综合防控示范区创建工作，制订示范区慢病综合监测、信息收集、动态管理等指导方案，修订和完善考评方案和管理办法，并在全国范围内开展师资培训，不断规范示范区创建工作。中心筹措经费协助卫生部疾控局开展"国家慢性病综合防控示范区"评审工作，2012年，新增101个县区通过评审，目前示范区总数已达到140个，有力推动了各级政府对慢性病防治工作的重视和投入。

2012年是全民健康生活方式行动开展第5年，中心作为国家行动办公室对行动效果进行了评估，已开展行动县区的行动知晓率、健康生活方式知晓率和各类健康行为养成的比例明显高于未开展行动的县区；编写了《中国居民健康生活方式报告》，并成功举办第一届中国健康生活方式大会；进一步扩大了行动范围，截至12月底，行动已覆盖全国62.6%的县区，提前实现了阶段目标。

（六）国家科技重大专项进展顺利

中心“艾滋病和病毒性肝炎等重大传染病防治”科技重大专项顺利通过国家“十一五”课题审计与验收工作，列入“十二五”滚动支持重大专项12项，获准经费33 088.98万元。

“传染病监测技术平台”项目确定首批12种重点研究的病原及其牵头、参与单位，制定了研究方案和工作机制；形成了《传染病症候群病原体变异研究方案（2012版）》，完善了信息系统功能；进一步推动基于传染病病原学的预警研究，并对2009—2011年发热呼吸道症候群、脑炎脑膜炎症候群监测数据进行分析。

完成重大专项“结核病治疗新剂型研究”课题研究，对国内上市的抗结核固定剂量复合制剂进行疗效、安全性及生物等效情况观察。对“十一五”重大专项“鼠疫防控多维信息集成分析软件”进行升级改造。“中国艾滋病患者的免疫治疗”和“未知病原体筛查体系和罕见病原体检测技术”课题顺利通过科技部验收抽查。

（七）开展全球公共卫生合作

2011—2012年，中心与世界卫生组织、美国疾控中心等机构合作，先后选派15名技术骨干赴纳米比亚、尼日利亚、巴基斯坦和埃塞俄比亚4个国家提供现场技术援助，指导消灭脊灰工作。针对柬埔寨暴发重症手足口病疫情，中心迅速启动应急作业，拟定技术援助方案，选派3名专家赴柬指导疫情处置工作。

中心积极参与全球公共卫生事务，与受援国建立了良好的合作关系，以行动推动我国疾控工作面向全球，专业人员国际化发展。此外，中心还积极与卫生部国际司沟通，及时交流和总结援助经验，探讨对外开展公共卫生援助的适宜模式和管理机制。

（八）协同办公平台建成使用

2012年，中心着手在全国各省级疾控中心布局建设协同办公平台省级节点，并结合各省需求及时完成了系统开发、秘钥配备、培训答疑、系统测试等相关工作。12月10日，协同办公平台省级节点正式开通，标志着中心协同办公平台已全面建成。截至目前，全国疾控系统在此平台办公人员达2300余人，运行文件11万余个。

协同办公省级节点的启用通过公文流转的电子化，大大简化了发文手续，实现了公文在中心内部以及中心与全国各省级疾控中心之间的实时互联互通，极大地提高了公文运转时效，将为疾控工作的安排部署提供极大便利，为全国疾控系统工作的开展和服务水平的提升提供有力保障，受到了卫生部办公厅的高度肯定，并应邀在全国卫生厅局办公室工作会议上进行了经验介绍。

二、各项业务工作取得新进展

（一）扎实开展传染病防控工作

通过创新艾滋病防治策略，推动全国医疗卫生机构主动实施检测咨询策略、治疗即预防策略，不断扩大检测、治疗工作；进一步完善艾滋病疫情统计规则，制定评估新发感染、病死率的方案以及艾滋病流行水平分类标准，指导各地落实《中国遏制与防治艾滋病

“十二五”行动计划》；累计派出长期驻点专家42人次，安排经费480余万元支持德宏、凉山、伊犁、驻马店、柳州5个联系点的艾滋病防治工作。

积极研究起草高危人群结核病防治等相关策略；出版耐多药肺结核防治管理工作方案，推进耐多药肺结核防治工作；新型结核病实验室诊断技术已列入《全国医疗服务价格项目规范》；试点开展异烟肼预防性治疗工作和HIV/AIDS患者结核菌液体培养研究工作；制订监管场所结核病防治工作指南。中盖结核病项目二期启动，开展集结核病诊断、治疗、管理及筹资于一体的综合模式试点工作。

加强寄生虫病防控支撑平台与防治基地建设，更加密切了寄生虫防治工作的发展与中心各单位的联系。部市共建“中国热带病防治研究中心”达成协议，成为新的发展机遇。血吸虫病诊断参比实验室网络扩展到县市级；开展全国包虫病流行情况调查；开展输入性血吸虫病传播风险、消除血吸虫病可行性论证、消除疟疾路径与输入性疟疾防控对策等风险评估工作。

新病原体研究工作不断加强，经过多年不懈努力，首次从新疆喀什地区2011年采集的蚊虫标本中分离和鉴定出西尼罗病毒；建立新冠状病毒应急预案及相关技术方案；收集、整理1950年以来狂犬病法定报告数据与重点监测数据，并对2005—2011年的个案进行地理定位，完成我国狂犬病时空扩散流行病学分析；完成登革病毒通用型核酸检测试剂盒的连续三批产品的试生产、实验室评价和临床应用价值的考核。脊灰、麻疹、乙脑、轮状病毒实验室通过世界卫生组织的现场考核评估。

经WHO批准成立“世界卫生组织媒介生物监测与管理合作中心”。建立细菌云计算生物信息平台。完成飞行质谱平台运转与技术探索工作，构建并推广具有我国独立知识产权的应用软件。细菌耐药性检测研究平台建设进展顺利。PulseNet China平台被《柳叶刀》评价为“中国在食品卫生安全方面的重要进步和成果”。

通过WHO西太区对我国五岁以下儿童HBsAg携带率降至2%以下目标的证实；免疫规划信息系统建设完成系统平台用户测试，通过初步验收并试运行；在AEFI监测中首次对某种疫苗安全发布预警，降低了接种风险；协助完成WHO对中国消除新生儿破伤风工作的证实，国家免疫规划疫苗针对传染病总体发病处在历史最低水平。

（二）积极推进慢性病防控、营养和妇幼卫生工作

协助制定与实施国家慢病防治规划，开展医改框架下慢性病防控政策研究，人均期望寿命研究不断深入；完成《全国慢性病防治体系与工作机制》等研究报告；慢性病及其行为危险因素监测与死因监测系统进一步整合；首次开展以流动人口为调查对象的慢病监测；试点地区重点慢性病监测与信息管理正式运转。依托省部联合减盐防控高血压、淮河流域癌症综合防治项目、糖尿病综合管理等项目，深入开展心脑血管病、肿瘤、糖尿病等慢性病综合防控工作。组织实施国家基本公共卫生服务高血压、糖尿病管理评价项目等工作。

中国居民营养与健康状况监测进展顺利，农村义务教育学生营养改善计划不断加强，贫困农村儿童营养改善试点项目正式启动，国家食品营养标签健康教育行动和营养科普宣传取得良好效果；参与中国居民膳食营养素参考摄入量研究和修订工作，完善和补充中国食物营养成分数据库；参与农业部转基因生物的食用和饲用安全评价技术，组织建立评价技术体系、转基因食品成分对比数据库及南北方血清库等；承担国家863课题，在强化食品研究和建立中国人群母乳成分数据库方面取得丰硕成果。

执行“农村妇女宫颈癌、乳腺癌检查项目”“预防艾滋病、梅毒和乙肝母婴传播”等医改

重大公共卫生服务项目；继续开展农村地区产后出血防治试点项目、孕产妇危重症评审工作、淮河流域出生及出生缺陷监测；开展妊娠危险因素及其结局研究等应用性科研项目；开发儿童保健技术规范；加强妇幼卫生信息化建设，修订基本数据集，完成基本功能规范和技术规范；推进母婴保健法律证件信息化，编写《出生医学证明管理工作指导手册》。

经过长期努力，推动天津、哈尔滨等城市开展地方性控烟立法和执法。推动医疗系统全面无烟工作。完成国际烟草控制政策评估项目中国报告，与控烟协会联合发布《中国吸烟危害健康图片》，在中心内部开展了建设无烟疾控中心巡展。

推动口腔健康工作，协助组织开展"健康口腔，幸福家庭"项目和口腔卫生机构能力调查，启动了全民健康生活方式的县区中近四成开展了口腔健康工作。开展老年健康监测试点工作，中国健康与养老追踪调查项目、长寿地区老年健康调查项目、老年健康追踪调查试点进展顺利。制定并完善伤害防控相关政策与指南；制订全国伤害综合监测方案；探索产品伤害监测模式；开展中小学校伤害报告试点。为贯彻落实《精神卫生法》提供技术支持；协助修订重性精神疾病管理治疗工作规范，完善信息管理系统；重性精神疾病管理治疗项目在社区全面转为日常工作；加强心理健康促进工作。

（三）主动开展健康危险因素监测和卫生监督技术支持工作

2012 年中心梳理和明确食品安全事故处置职能，形成了多部门、多机构、多学科联合，实验室互补的工作流程。同时，不断强化硬件和人才队伍建设，提升"一锤定音"检测能力。毒胶囊事件中，中心迅速组织直属有关单位和北京、天津等 9 个省市疾控中心，承担胶囊中铬含量应急检测工作。在 48 小时内完成 1000 批次检测任务，受到卫生部领导的高度肯定和赞扬。

为推进新版《生活饮用水卫生标准》的贯彻执行，依托城乡一体国家饮用水卫生监测网络，中心建立饮用水卫生安全保障工作机制，实现城乡数据同步上报，确定水质监测点 29 825 个，城乡网络覆盖分别达到 1221 个和 600 个县市。起草了农村学校改水改厕卫生要求和农村饮用水卫生管理规范，开展农村饮水安全集中供水工程、水质卫生和环境卫生监测工作。

为贯彻新版《职业病防治法》，参与修订《职业病诊断鉴定管理办法》《职业健康检查管理办法》《职业病分类和目录》《放射卫生技术服务机构管理办法》和《放射诊疗建设项目卫生审查管理规定》等配套规章。

开展全国放射卫生技术机构 4 项辐射检测技术能力考核，并完成年度报告；全国医用辐射安全监测网对 17 个省 606 家医疗机构的放射治疗设备、诊断设备、核医学设备和介入放射学设备进行了检测；、启动部分省市食品饮用水放射性监测工作，完成年度监测报告。

此外，中心还为首届全国卫生监督技能竞赛提供技术支撑，完成命题、考核及现场测定等工作，为大赛提供了科学公正的专家评判。

（四）加快信息化建设，强化科研、教育培训和实验室管理等工作

全面推进信息资源管理和信息技术支持服务。统一集成门户建设，升级改造业务应用系统；统一集成 CA 安全认证应用，通过公安部门信息安全三级等级保护备案测评；强化数据共享，接受数据服务申请 280 次；统一网络直报质量评价指标体系，网络报告率达 97.2%；落实"3521"信息化规划，启动三级平台公共卫生综合应用试点；公共卫生科学数据中心现有数据量达 2000G，在 9 个国家数据分中心中排名第一。中心信息化建设荣获"卫生信息化优秀推进奖"。

全年列入科研计划管理总课题数 234 项，科研经费 28 292.71 万元；新获准课题 132 项，

经费 52 713.1 万元；获中华医学奖二等奖 1 项，三等奖 3 项；批准专利 34 项；发表论文 1290 篇，其中 SCI 收录 369 篇；出版专著 78 本。与中科院签署生命科学与生物技术全面战略合作框架；开展“黄金大米”事件调查工作；开展科研诚信与道德建设宣传活动；获批建设“卫生部医学病毒和病毒病重点实验室”。

大力改善办学条件，开始试运行研究生教育管理信息系统；推动研究生院建设，加强研究生科研诚信与医学伦理教育管理；成立第四届学位评定委员会，开展导师增选等工作。招收研究生 191 人，在读学生 566 人，授予学位 159 人；博士后在站 31 人。获批国家级继续医学教育培训项目 39 项，备案 13 项，传染病预防控制国家级继续医学教育基地备案项目 18 项。中国现场流行病学培训项目新招收学员 31 名，全年指导学员开展各类活动 612 项。

举办全国实验室管理专题培训班 6 期，累计培训 597 人次，180 名学员获得中国民用航空危险品运输训练合格证；全年共办理高致病性病原微生物菌（毒）种跨省运输准运证书 75 个，医用特殊物品出入境申请 25 个；BSL-3 实验室正式移交使用，动物实验中心正式启用；组织开展新型冠状病毒生物安全级别论证及西尼罗病毒实验活动申请；推动实验室规范化管理，正式运行 LIMS 系统；完成全国生物安全二级负压实验室调研。

完成中心主办及承办学术期刊的发展情况调研，制订中心主办学术期刊论文著作权管理试行办法。BES 杂志 SCI 影响因子达到 1.345，获誉“2012 中国最具国际影响力学术期刊”。

（五）提高业务支撑能力，促进国际合作交流

为提高各级疾控工作人员的计算效率和准确性，中心开发完成预期寿命分析工具并试用评估；继续开展疾控系统流行病学专业技术能力建设；拓展流行病学应用研究领域，开展气候变化与健康、农业伤害等研究。

结合医改新要求，全面梳理和总结中心参与新医改五项重点任务的工作；以疾控机构建设和医防结合为重点，开展国内外公共卫生领域相关政策研究；开展覆盖全国省级和副省级疾控中心的疾控机构编制和绩效工资实施情况调查；继续完善疾控机构管理运行机制研究；探索医疗机构公共卫生职责及岗位设置。

结合社会热点，全年主动发布和安排媒体集中采访和访谈 20 次，受理记者采访申请 178 次，媒体关于中心的相关报道共计 1309 篇；利用两会平台宣传疾控事业十年的发展；组织“疾控工作者 - 记者角色互换”走基层深度报道活动；在中心网站设立 5 个热点专题；拍摄 8 种疾控科普短片。做好“黄金大米”事件媒体沟通和舆情监测工作。

利用 12320 卫生热线开展舆情监测及多种形式的媒体宣传活动，创新开展电话调查等服务，开设 12320 官方微博，拓展微访谈，获得新浪和腾讯微博最具影响力组织奖、腾讯微博全国十大卫生系统机构微博第一名。目前，全国共有 26 个省份、205 个城市开通了 12320 卫生热线，全年热线受理量约 129 万人次，同比增长 87.6%。

继续保持和发展与 WHO、美国疾控中心、加拿大国际开发署、日本国立感染症研究所等国际机构的双边、多边合作伙伴关系，开展了大量卓有成效的国际交流与合作。全年因公出国境 354 批 613 人次，接待外宾 152 批次 528 人次，开展国际合作项目 131 项。

（六）大力开展对口支援工作

认真贯彻落实中央和卫生部对口支援工作会议精神，全年派出专家约 200 人次入疆入藏工作，支持经费约 900 万元。援疆干部雷苏文同志结束 1 年挂职工作。应新疆卫生厅党组要求，同意陈园生同志在克拉玛依援疆时间延长为 3 年。两位援疆干部荣获“优秀援疆专

家"称号。第八批援疆干部尹遵栋赴疆挂职。

全年接收新疆、西藏进修人员50余名。积极搭建全国对口支援平台，协调北京、上海、天津等疾控中心专家入疆入藏指导工作，并协调新疆专业人员到东部地区疾控中心进修学习，其中，仅克拉玛依疾控中心即外派20余名专业技术人员参加进修培训，约占该中心业务人员总数的30%，有力提高了该市疾控工作业务水平。

大力支持新疆疫苗可预防疾病实验室能力建设。指导西藏开展流感监测，填补了流感监测在该地区的空白。组织全国包虫病流行情况调查工作，赴西藏4个县开展为期半个月的包虫病流行情况调查。赴西藏开展饮茶型氟中毒流行现况调查工作，抽样调查8个县，历时1个月完成全面调查任务，在西藏地方病防治工作中尚属首次。积极筹建喀什公共卫生援疆工作站。

此外，中心还不断拓展对口支援工作的广度。组织专家对江西赣南原中央苏区公共卫生振兴发展进行研讨，并派出技术骨干到赣南地区实际考察，目前结核病防治等支援工作已正式展开。

三、内部管理工作不断完善

（一）不断加强干部队伍和人才队伍建设

截至去年底，中心共有正式职工2042人，其中专业技术人员1703人，占83%，高级职称人员占47%。中心直属单位领导班子成员、机关处级干部共有104人，其中2012年按照程序新提拔任用和调整交流11人，新纳入卫生部党组管理干部2人。通过公开招聘，接收高校毕业生84名；首次通过"青年千人计划"引进1名海外高层次人才；139人通过专业技术职称评审，通过率89%。承担食品安全工作的151名人员整体划入评估中心后，调整营养所业务职能，增设了相关业务部门，引进和招聘学术带头人、业务骨干、专业技术工作人员45名。

按照"两年一小聘，四年一大聘"的原则，稳妥开展岗位聘任工作，有614人实现岗位调整，正高级专业技术岗位达到15%，副高级岗位22%，中级岗位39%，形成了更为合理的岗位结构。

（二）严格执行预算管理和招标采购制度，加强固定资产管理

通过专家论证、预算细化、严格审核费用支出、定期通报执行进度等措施，保证了预算执行进度的及时完成和"三公"经费的合理使用。到2012年底，中心预算执行率为93.85%。加强项目资金使用管理，全年开展财务督导22次，涉及66个项目点。完成审计资金14.96亿元，纠正错报及审减金额1413万元。规财处、审计处分别获得"全国巾帼建功文明岗"和"卫生部内部审计先进集体"等荣誉称号。

对中心本级60个资产管理部门，20 895件设备类固定资产进行全面核查，总体较好状况较好，资产账实相符率达98.7%。合理采用公开招标、协议供货、竞价等方式执行采购项目144项，采购金额12 732万元，节约资金2490余万元。完善合同管理，将经济合同登记管理登录入口迁至协同办公平台，录入各类合同954份，合计6.3亿元。

（三）广泛开展疾控文化建设，丰富群团活动

运用疾控分会、政策研究和工会组织等平台开展医疗卫生职业精神大讨论，凝练疾控职业精神。5次邀请专家就协和文化等专题举办讲座开阔视野；就社会主义核心价值观和医疗卫生职业精神的内涵与实践进行大讨论，在取得基本共识的基础上，形成了10条疾控

职业精神的初步表述形式，经过疾控系统内的广泛征求意见，达到了广泛参与、凝聚人心的目的，为最终形成疾控职业精神奠定了基础。

发挥工青妇桥梁纽带作用，加强自身组织建设，关心慰问特殊群体，举办了全国疾控系统保龄球比赛，荣获卫生部广播操比赛亚军，组织学习十八大赛诗会。创建和谐人文环境，努力打造具有丰富精神内涵与文化底蕴的疾控队伍，为中心的和谐稳定发展做出了贡献。

（四）认真稳妥做好后勤保障和离退工作

认真做好南纬路27号楼装修改造二期工程和南纬路29号楼改造工程，及时处理“7•21”特大暴雨潘家园科研楼严重进水事故。完成动物实验楼和BSL-3实验室整改，完成一期工程结算、调整概算。初步落实寄生虫病所新址选址，启动新址基建立项，中国热带病防治研究中心建设已纳入上海市公共卫生三年行动计划，下达第一批1877万元经费任务。继续做好中心所属企业资产处置事宜。

二期工程建设取得突破性进展，促成市政府主持召开二期建设协调会，明确了土地问题不再作为二期建设可研报送的前提条件，并先后取得市规委规划意见和市建委建设项目选址意见；完成建设用地勘界；形成了可研报告初稿；完成环评报告中周围公众调查和现场检测。

继续做好新址园区各项后勤服务工作，通勤班车全年安全行驶84万公里，专家公寓客房使用7541间次，客房日使用率达40%以上；2012年中心被评为卫生部计划生育工作先进单位；做好人防工程管理工作，获卫生部人防先进单位荣誉称号。开展安全教育和演练，确保重大节日及十八大期间安全稳定。

全面开展对党的十七大以来老干部政策落实情况的对照检查工作。认真落实离退休干部政治待遇，完善信息通报和走访慰问制度；组织丰富多彩的老干部活动；编写《以史为镜光照未来》系列丛书。

四、切实发挥党委保驾护航作用

（一）高度重视班子建设，发挥引领示范作用

以强化中心“三重一大”决策制度执行力度为抓手，通过23次党委常委会和主任办公会，听取对选拔使用干部、调整预算、奖惩等涉及“三重一大”重要问题的意见，形成决议，确保了中心各项重点工作决策科学民主。

采取专题讲座、讨论等形式开展中心组集中学习，以此推动学习型党组织建设。以“学习贯彻党的十八大精神，加强思想作风建设和廉洁自律，推动疾控事业健康发展”为主题召开党员领导干部民主生活会，对照《廉政准则》等有关规定、针对征求到的意见开展批评与自我批评，并提出整改措施。

（二）学习宣传贯彻十八大精神，引领疾控事业健康发展

切实做好十八大代表、中央国家机关工委党代会代表候选人（“两个代表”）两上两下提名推荐工作，实现党支部参与率100%，党员参与率99%，按程序提名推荐党委书记梁东明同志为“两个代表”候选人，并当选“代表”出席了党的十八大。组织党员干部认真收听收看十八大实况，开展了十八大精神的学习宣传和贯彻。

（三）以创先争优活动为载体，推进党的组织建设

以“创建先锋党支部活动”为抓手，开展基层组织建设年活动。以“自报公议”方式，对所有58个基层党支部进行分类定级，其中98%被评为先进，完成了为医改做实事、建立考

德档案等中心提出的5项工作，调动了党员立足本职创先争优的主动性和积极性；以“我说身边的好党员”演讲比赛形式，广泛宣传身边的先进典范，营造了立足平凡岗位创先进争优秀的良好氛围。

（四）大力推进反腐倡廉建设，构筑廉政风险防控堤坝

落实《建立健全惩治和预防腐败体系2008—2012年工作规划》，利用《中心报》“廉政提醒”专栏、办公自动化系统的“廉政教育”窗口等平台开展党风廉政宣传教育和长效机制建设；按照惩治和预防腐败体系建设检查实施方案进行了自查整改，并通过卫生部惩治和预防腐败体系建设检查组的检查，受到表扬。

五、面临挑战，知难勇进，推动疾控事业进一步发展

党的十八大报告指出“要坚持为人民健康服务的方向，坚持预防为主”。全国卫生工作会也就抓好公共卫生工作，遏制重大疾病上升势头做出了具体部署。为把会议精神落到实处，完成各项工作任务，中心要结合卫生事业发展“十二五”规划，认真分析面临的形势，找准国家疾控中心的位置，理清思路，把握机遇，迎接挑战，落实医改任务要求，推动疾控事业进一步发展，提高人民群众的健康水平。

（一）认真分析中心发展中的问题，迎接公共卫生新挑战

随着我国经济社会的快速发展，人民群众正面临着新的健康威胁，疾病负担快速增加，同时，由于SARS之后的发展红利逐步消失，中心工作正面临着巨大挑战：

传染病仍然长期威胁着人民群众的健康。世界经济一体化进程的不断加快，疾病传播的国际化趋势愈发明显，传染病防控工作面临的形势更加复杂，防控难度不断加大。近期发生的血源性丙肝聚集疫情、人禽流感死亡病例、新冠状病毒的人间传播都证明传染病防控工作绝不能松懈，需要付出巨大的耐心和扎实的工作。

重大公共卫生事件的应对处置能力亟须加强。近年来，尽管中心不断加强卫生应急能力建设，但面对频繁出现的突发公共卫生事件，由于缺乏统一的应急管理机制，装备水平相对落后，实验室检测能力不足，监测预警能力薄弱，在突发事件的应对中，“一锤定音”的能力仍显不足，与人民群众的期望仍存在较大差距。

国民健康基础数据匮乏。肿瘤、脑卒中、糖尿病等慢性病的发病和患病数据缺乏或有待证实，尚未形成中心作为权威信息发布者的格局，管理力度和顶层设计有待加强；公共卫生领域的相关科研工作开展力度不够，如面对雾霾天气，公众渴望得到权威的健康知识和信息，而中心一直没能发出应有的声音。基础性研究工作积累不足导致中心在一些领域无法为相关卫生政策的制订提供科学有效的决策依据。

学科整合水平不够，各专业领域、各学科间协调性、互补性不高。为适应业务发展，整合资源，中心近期逐步进行机构调整，死因监测工作从信息中心转到慢病中心，向统一的生命登记机构发展，今年还将有类似的调整。

我们要借助“非典”10年的回顾，认清中心发展面临的形势，分析存在的问题，并采取针对性策略，寄生虫病所、辐射安全所已经制定了发展规划，进行了积极探索。全中心要积极面对挑战，知难而进，树立信心，全面促进中心的健康发展。

（二）探索信息技术在公共卫生领域的应用

全国法定传染病和突发公共卫生事件网络直报系统的上线运行，是疾控系统卫生信息

化的里程碑，为中心的科研和公共卫生服务提供了重要的支持。但海量数据的应用和挖掘远远不够，空间定位、分析追踪及可视化等新的信息技术在公共卫生实践中也应用不足。

“十二五”期间，我们必须紧紧抓住卫生信息化“3521”建设这个契机，拓展和深化中心现有公共卫生监测体系和数字化应用水平，加快疾控系统信息化进程。争取实现医院电子病例管理系统与网络直报系统的互联互通；整合中心不同专病的网络监测系统，建立统一的收集、整理、分析等管理手段和应用平台；探索多学科海量数据的集成和高效处理以及动态交互式可视化分析；加快疾控信息化适宜技术的推广应用，为疾控工作提供权威、科学的专业信息和技术指导。

（三）加强数据管理，充分利用数据信息

中心多年来已经积累了大量的业务数据和科研数据，比如法定传染病报告数据、死因监测数据、健康状况调查、实验室监测数据等。疾控数据来源渠道广、产生部门多、种类繁杂，是中心的宝贵资源。但在管理和使用方面存在着不少问题，如数据收集多，产出少；单领域分析多，综合分析少；人员业务技能强，数据管理和分析能力弱等。如何加强数据管理、深度挖掘和分析数据、扩大产出、充分发挥数据的作用，是我们面临的重大挑战。

因此，我们要增强意识，管理并利用好数据，及时提供权威信息，更好地发挥中心“国家队”的信息支撑和辅助决策作用；要本着数据共享、互惠共赢、规范化、标准化的原则，鼓励多部门分工协作，在保证数据安全的前提下，处理好数据保密和信息公开的关系，处理好外部与内部、国家与地方之间的关系；要明确数据生产者和使用者的责、权、利，制订好具体程序和要求，严格遵守，确保落实；要培养和引进复合型人才，提高数据分析和管理能力。

（四）弘扬科学道德，提高科研诚信

诚实守信、遵循伦理规范是开展科学研究工作的基础。科学研究是为解决实际疾控工作难题服务，如果脱离学术研究的科学精神和科学态度，不去解决实际问题，不去转化最新成果，不去提升防控能力，将使科研调查失去现实指导意义，更会在社会上造成不良影响，损害中心的形象。“黄金大米”事件引起社会广泛关注，为疾控科研工作诚信道德建设敲响了警钟。事件处理结束后，卫生部要求相关单位以此为鉴，深刻汲取教训，进一步加强对科研项目的管理，强化对科研人员法律法规和科研诚信的教育，在鼓励科研人员开展国际合作、探索未知领域的同时要加强管理、完善制度、举一反三，防止类似事件的再次发生。因此，中心应深刻总结经验教训，保持良好的科研秩序和学风，保证科研工作的科学性和严肃性，提高中心员工和学生的学术自律意识，防止急功近利、浮躁浮夸等不良学风滋长，遏制伪造、篡改、抄袭、剽窃等学术不端行为蔓延。

（五）提高职工福利待遇，体现公共卫生服务价值

职工福利待遇保障是保证队伍战斗力和凝聚力的重要因素。长期以来，中心职工、专家收入水平普遍较低，作为疾控国家队，不仅低于北京市卫生事业单位收入水平，与大部分省级疾控机构职工收入相比也不具有吸引力，而且近6年没有明显增长。

作为全额拨款事业单位，中心收入分配受到人员预算经费的约束和限制，绩效工资尚未实施，收入分配制度近期也难以出台，这在一定程度上影响了队伍的稳定，削弱了中心对人才的吸引力。因此中心亟须在待遇保障上用好微观政策，多方开拓渠道，探索建立与中心事业发展相适应的福利待遇制度，使中心职工的收入得到适当的增长并形成相应的增长机制。

六、按照卫生部工作部署，全面做好2013年工作

（一）进一步加强内部管理

加强干部队伍建设和编制管理，积极申报编制规划；积极争取疾控专家特贴，继续努力落实绩效工资；按照中心事业发展和机构编制情况，科学规划人力资源总量和人力资源结构，通过建立规范的管理制度和实施方案使人才资源合理配置，人才管理实现规划目标。

开拓渠道，想方设法提高中心职工福利待遇，调动职工的积极性和创造性。灵活运用现有政策，调动科研人员的工作积极性，积极申请专项基金，用于中心专业人才的培养，合理开发和使用培训基金，激励青年骨干加强学习、提高素质；积极争取特殊岗位补贴获得经费和机制保障，分析现有福利待遇的调整空间，按照国务院及财政部关于职工休假和远郊区县差旅补助的规定，制订中心相关管理规定。

加强预算管理，建立预算执行管理责任制，落实中心部门预算执行管理实施办法，强化预算执行主体责任意识，将各项措施和任务明确到部门和责任人；对中心下拨的委托工作经费进行抽点检查；进行财务预算管理系统设计，使预算资金管理实时化。继续发挥内部审计的监督、检查管理作用，加强对内审人员的业务培训与指导，提升整体审计工作能力。加强资产管理，将资产处置程序规范化、程序化，保障中心经营性国有资产保值增值。

继续优化协同办公系统，丰富系统平台搭载内容；规范、清理、整合中心各类简报、快讯资料，通过清理规范，做好内部信息的安全管理，避免内部信息泄露；通过重组整合，提高简报质量和参考价值。

做好各项后勤管理工作，加强对物业工作的监督、检查和管理。对现行的通勤班车人员乘坐情况进行数据的整理分析，优化通勤班车运行线路、站点及时刻表进行，进一步延伸服务内容和提升服务质量。完成南纬路27号楼和29号楼的装修工作并交付使用。认真落实安全保卫管理制度和各项防范措施。做好计算机信息系统安全和保密工作。

二期工程已经纳入卫生部基本建设“十二五”重点工作，要积极协调解决建设用地遗留问题，做好可研报告的上报等工作。争取中国热带病防治研究中心挂牌和基建立项。

（二）加强卫生应急能力建设，完善应急管理机制

探索现代卫生应急管理模式，建立应急运行作业工作机制。研究建立媒体情报监测系统，继续做好突发事件、食源性疾病网络直报和监测工作。继续开展突发事件相关信息风险评估工作，推进风险评估试点工作开展。

组织开展“非典”十周年学术研讨活动，总结我国卫生应急工作取得的经验和面临的挑战。进一步加强新发传染病和传染病大流行应对技术准备，完善重大自然灾害卫生应急预案等相关预案和技术方案。制订国家流感大流行应对准备计划，开展桌面演练。修订《食品安全事故流行病学调查指南》，推进食品安全及中心各专业领域的流行病学调查和实验室检测能力建设。

对应急队伍进行培训和演练；完成应急装备、物资的采购及更新轮储，研发应急物资管理信息系统，实现动态管理。制定《卫生应急能力评估标准》，修订《疾控机构卫生应急工作规范》，加强对地方疾控机构卫生应急工作的技术指导。

（三）继续做好传染病防控工作

在保障常规传染病疫情监测与风险评估、暴发疫情应对与防控技术指导、开展专业培

训等各项工作基础上，重点做好布病、狂犬病和严重急性住院呼吸道感染监测系统的改进，新建手足口病和流感相关超额死亡监测系统；向各省反馈清理后的23种法定传染病集合数据库（1950—2003年）和狂犬病、手足口病、布病的个案数据库（2004—2012年），指导各地开展传染病长期趋势、流行特征、影响因素和防控效果的深入分析；参照MMWR探索编发《中国重点传染病发病和死亡监测报告》；协助制定传染病实验室体系的规划与建设方案和我国法定报告传染病病种增、减、调的原则与依据。

继续组织实施重大专项“传染病监测技术平台”项目，规范开展五大症候群病原谱监测与变异研究工作，组织开展实验室检测的盲样考核与质控；针对重点症候群和重点病原的监测数据进行深入分析与研究，提高传染病病原检测与监测能力。

开展罕见细菌性病原，尤其是我国尚未发现的细菌性病原的研究；继续加强实验室分子分型监测网络（PulseNet China）建设；加强对我国产碳青霉烯酶肠杆菌的监测。建立全国狂犬病实验室监测网络，实现实验室核实诊断；增强对未知和其他新发病毒性腹泻相关病毒的检测能力；继续完善克雅氏病病原学监测网络。

抓住部市合作共建契机，推进中国热带病防治研究中心筹建工作；完善寄生虫病预防控制和应急处置机制，强化血吸虫病高危人群的监测网络建设；探索多部门开展输入性疟疾监测响应合作机制；全面完成包虫病流行病学调查工作；积极推进藏区包虫病防治示范区和广西肝吸虫病等示范区工作；完成重点寄生虫病的监测预警、诊断检测、媒介控制、信息服务等4个平台建设工作。

进一步扩大艾滋病检测，最大限度地发现感染者，提高早期感染者的发现比例；扩大男性同性性行为人群、低档暗娼人群的有效干预；在艾滋病单阳家庭、孕产妇、男性同性性行为者和暗娼人群中，落实治疗及预防措施，推动感染者早期接受治疗，进一步扩大治疗覆盖面；提高治疗质量与水平。制订和完善全国丙肝流行病学调查方案和丙肝聚集性突发疫情应急处理方案，加强丙肝常规疫情报告管理与数据分析。

确定结核病高风险人群，开展早期筛查；利用中盖项目开展结核病控制综合模式研究，探索“三新一加强”的新型结核病防治管理体系；依托重大专项开展结核病流行和干预研究，建立全国10省25万人口的前瞻性队列，探索以社区为基础、针对重点人群和高危人群开展主动发现的干预模式；积极宣贯《结核病防治管理办法》；协助制定抗结核药物临床应用管理办法和感染控制政策；开展抗结核药物质量认证管理机制研究，制定抗结核新药临床验证和保护机制。

重点指导薄弱地区改善免疫服务条件，提高常规免疫接种率；切实做好脊灰、白喉等已被控制传染病监测和应急准备，以建立南疆工作站为依托，协调各方力量，保持我国无脊灰状态；定期开展接种率、疾病、AEFI监测数据分析和风险评估；继续跟踪EV71疫苗研发工作，开展疫苗应用性研究；配合卫生部开展《疫苗流通和预防接种管理条例》实施情况调研，开展预防接种宣传教育与风险沟通。

（四）积极推进做好慢性病防控、营养与妇幼重点工作

指导各地推进慢性病防治机构建设，依托医改重大专项做好技术培训；制订《慢病规划》实施方案、评估方案与考核指标体系；指导基层开展慢性病患者和老年人健康管理项目，制订县级疾控机构基本公共卫生服务项目评价指导方案；推进人均期望寿命影响因素研究；选择试点地区，探索慢性病防治结合的模式。

以慢病和死因监测整合为基础，推进心脑血管病、精神卫生、口腔健康流调的整合，全面推进全人群死因监测工作；完善疾病监测点（DSP）调整技术方案；组织实施慢病及危险因素监测，加强对慢病数据的整理分析和利用。

开展对慢病综合防控示范区常态管理的探索与尝试，加强技术指导、培训和考核评估。制定下一轮全民健康生活方式行动实施方案，修订示范创建和健康支持性环境建设标准。

加强数据分析和现场综合干预，推进淮河流域癌症综合防治；加强与美国 CDC 合作，在山东建立工作站派驻专家，协助做好省部联合减盐防控高血压项目；组织开展防控培训和能力指导，协助实施脑卒中高危人群筛查和干预项目，加强基层糖尿病综合管理与适宜技术推广；承办第八届国际行为危险因素监测联盟大会。

继续开展中国居民营养与健康状况监测，完成婴幼儿和乳母营养监测，拓宽食物营养成分监测，完善中国食物成分数据库；协助做好实施农村义务教育学生营养改善计划，推进贫困地区儿童营养改善试点，促进全面实施国家食品营养标签健康教育，开展中国居民营养需要量等研究，提高营养改善和干预适宜技术研发能力，加强营养宣传和健康教育工作，推动营养干预项目。

组织实施两癌筛查和预防艾滋病、梅毒和乙肝母婴传播项目；开展妇幼健康监测试点；配合卫生部专项整治，启动人类辅助生殖技术管理工作；继续开展全国妇幼保健机构资源和营运情况监测；进行妇幼保健信息标准与规范研究、应用推广与评估验收；建立全国出生医学登记基本信息库；推进妇幼保健机构建设标准、专科建设试点研究和工作人员规范化培训。继续开发健康教育材料，开展热线咨询服务。

加强吸烟行为和控烟的监测与评估，组织实施无烟环境促进项目二期；推动地方控烟立法；完成无烟国家疾控中心建设。在全国 161 个疾病监测点开展精神疾病的全国流行病学调查。编制《中国预防儿童伤害行动计划》，做好以医院为基础的全国伤害监测，推进全国伤害综合监测，启动新一轮全国伤害干预试点。推进健康口腔幸福家庭项目，协助制定口腔卫生监测方案与指标，做好全国牙防机构与疾控机构口腔防控能力调查。顺应老龄化趋势加强老年健康研究项目，继续做好中国养老与健康追踪调查项目，开展老年健康追踪调查试点及老年健康监测指标体系研究项目。

（五）开展健康危险因素监测和卫生监督技术支持工作

在改革过程中探索职业卫生新方向与新重点。挖掘和利用职业健康状况调查、职业病报告和重点职业病监测数据，规范重点职业病监测，加强职业病报告管理，探索职业健康风险评估的技术应用；加强机构建设，优化防治资源，提升职业健康监护和职业病诊断能力。

继续深化城乡饮用水监测评估体系，加大城乡饮水监测力度，扩大监测覆盖面。推动饮水卫生示范基地建设；探索建立国家饮水检测参比实验室和网络实验室，指导省级疾控机构开展 106 全项饮水指标监测；加强饮水监测过程管理，开展常规和应急监测，推动重点跟踪监测，及时发现隐患，提出预警措施；参与学校饮用水和二次供水专项整治，做好饮水卫生宣传周活动。

加强雾霾天气监测和研究；开展室内外主要污染物来源、组成、浓度的对比监测和 PM2.5 健康影响研究，建立部门合作及数据共享机制，开展人群健康影响风险评估和科普宣传。

提高医用辐射防护监测网试点监测的覆盖率；开展我国普通荧光屏透视机使用现状调查，提出淘汰方案；完善放射工作人员健康管理系统，启动职业性放射性疾病诊断报告子系统，开展放射性职业病监测哨点工作。建立核电站周围居民健康状况基线数据库。开展技术服务机构技术考核等。做好突发应急工作的准备。

（六）不断提高技术支撑和技术保障水平

开展科研诚信与道德宣传活动，加强重点实验室建设体系，做好重大专项及其他重点科技项目的申报与管理，做好科技保密工作。积极推进中心研究生院和研究生教育管理信息系统建设；在导师增选工作基础上开展导师培训；筹备在职MPH培养十周年总结与交流活动。做好CFETP培训基地建设和管理。

全面启动重点慢病患病监测示范信息管理系统应用工作；推进三级卫生信息平台公共卫生综合试点及推广应用工作；推动信息系统安全等级保护工作。完善预期寿命分析工具和适宜技术教材和相关培训。开展实验室安全监督检查和培训工作；开展实验室安全周活动；协调推动BSL-3实验室认可和资格审批。

结合医改各项任务落实，采用“上挂下联”的工作方式，开展公共卫生政策研究。参与医改中公共卫生服务均等化有关研究，梳理中心参与医改的主要工作；全面总结SARS暴发10年来我国疾控体系的发展历程，开展相关调查研究；配合做好全国疾控系统绩效考核的技术支撑工作。

配合业务工作开展，加强媒体沟通和健康传播。分析“黄金大米”事件媒体沟通经验和教训；完成全国疾控系统的媒体沟通评估；开展月度舆情监测分析。按照卫生部职业精神大讨论情况，组织确定疾控职业精神。

规划举办海外工作能力建设、全球卫生发展等培训；探讨援外方案和机制，建立援外专家库；完成外事管理信息系统软件上线。

（七）深入贯彻十八大精神，做好党的工作

深入学习贯彻党的十八大精神，全面加强党的思想、组织、作风、反腐倡廉和制度建设，提高党的建设科学化水平，为深化医改、推动疾控事业持续健康发展提供坚强政治保证、思想保证和组织保证。

加强干部队伍建设，提高干部队伍素质，引导干部树立主人翁意识。加强政治理论学习，以中心组学习扩大会为重点创新学习形式，推进“学习型、服务型、创新型”党组织建设；以加强领导班子建设为中心，以建立健全创先争优长效机制为目标，以做好党员管理和服务为抓手，不断夯实基层党组织建设，有效提升基层党建科学化水平；抓住将在全党深入开展以为民务实清廉为主要内容的党的群众路线教育实践活动的契机，充分发挥党组织推动发展、服务职工、凝聚人心、促进和谐的作用；强化职业道德，践行职业精神，树立文明新风，推动疾控文化建设；强化反腐倡廉宣传教育，探索反腐倡廉有效途径，筑牢抵制腐败的思想防线；组织开展“优秀职工之家”创建活动、青年理想信念教育活动等，大力维护团结稳定局面。

同志们，今年是学习贯彻党的十八大精神的开局之年，也是落实“十二五”卫生改革任务承上启下的关键一年。我们仍然面临着很多的困难和挑战，但一定要树立信心和勇气，要以卫生防疫体系建立60周年和“非典”10年回顾为契机，继承和弘扬优秀传统，践行神圣职责和庄严承诺，真抓实干、开拓进取、成就光荣，为推进中心全面发展，维护人民群众健康做出更大的贡献。

谢谢大家。

深入学习贯彻党的十八大精神
以务实的党建工作促进疾控事业科学发展

——在2013年中国疾控中心工作会上的党的工作报告

梁东明

同志们：

现在，我代表中国疾病预防控制中心党委，向大会做工作报告。报告的题目是：深入学习贯彻党的十八大精神，以务实的党建工作促进疾控事业科学发展。

一、2012年工作回顾

2012年，中国疾控中心党委在卫生部党组和部直属机关党委的正确领导指导下，认真学习贯彻党的第十八大精神和党的十七届六中全会精神，紧密围绕《卫生事业发展“十二五”规划》所确定的疾控工作目标，大力传承疾控优良传统，以深入开展创先争优活动为抓手，不断加强基层党组织的思想、组织、作风和制度建设，进一步推进党风廉政和惩防体系建设，促进了精神文明建设和文化建设，为实现医改工作和疾控事业科学发展提供了组织保证和思想动力。

（一）学习宣传贯彻党的十八大精神

按照党中央的总体部署和卫生部的明确要求，组织动员中心各级党组织和全体干部职工，切实做好党的十八大召开前后的“代表”提名推荐、会议精神的传达宣传和贯彻落实工作，在全中心形成学习、宣传、贯彻党的十八大精神的浓厚氛围，用党的十八大最新理论武装党员干部思想，用党的十八大确立的奋斗目标激励广大职工的工作热情，使党的十八大精神在推动疾控工作、维护发展稳定中起到引领和保障作用。

党的十八大开幕前，根据卫生部直属机关党委的统一部署，认真做好出席党的十八大代表和中央国家机关工委党代会代表候选人两上两下推荐提名工作，在各阶段推荐提名工作中按程序完成相关准备工作，并坚持把每一次的提名推荐工作都作为对全体党员发扬党内民主、增强党性修养的重要教育实践活动予以落实，实现了每轮推荐提名都能达到基层党支部参与率100%、党员参与率近99%的预期目标。

党的十八大召开期间，中心组织广大党员干部收听收看党的十八大实况直播，及时提出认真学习党的十八大精神的要求。各级党组织通过编制刊册、召开会议、撰写心得等形式，学习宣传党的十八大报告和新《党章》，掀起了原原本本学文件、联系工作求实效的学习热潮。

党的十八大闭幕后，中心党委迅速发出学习宣传贯彻党的十八大精神的通知，在中心网站开辟“党的十八大专栏”，编辑出版8期专题简报，全面宣传党的十八大精神。在党委中心组学习扩大会上，党委书记以十八大代表亲临会议的感受介绍大会盛况，传达党的十八大精神和个人的学习感悟。各级党组织采取中心组学习、干部例会等形式，精心组织十八大报告和《党章》的学习贯彻，把广大干部职工的思想和行动统一到党的十八大精神上来，引导党员职工以坚定的理想信念、良好的精神状态投身到疾控工作和医改实践中。

（二）推动创先争优活动常态长效

中心各级党组织以创建“先锋党支部”活动为抓手，大力推进党组织的先进性建设，在落实医药卫生体制改革任务、促进疾控事业发展的各项工作中，拓展思路、创新载体，带领广大党员履职尽责创先进、立足岗位争优秀，积极探索党的先进性建设逐步实现长效化制度化。

在开展创先争优活动群众评议中，各级党组织和广大党员针对自身不足和群众不满意的地方，扎扎实实开展整改，增强党员干部深入基层、服务基层的能力和意识，发挥国家队的示范和带动作用，在实践中检验为民服务的成效；运用中心网站创先争优专栏，及时报道全国疾控系统的创先争优活动，广泛宣传中心涌现的先进典范，树立身边楷模，引领广大职工学赶先进。举行“我说身边的好党员”演讲比赛，25 名党员和入党积极分子讲述 54 名身边好党员的感人事迹，引导广大党员“学先进、见行动”，营造在平凡岗位上为党旗争光的争创氛围；以做好五项工作为内容，开展基层组织建设年活动，努力实现“组织形象大改变、党员觉悟有提高、疾控工作增实效”的活动要求，以党支部自评、同级互评、职工测评以及上级考评的“自报公议”形式，对中心 58 个基层党支部进行分类定级，57 个进入先进序列、1 个为较好；据不完全统计，全年基层党支部完成“为医改做实事”44 件，建立考德档案 32 个，“开展疾控精神大讨论”44 场，“创新组织建设工作”17 件等五项工作。在此基础上，组织各级党组织对 2010 年以来创先争优活动进行系统总结，将先进经验和好的做法以制度形式固定下来，推动争创长效机制的建立。

（三）提高中心党员干部理论素养

坚持将理论学习作为各项工作的重点，不断强化广大党员干部的理论武装工作。

1. 加强中心组学习。采取制订学习计划，提供辅导资料，设定 4 个中心组学习专题，党委常委会前把学习重点放在党和国家的大政方针、重大会议精神以及重要规章制度等方面；以培训班、专题讲座、中心领导讲党课等形式进行学习研讨和交流，全年集中学习超过 12 天。

2. 加强干部学习。采取举办党委理论中心组学习扩大会、中层干部培训班、专兼职党务干部学习班以及以会代训等形式，邀请知名专家教授以及卫生部领导就理论热点进行专题讲座和培训，有计划、有重点地开展党员干部的思想教育工作。安排 6 名处级党员干部参加卫生部处级干部进修班学习，组织中层以上干部 400 人次参加卫生部“每月一讲”活动，开阔了干部眼界，拓展了工作思路。

3. 加强党员学习。采取印发学习资料、推荐阅读书目等形式，组织中心广大党员开展读书学习活动，组织参加“我读《急诊室的故事》”等读书征文、参观“科学发展成就辉煌”大型图片展览等活动，有效激发党员的学习热情和工作干劲。引导基层党组织创新学习方式，切实提高党员理论学习的针对性，大力推进学习型党组织建设，为更好地实现各项工作目标提供了思想保障。

（四）大力加强基层党组织能力建设

以“基层组织建设年”为抓手，不断夯实党的组织基础，提升基层党建的科学化水平，增强基层党组织的生机活力。

1. 加强班子建设。强化“三重一大”制度执行力度，全年召开党委全委会、常委会和主任办公会 26 次，对于涉及干部选拔任用、调整预算、大修项目、党员干部的奖惩等“三重一大”内容都经会议集体研究决定，并及时查找问题不断改进，已形成规范的自觉行为。抓住关键关节开好以“学习贯彻党的十八大精神，加强思想作风建设和廉洁自律，推动疾控事业健康发展”为主题的党员领导干部民主生活会。中心党委常委针对征求上来的4方面30条意见，结合工作和思想实际，深入开展批评与自我批评，务实提出整改意见。

2. 加强基层组织建设。深入直属各单位开展了为期4个月的党建工作调研，真实掌握直属单位党建现状，存在的问题和困难，共同研究解决办法。针对基层党支部之间党员数量差距大、兼职党务干部缺乏党务知识等问题，加大党务干部的教育培训力度，为专兼职党务干部提供学习提高的机会，有效增强党务工作能力。将原有54个党支部调整为62个，使党员数量相对平衡。召开党组织换届选举工作研讨会，了解基层党组织工作中的问题和难点，提出改进意见与建议，努力推动已经届满的党组织的换届选举进程。目前，中心基层党支部已基本完成届满换届工作，已有1个直属单位党组织和机关一、二总支完成换届选举并产生了新的支部或总支部委员会。

3. 激发组织活力。结合“七一”建党纪念日，组织专兼职党务干部到北京军区某装甲部队开展主题党日活动，学习借鉴军队党组织在强军实践中抓好党建工作的鲜活经验，进一步开阔党务干部的视野和思路。在中心党委的引领下，各级党组织纷纷开展了涵盖红色教育、党史学习、党建研讨、红歌竞唱、文化建设、志愿服务、奉献爱心等9大类别的主题党日活动70余次，极大地激发了基层党组织的生机活力。

4. 融入业务工作。把党的工作纳入中心整体工作进行部署和总结，二者同规划、同部署、同检查、同落实，使党政紧密配合、共谋大事、相互支持、共同发展。强化中心党建工作联系点制度，对各直属单位的党建工作实行对口负责、对口指导，联系点领导既管业务又抓党建，切实起到指导党建促进业务的作用。开展“落实十二五，防治走基层”主题活动，邀请下派到河南驻马店等4个艾滋病技术支持联系点锻炼的党员、技术骨干介绍如何在基层业务工作中有效发挥党员的先锋模范作用；开展了“关键时刻方显英雄本色”的党团日活动，邀请参加云南彝良抗震救灾的部分同志与党员职工共同分享救灾防病现场工作经验。注意发挥党组织和党员在关键时刻和急难险重工作中的中流砥柱作用，保证各项疾控工作和公共卫生任务圆满完成。在广西龙江河段突发环境污染事件中、在玉树灾区第三年度鼠疫监测工作中、在放射卫生技术援藏中以及在消除热带病的监测和防治工作中，中心党员干部率先垂范、冲锋在前，充分发挥了共产党员的先锋模范作用。

5. 做好服务管理。坚持做好党费收缴使用和管理工作，全年中心党费共收入316 361.80元，支出215 315.18元，其中拨付基层党组织143 680元用于支持基层党建工作，目前共结存党费267 233.31元。切实做好《2011年度党内统计报表》和《2012年党内统计半年报表》统计上报工作，连续第八年被评为卫生部直属机关全优报表。目前，中心共有党员1854人，其中在职党员972人，离退休党员550人，学生党员182人，分别占党员总数的52%、30%和10%；35岁以下青年党员600人，占党员总数的32%；在职党员中专业技术人员684人，占在职党员数的71%。严格按照标准认真做好党员发展工作，全年共发展预备党员19名，按期转正党员34名。

（五）用先进的疾控文化凝聚力量

认真贯彻落实党的十七届六中全会精神，紧紧抓住全国医药卫生系统开展卫生职业精神大讨论的有利契机，发挥疾控行业优势，凝炼疾控职业精神，推动了疾控文化建设，带动了职业道德提升，提高了精神文明创建水平。组织全国省级疾控机构，集思广益、总结凝炼了“珍爱生命　促进健康　科学求实　敬业奉献”、“以服从国家利益为宗旨　以服务人民健康为己任”等 10 条具有时代特征、行业特点的疾控精神表述，并向全国疾控机构甄选符合疾控工作实际的职业精神表述，有力推动了疾控文化建设。通过开展学雷锋志愿服务等活动，引领中心广大干部职工积极投身公益事业，提升思想道德水准。在京的 10 个直属单位有 9 个再次被评为中央国家机关文明单位，上海寄生虫病所连续第 3 次获得上海市文明单位称号。充分利用《中心报》、中心网站以及工作简报等各类舆论载体，丰富中心职工的精神文化生活，全年发行《中心报》14 期；中心门户网站建有党建专栏两个，子栏目 7 个，发布信息 61 条；印发各类工作简报 15 期。运用疾控分会的平台优势，举行疾控文化建设培训班，传达卫生部有关精神，学习先进经验、交流文化成果，培训党务政工干部。

（六）不断强化惩防体系的反腐倡廉效能

中心各级党组织认真学习贯彻中央、中纪委和卫生部的文件精神，落实《建立健全惩治和预防腐败体系 2008—2012 年工作规划》，加强对反腐倡廉工作的领导，充实纪检工作机构，努力做到廉政建设与业务工作同部署、同落实、同检查、同考核，大力营造风清气正的勤政廉政氛围。中心和直属单位通过主任（所长）办公会、常委会（或党委会、总支、支部会）和工作例会等，研究反腐倡廉工作 87 次，开展调查研究 24 次。在反腐倡廉学习教育方面，中心纪委与江西省疾控中心纪委合作，召开廉政风险防控重点岗位领导干部研讨会，收到了良好的预期效果。利用《中心报》坚持刊发《廉政之窗》专栏，宣传政策，答疑解惑。向各单位发放《党风廉政》资料 12 期、《拒腐防变每月一课》电教光盘 10 部。督促直属单位及时上报三重一大”会议记录，严格执行干部选拔任用监督工作规定，中心两级纪检监察部门认真回复人事部门意见 55 人次。坚持对招标采购过程的监督，中心本级全年参与开、评标 300 余次，涉及金额近 2 亿元。大力开展惩防体系建设，认真组织自查整改，并接受了卫生部惩治和预防腐败体系建设领导小组的督导检查，得到了卫生部的充分肯定。认真落实《卫生部党风廉政建设责任制实施办法》，制定党风廉政建设责任制实施方案，组织开展了《廉政行风建设承诺书》活动。贯彻落实《关于卫生系统领导干部防止利益冲突的若干规定》，开展了领导干部防止利益冲突专项活动，组织中心处级以上干部 171 人进行对照自查并填报了《报告表》，组织《事业单位工作人员处分暂行规定》学习活动，坚持廉政谈话制度，中心两级纪检监察部门全年干部任职廉政谈话 62 人次。全面开展廉政风险防控体系建设工作，初步建立了中心两级廉政风险防控体系。认真做好纪检信访工作，对信访举报的 46 个问题做到了件件有核实、有着落。

（七）积极发挥群团组织的纽带作用

以党的基层组织建设带动群众团体建设，发挥群团组织桥梁纽带作用。认真履行工会四项职能，完成了 4 个基层工会换届选举，成立 4 个基层女工委员会，修改完善工会制度 18 项，开展“合格职工之家”创建活动，京内直属单位工会组织均达到“合格职工之家”标准。认真做好困难帮扶工作，慰问帮扶各类生活困难职工 73 人次。关心职工切身利益，开展职工班车、食堂用餐问卷调查等，积极向有关部门反映职工意见和建议。开展“服务创一流，巾帼展风采”活动，争创全国巾帼建功文明岗和标兵。举办诗歌、书画、摄影等活动歌颂党的十八大精神，开展太极拳、广播操、保龄球比赛和歌咏汇演，努力丰富职工精神文化生活。

认真执行党的民主党派工作有关方针政策，利用各种平台、不同渠道发挥民主党派成员的积极性和主动性，组织各党派成员开展学习与交流，支持民主党派基层组织自身建设，积极向民主党派市、区组织反映基层工作情况，负责任的反馈党派成员的政治表现和工作进步。

围绕纪念共青团成立90周年，联合举办“北大红楼教育”主题团日活动，关注农民工打工子弟学校，送去黑板、图书和笔记本电脑等教学用品，组织开展适合青年特点的思想道德教育活动，弘扬中华传统美德和时代新风；在420名青年团员参与的“疾控青年”飞信群中增加信息交流、每周发布青年励志短信等内容，发挥共青团在疾控工作中的青年先锋队作用。

积极落实老干部政策，注重走访慰问老专家、老同志和生活困难职工，举办离退休干部新春茶话会和关心中心发展变化等活动，发挥老同志支持疾控业务发展的能动性。作为引导教育青年职工的宝贵资源，《以史为鉴　光照未来》系列丛书已编写完成第9册。

同志们，在中心各级党组织履职尽责的共同努力下，在广大党员和专兼职党务干部的模范带动下，中心的各项工作都有了长足的发展，得到了上级党组织和疾控系统的广泛好评，中心党委荣获“全国医药卫生系统创先争优活动通报表彰先进集体”称号。在此，我代表中心党委，向立足岗位辛勤工作的广大党员、干部和职工表示衷心的感谢！向长期合作支持中共党建工作的各民主党派、向积极关心参与中心发展建设的离退休老党员、老同志表示真诚的敬意！

二、面临的形势任务和2013年主要工作

2013年，是全面贯彻落实党的十八大精神的开局之年，是推进“十二五”卫生发展目标承上启下的关键之年。新的一年，面临着新的机遇和挑战，认真分析和准确把握疾控工作面临的形势和任务，对于做好全年各项工作至关重要。

党的十八大提出健康是促进人全面发展的必然要求。这一重要判断，顺应了广大群众对身心健康和幸福生活的美好向往，显示了健康在经济社会发展全局中的重要作用。作为疾控中心党组织要充分领会这一科学判断的深刻内涵，加深对中国特色卫生改革发展道路规律特点的认知，进一步把握党的十八大对新时期卫生工作的新部署、新要求。

2013年全国卫生工作会议对深入学习贯彻党的十八大精神，深化医改做出全面部署，对落实疾控防治工作规划提出要求。面对传染病的新发和再发特点、慢性病社会负担的日益加重、食品安全和环境因素对健康的影响，医改对公共卫生的新期待，疾控工作者理应对自身的发展提出的更高的要求，中心党组织更要大力发挥政治优势和精神活力，为深化医改和务实推动中心内在环境的不断改善做出应有贡献。

2013年，中心党的工作要以党的十八大精神为指导，落实卫生部直属机关党的工作会议精神，围绕中心，服务大局，开创党建新局面，解放思想，转变观念，凝心聚力，唱响主题，为疾控事业发展提供坚强的政治保证。今年的工作要点已下发，现就做好今年党建工作再强调几点。

（一）贯彻党的十八大精神，增强疾控发展推动力

学习、宣传、贯彻党的十八大精神，是各级党组织当前和今后一个时期的首要政治任务，要以党组织中心组学习为抓手，强化学习型党组织建设，在学透精神，把握实质，统一思想，融入业务上下力气，把思想认识和行动统一到党的十八大确定的卫生改革、疾控发展、党建方向上来，使学习成果切实转化为促进疾控业务进步的推动力。

1. 创新载体，在宣传贯彻上下功夫。各级党组织要进一步创新宣传载体和宣传手段，利用专刊专栏、电视网络等多种形式宣传党的十八大精神，用中国特色社会主义理论体系

特别是科学发展观武装头脑，引导党员干部进一步坚定道路自信、理论自信和制度自信，坚定理想信念，使人人皆知，入脑入心。广大党员干部要带头学习，带头宣讲，带头贯彻落实，奋力开创疾控改革发展新局面。

2. 深入学习，在领会精神上下功夫。各级党组织要制定学习规划，统筹安排，做到以学习促疾控。各级领导班子要坚持先学一步，学深一步、学精一步，做到真学、真懂、真信、真用，通过原原本本学习党的十八大报告和《党章》，深刻领会党的十八大提出的一系列新思想、新观点、新论断、新要求，破除妨碍科学发展的思想观念束缚。

3. 学以致用，在推动发展上下功夫。坚持学习贯彻党的十八大精神与实现疾控事业发展战略相结合，切实在推动党的十八大提出的疾控目标落实上下功夫；与完成中心工作任务目标相结合，切实在急难险重任务中发挥党组织和党员的先进性上下功夫；与提升党建科学化水平相结合，切实在党建工作任务落实到位上下功夫；与转变思想观念相结合，切实在推动医改逐步实现公共卫生均等化上下功夫。用党的十八大精神统一思想、凝聚力量，推动全面发展。

（二）弘扬改革创新精神，加强基层党组织建设

按照党的十八大提出的以加强党的执政能力建设、先进性和纯洁性建设为主线，增强“四自”能力、建设“三型”马克思主义执政党的要求，凝聚民心士气、服务疾控发展，全面提高党建工作的科学化水平。

党的十八大决定，今年要在全党开展以“为民务实清廉”为主要内容的党的群众路线教育实践活动，卫生部副部长、部直属机关党委书记陈啸宏同志在2013年党的工作会上明确提出，要把这项活动作为加强作风建设的重要载体，与深化医改中心工作、加强党员干部作风建设结合起来。我中心要按照卫生部的统一部署，认真做好相关准备工作，扎实有效的开展教育实践活动。

巩固基层组织建设年的成果，以创建“先锋党支部”为载体，继续深化拓展创先争优活动，按照中央组织部印发的《关于建立基层党组织晋位升级长效机制的指导意见》、《关于继续推动基层党组织和广大党员学习先进争当先进的意见》等5个创先争优长效机制文件，建立把创先争优融入岗位职责，使之岗位化、日常化的长效机制，使创先争优贴近疾控中心不同岗位实际、化为岗位行动，形成常态化长效化。

按照党的十八大提出的坚持党管干部原则，坚持五湖四海、任人唯贤，坚持德才兼备、以德为先地选拔任用干部，积极创造条件选拔配齐配强领导班子，促进各方面优秀干部脱颖而出。切实加强领导班子建设、党的基层组织建设和党员队伍建设。根据上级党组织要求和中心的实际情况，积极稳妥地分类推进基层党组织的换届选举工作，不断增强党组织的影响力和凝聚力。着力构建“学习型、服务型、创新型”基层党组织，使党组织在推动发展、服务职工、凝聚人心、促进和谐中发挥更大的作用。加强专兼职党务工作者队伍建设，采取多种培训学习形式，进一步提高专兼职党务工作者的综合素质。

充分发挥传统主题党日活动等载体作用，并不断深化拓展，赋予新的内涵。以建党92周年主题教育系列活动为载体，学习党的历史，宣传党的丰功伟绩，深刻认识党的两个历史问题决议总结的经验教训，坚定对马克思主义、社会主义和共产主义的信念，牢固树立正确的世界观、权力观、事业观，坚定政治立场，明辨大是大非；引导党员干部在深化医改任务落实、不断完善疾病预防控制体系、有效预防和妥善处置公共卫生突发事件以及各种急难险重

任务中发挥先锋模范作用。进一步加强和改进老干部的服务和管理，加强离退休干部党支部建设和思想政治建设，积极支持老干部关心疾控事业发展，充分发挥离退休干部的作用。

（三）锤炼疾控精神，发挥文化导向激励作用

大力加强疾控文化建设。巩固2012年医疗卫生职业精神大讨论的成果，进一步凝练疾控精神，并积极带动全国疾控系统大力践行。突出思想引导，抓好行为养成，切实让疾控文化理念内化于心、外化于行、固化于制。各单位要利用研讨交流、演讲比赛、文体活动等形式，持续不断地对职工进行疾控文化教育熏陶，不断升华和践行具有疾控特点的卫生职业精神，以文化感召力提升疾控凝聚力。

深入推进精神文明建设。积极探索新形式、新内容、新机制，增强创建实效。要大力开展社会公德、职业道德、家庭美德、个人品德教育，引导党员干部模范践行社会主义荣辱观，讲党性、重品行、作表率，做诚信风尚的引领者、公平正义的维护者，开展"文明单位、文明科室、文明员工"评比活动，不断提升精神文明创建水平。

（四）坚持不懈抓党风，提高反腐倡廉实效性

贯彻落实党的十八大会议精神，落实中纪委第二次会议、全国卫生系统纪检监察暨纠风工作会议精神，按照中央和卫生部的要求，推动中心廉政风险防控工作在构建长效机制、制定考核办法和完善体系规章制度建设等方面深入开展。加强对"三重一大"等制度执行落实的监督检查，确保中心重大决策部署在中心全面贯彻落实。坚持抓反腐倡廉宣传教育工作，探索实现工作目标的有效途径和方式。宣传并落实监察部、人社部《事业单位工作人员处分暂行规定》，加强对科研活动的管理，完善规章制度，强化科研诚信，规范科研行为。坚持抓纪检监察机构与队伍建设，做好信访和案件查办等工作。推行"廉政也是管理"的理念，研究解决惩防体系建设中的问题，提高反腐倡廉建设的能力和水平。

（五）围绕中心业务工作，努力做好惠民性群众工作

各级党组织要坚持以人为本的理念，把关心群众切身利益，支持群团组织有针对性开展特色活动和依法做好维护职工权益工作，畅通和规范职工群众诉求表达、利益协调、权益保障渠道，使工青妇组织成为深受职工群众拥护和信赖的职工之家、青年之家和坚强阵地，温暖之家。深入推进职工民主管理，建立和完善中心职工代表大会制度，逐步完善职工帮扶制度，为完成疾控各项目标任务奠定群众工作基础，不断增强凝聚力和向心力。各级工会组织要打造特色工会、品牌工会。抓好劳动竞赛、练兵比武工作。广泛开展全民健身运动，发挥文体协会的作用，努力为职工提供健身活动场所，丰富职工群众文化生活，提倡简单易行的广播操、太极拳等健身活动，定期播放宣传教育片等。充分支持老干部关心中心建设与发展，尊重他们的意见和建议，帮助他们排忧解难。围绕团结和民主，广纳群言，协调关系，沟通信息，鼓励中心各民主党派人士和无党派人士对中心的工作及事业发展建言献策，增进共识。开展青年理想信念教育活动。完善团组织机构，推进直属各单位团组织换届选举，筹备中心团委换届选工作；开展争创全国青年文明号、手活动；组建青年志愿者服务平台，参与社会实践活动；完善信息交流平台，举办青年喜闻乐见的活动，凝聚青年、活跃共青团工作，使共青团真正成为中国共产党的助手和后备军。

同志们，让我们在党的十八大精神指引下，团结带领广大党员干部职工，万众一心，攻坚克难，勇于探索，锐意进取，为全面完成2013年的各项疾控工作任务，为全面完成深化医改任务、推动疾控事业科学发展而努力奋斗。

第二部分 工作进展

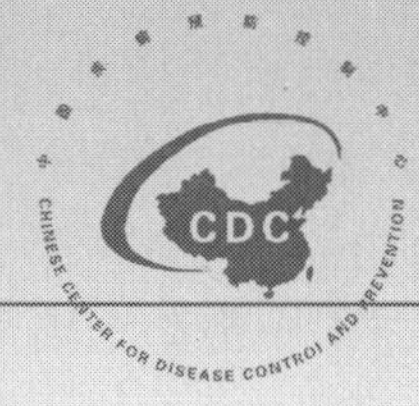

传染病控制

【积极应对传染病暴发疫情】 2013年，组织专家赴各地协助和指导开展传染病暴发疫情的应对与处置，包括：赴广西上林县处置输入性疟疾突发疫情；赴湖南永州指导当地伤寒暴发疫情调查并提出相应的控制措施建议；派员赴江西省湖口县协助当地开展钉螺分布、感染人群和家畜感染情况调查，指导治疗以及灭螺处理等；参与人感染H7N9禽流感疫情应对、风险评估和态势报告的撰写、防控方案与知识问答的制定与更新、宣教材料的审校，组建中心应急技术准备组；参与中国—世界卫生组织人感染H7N9禽流感病毒联合考察；收集并报告各省野生鸟类H7N9禽流感病毒检测结果；开展人感染H7N9禽流感轻症病例特征描述、临床严重性评价、活禽市场关闭效果评价等相关应用性研究，为防控策略和措施的制定和完善提供了科学证据。

【持续推动重点传染病监测与防控工作有序开展】

1. 传染病常规监测管理。完成全国传染病及突发公共卫生事件监测周报（32期）；参与编审《中国2012年法定传染病发病与死亡报告》中霍乱、狂犬病等10个重点传染病年度分析；落实传染病标准专业委员会秘书处工作。

2. 重点传染病和病媒生物监测项目。完成2013年度全国43个重点传染病监测工作任务的委托书签订及经费拨付工作；组织传染病所、病毒病所、寄生虫病所和应急中心总结2012年全国监测工作，编印2012年监测报告白皮书。

3. 动物源性和媒介传染病业务管理。组织专家赴云南省景洪市、瑞丽市对登革热疫情暴发流行进行分析和研判，制定了防控方案，启动了三级突发事件应急方案；加强监测和病例管理，参与检查督导评估防控效果，疫情有效控制并终止，没有发生死亡病例。协助卫计委疾控局完成《关于进一步加强登革热防治工作的汇报》。组织召开全国12个重点省份的登革热防治工作研讨会和重点省份登革热防控工作视频会议。

组织召开重点省份出血热疫情与防控工作研讨会。编发4期《全国主要人兽共患病通报》；编发6期传防快报，撰写3期全国登革热周报；起草《全国布鲁氏菌病监测方案》修订版；撰写《全国狂犬病监测方案》修订版；主办2013年狂犬病年会。

4. 呼吸道传染病业务管理。制定《省级流感参比中心评估管理方案》。批准北京等省（市）疾病预防控制中心为首批省级流感参比中心。组织专家对第二批省级流感参比中心申报单位进行了现场考察。批准调整辽宁省和湖北省份调整国家流感样病例监测哨点医院。参与国家卫计委疾控局组织的全国流感及SARI监测工作情况督导。协助病毒病所对流感监测网络实验室进行盲样标。

继续开展十省市住院严重急性呼吸道感染（SARI）病例哨点监测工作，定期整理、分析监测数据。组织住院SARI监测方案的修改和监测网络规划、调整的筹备工作，完成监测方案及调查问卷的初步修订。

5．肠道传染病业务管理。持续开展肠道传染病监测工作，及时对监测数据进行分析和反馈，并根据疫情形势所需在高发季节开展风险评估工作。组织专家梳理了我国手足口病的监测现状，制定了《全国手足口病和疱疹性咽峡炎监测方案》，并组织两次专家研讨会，对方案进行完善和修改。与国合处合作举办2013年中国—东盟手足口病防治技术培训班。

顺利推进三峡人群健康监测项目工作：完成技术报告和年度监测季报的撰写；参加中国环境监测总站及国务院三峡办组织的2012—2013年度合同中期工作汇报及检查工作；组织项目参与单位启动三峡工程环保验收人群健康专题调查，并照方案要求开展现场调查、数据的收集、汇总及报告编写；继续开展三峡监测信息系统建立，对1997—2013年开展的三峡库区卫生防病工作进行收集和整理，编写了三峡库区卫生防病工作大事记初稿。

6．寄生虫传染病业务管理。举办全国寄生虫病监测与防治业务工作会议；在四个血吸虫病联系点开展了血吸虫病粪检阳性病人行为调查及感染地追踪，私人散在开发洞庭湖洲滩土地资源衍生的钉螺变化情况、高压脉冲电杀灭日本血吸虫尾蚴以消除水体感染性研究、湖沼型疫区钉螺分级监测与控制对策研究、湖沼区血吸虫病流行村传播控制达标风险分级标准研究、冬春季人畜同步化疗控制传染源效果观察等工作。赴中国中铁公司开展输入性寄生虫病防治；受卫计委委托筹办召开了全国血防工作动态通讯员会议；承办卫计委《血防工作动态》编辑工作，编发了7期。

组织有关专家赴云南等省对消除疟疾监测工作进行了调研；持续开展寄生虫病综合防治示范区监测工作，参加寄生虫病综合防治策略与推广、压缩逸蚴法检测感染性钉螺项目撰写，“寄生虫病综合防治策略与推广”获中华预防医学会2013年预防医学科学技术奖三等奖。

7．其他。组织筹办并编发了2期《传染病专报》（Infectious Diseases Report，IDR）。组织建立标准化的1950—2012年全国法定传染病发病和死亡数据库。

【深入开展传染病应用性研究】

1．调整完善全国传染病自动预警系统功能。为进一步加强基层疾控机构对人感染H7N9禽流感病例的早期发现、核实与调查工作，在国家传染病自动预警信息系统中增加了人感染H7N9禽流感病例预警功能，实现了对人感染H7N9禽流感病例的自动预警。预警系统对人感染H7N9禽流感采用单病例预警方法，即各级各类医疗卫生机构一旦通过“疾病监测信息报告管理系统”报告1例人感染H7N9禽流感病例（含监测病例、疑似病例和确诊病例），预警系统即发出预警信号。

2．继续实施国家科技重大专项“传染病监测技术平台”项目“十二五”研究任务。2013年3月，卫生部正式批复将国家科技重大专项“传染病监测技术平台”项目暂缓的2个课题，与2012年立项的10个课题并列列入传染病防治重大专项，持续对五大症候群病原进行监测。

7月项目在浙江召开“十二五”阶段性进展汇报与工作研讨会，对项目下一步工作进行部署；组织五大症候群优势实验室专题研究，对发热呼吸道、腹泻和发热伴出疹症候群监测方案（2012版）中的采样对象、采样频次、采样时间、样本类型等内容进行了进一步规范，并组织各参研单位制定2014—2015年监测采样计划；组织开展五大症候群双份血清检测工作，对五大症候群实验室检测试剂现况进行调查；针对国内外人感染H7N9禽流感等新发、突发传染病疫情，组织项目各责任单位积极开展相关研究与应对准备工作；顺利通过了国家卫计委和中国工程院对项目"十二五"的中期考核评估和现场调研；印发五大症候群监测质量分析报告；向卫计委提交了"十一五"和"十二五"科技报告。

3．动物源性和媒介传染病防治应用性研究。重点实验室组建第二批4家研究基地，6月在河南召开了重点实验室和研究基地的工作研讨会，确定了下一步研究工作。顺利完成卫生行业科研专项卫生应急准备与处置关键技术研究与推广和中澳合作项目中澳登革热预警技术研究课题2013年研究任务，建立了基于影响因素的登革热早期预警系统。

4．呼吸道传染病防治应用性研究。与香港大学合作，开展医院的流感住院病例监测和疫苗效果评价项目。9月召开了项目启动会；成功申请美国疾控中心扩大流感疫苗应用政策项目。11月开展了项目启动会，与会专家和项目合作单位针对项目目标、方案和计划等内容进行了深入讨论和交流。继续开展流感及肺炎相关超额死亡研究及监测、流感门急诊就诊负担估计、老年人和儿童流感疫苗接种的卫生经济学评价。

系统开展人感染禽流感H7N9应用性研究。组织开展了H7N9病例和密切接触者随访研究，2013年完成该项目方案和现场操作规范的设计，并顺利完成了5个省H7N9病例和密切接触者的随访工作。

5．肠道传染病防治应用性研究。系统开展手足口病应用性研究，为科学防治提供循证依据：

（1）中国2013—2016年儿童EV71和CA16感染的血清流行病学前瞻性研究顺利通过中国疾控中心和世界卫生组织伦理委员会审查后于2013年9月正式启动，并完成了4000余名研究对象的基线调查和部分儿童的随访工作。

（2）深入分析我国2008—2012年手足口病监测数据，阐述了手足口病分年龄组和不同肠道病毒血清型的疾病负担、疾病严重程度、肠道病毒循环特征，并分析了手足口病的季节性特征和影响因素，研究论文已被Lancet Infectious Diseases发表。

（3）与香港大学、英国伦敦热带病学院共同合作，2013年3月启动EV71疫苗经济学评价项目，并在8月于北京进行深入讨论。

（4）为掌握我国手足口病对患者及家属的经济学影响，2013年9月组织开展全国性手足口病患者经济负担电话调查，12月已完成调查工作。

6．寄生虫病防治应用性研究。组织血防地区7省市开展了三峡水利工程运行对血吸虫病流行影响调查评价；2013年在全国9省、市组织开展境外输入性疟疾专题调查工作，于11月正式启动。

7．中美EID项目工作。2013年中美EID子项目6继续在上海等地开展多病原综合监测工作。江苏省南京市苏州市建立了沙门菌监测系统并举办了一期沙门菌志贺菌监测和检验技术培训班，指导当地提高对沙门菌检测和检验的能力。7月在成都举办"弯曲菌和致泻大肠杆菌监测技术研讨会"工作。积极改进弯曲菌和致泻大肠杆菌监测的质量控制，制定样品采集保存和运送的SOP。8月在北京召开了项目年会。对我国1964—2010年间，文献报告的李斯特菌感染的临床病例和临床分离菌株的资料进行了汇总分析，获得了我国李斯特菌病临床特征、病死率等资料。

8．获奖情况。“我国甲型H1N1流感大流行的流行病学和防控策略研究及应用”项目分获中华预防医学会科学技术奖二等奖和中华医学科技奖三等奖；同时，“土源性、食源性寄生虫病防控策略与应用成效”项目获中华预防医学会科学技术奖三等奖。

【为国家卫生计生委与各省提供技术支持】

1．受国家卫生计生委疾控局委托，联系传染病所、病毒病所、寄生虫病所和信息中心专家参与撰写了《中国疾病预防控制六十年》丛书中传染病部分内容；协助筹备人大关于传染病防治法实施的应询工作；配合国家卫生计生委疾控局新成立的监测评价处，对传染病、慢性病、公共卫生等疾病预防控制相关监测工作现状进行了收集整理，系统梳理完成我国疾病预防控制相关监测工作现状，形成《我国疾病预防控制相关监测工作现状的报告》；不定期向国家卫生计生委疾控局等有关部门提供各类传染病疫情分析报告与数据查询服务。协助国家卫生计生委疾控局开展人感染H7N9疫情数据的收集、分析与报告。

2．举办的培训与会议。8月在新疆组织召开全国克—雅氏病监测年会。9月在云南省昆明市举办了全国流感疾病负担评估技术培训班。10月在浙江省杭州市组织召开了2012—2013年度全国流感监测与防控工作年会。为了广泛开展国际交流与合作，8月15—16日在北京举办了新型流感防治国际研讨会。

【完成中心交办的各项任务】 配合中心办撰写了传染病业务单元，性艾中心、结核中心、免疫中心，传染病所、病毒病所、寄生虫病所及传染病处共7个业务部门2012年、2013年度工作总结以及2013年、2014年度工作计划。完成传染病预防控制处业务发展中长期规划报告，并提交全国重点传染病强化监测项目等3个专项的申报工作。配合中心筹备南疆工作站事宜，参与新疆喀什地区公共卫生现场调研报告、新疆喀什地区公共卫生规划的编写，并对喀什地区2004—2013年上半年法定传染病疫情进行分析，形成《新疆喀什地区2004—2013年上半年法定传染病疫情概况》。配合中心党委完成中心“三好一满意”工作方案，配合中心办及相关部门，完成领导视察调研汇报材料3份。

（李旖）

卫 生 应 急

【监测预警与风险评估】 根据中心突发公共卫生事件系统升级完善工作的总体部署，初步完成突发公共卫生事件管理信息系统升级改造，改造后系统已上线试运行。继续推进突发事件公共卫生风险评估，修订《突发公共卫生事件风险评估工作指南（2013 版）》。11—12 月，国家卫生计生委应急办分别在陕西、重庆、湖北分三个片区举办省级突发事件公共卫生专题风险评估师资培训班，卫生应急中心负责制定培训方案、编制培训教材、组建师资队伍和承担部分授课任务。

【新发和再发传染病防控】

1．人感染 H7N9 禽流感疫情应对工作。自 3 月份在我国东部地区发生人感染 H7N9 禽流感疫情以后，卫生应急中心迅速采取措施开展疫情应对工作，主要措施包括：协调进行标本检测、病例确认、病毒分离和分析；派遣专家前往报告病例省份开展流行病学调查；实时追踪疫情进展信息，开展风险评估并定期进行动态疫情分析；开展健康教育及风险沟通工作；制订《人感染 H7N9 禽流感疫情防控方案》并根据疫情进展对防控方案进行修订；开展人感染 H7N9 禽流感流行病学特征及影响因素研究（包括血清学流行病学研究、病例—对照研究等）；协同世界卫生组织专家对疫情形势及防控工作进行评估；建立人感染 H7N9 禽流感信息管理系统，在发病地区开展强化监测；组织对活禽市场管理措施的现场调研工作，了解并推动各地对活禽市场实施清洁、消毒和关闭等措施；参加卫生计生委组织的部分省份禽流感防控工作督导等。

2．中东呼吸综合征应对。动态关注中东呼吸综合征疫情进展情况并不定期开展风险评估；开展流行病学及实验室检测能力培训工作；协助国家卫生计生委制订中东呼吸综合征疫情防控方案及实验室检测技术指南；与国家宗教局、质检总局开展防控合作，重点开展赴沙特朝觐人群的疫情防控工作，并参与云南、新疆、青海、甘肃、宁夏等重点省份的防控工作督导，同时组织专家起草了《中东呼吸综合征冠状病毒（MERS-CoV）实验室检测技术指南》（修订版）。

【其他重要突发事件公共卫生应对】

1．山西苯胺污染事件。2013 年 1 月 6 日，媒体报道山西省长治市潞安天脊煤化工集团发生苯胺泄漏事故。中国疾控中心派出专家组分赴河北邯郸市和山西长治市指导当地开展饮水安全保障和水质检测等工作。在风险水中检出溴敌隆，专家组查阅相关水质检测数据，对风险水平进行研判，提出了清理积冰污染物、开展水质监测、可疑症状病人监测和健康教育等具体建议。

2．新疆食品放射性污染事件。2013 年 2 月 6 日，新疆发生食品放射性污染事件。卫生应急中心组织开展相关调查、检测和风险评估，派专家赴当地和脱氧剂生产加工地进行放射卫生调查。时值春节假期，为确保节日期间相关食品安全，紧急组织对北京市场上干果产品及当地采集的干果样品进行了采样检测和风险评估，组织编制了《受放射性污染干果和脱氧剂处置工作人员放射防护建议》。在国家和新疆卫生计生行政部门及疾控机构的共同努力下，该事件得到有效处置。

3．四川芦山地震、甘肃岷县地震和东北特大洪涝灾害。应急中心先后派出了多批国家卫生应急队员和专家赴灾区执行救灾防病任务，其中芦山地震派出了2批共25名队员，岷县地震派出了2批共8名队员、东北洪涝灾害派出了1批4名队员。指导各防疫力量在灾区及时并持续开展传染病防治、安置点公共卫生状况快速评估、疾病监测和报告系统恢复、食品安全、饮水卫生、环境卫生和媒介生物监测、免疫规划工作恢复和大众健康教育等多项防病工作，促进了灾区应急期和过渡期各项公共卫生工作的顺利开展。

4．云南登革热暴发疫情处置。派出专家赴当地开展防控指导，并为云南省西双版纳州疾控中心开展了病毒核酸检测和血清学检测的实验室培训，同时将部分标本带回进行病毒分离工作，明确了登革病毒的感染型别。

5．多起寄生虫病突发疫情现场处置工作。2013年6月，广西上林县出现了聚集性输入性疟疾疫情，多次派专家参与了疫情评估和现场处置工作；9月上旬，云南腾冲县报告一例疑似黑热病危重病人，派专家携带进口试剂和特效药物当晚抵达腾冲县，对病例予以确诊和及时治疗，挽救了患者的生命；11月初，接到上海市城建局来电，反映上海某工程公司在洞庭湖沿岸施工，因部分员工"感染血吸虫病"而引发恐慌，派出应急专家组赴现场开展调查并平息了事态。

6．多起中毒事件的现场处置工作。包括广东省雷州市食用'跳跳鱼'中毒事件；重庆开县长沙镇古迹幼儿园抗凝血杀鼠剂中毒事件；贵州省荔波县疑似"野菜"食物中毒事件；吉林禽业公司液氨爆炸事故；陕西胡蜂中毒事件处置等。

7．云南不明原因猝死应对工作。组织编写了《云南不明原因猝死防治指南》，为云南和四川两省不明原因猝死的现场工作提供规范性参考；6月6—8日，在云南举办不明原因猝死应急处置培训班，从病因学、地质学、病理学、植物学、中毒学及临床医学等方面进行了专题回顾和总结，为云南和四川两省不明原因猝死卫生应急处置工作打下基础。

8．朝核试验的应对。2013年2月12日，朝鲜进行了第三次地下核试验。中国疾控中心组织监测人员乘坐军机飞赴吉林省延边朝鲜族自治州，分别前往长白和珲春地区开展辐射监测工作。同时，北京地区检测人员采集经由朝鲜附近上空领域的飞机擦拭样品，进行了放射性核素检测。

【应急准备与应急能力建设】

1．参加国家卫生应急演练。2013年9月25日，国家卫生计生委举行了国家卫生应急演练，应急中心参加了演练的前期准备、方案制定和事后评估，派出移动实验室，组织承担了核和辐射突发事件卫生应急处置的演练任务，展现了应急队员的业务水平、协作意识和高度责任感。

2．参加2013国际核应急通讯演习。2013年11月20—21日，中国疾控中心辐射所作为世界卫生组织辐射应急医学准备与救援网络（WHO-REMPAN）在中国的联络机构，参加了国际原子能组织（IAEA）在摩洛哥举办的国际核应急通讯演习，就有关医疗和公共卫生问题及时作出了应急响应。

3．卫生应急队伍演练。8月5—8日，应急中心在河北省张家口市张北县举办了卫生应急队伍演练。中心国家卫生应急队、中心应急保障等有关单位、部门的相关人员等80余人和17台车辆参与了演练，同时邀请了武警疾控中心、北京市和河北省疾控中心等有关专家对本次演练活动进行了评估和点评。这次演练充分检验了中心国家卫生应急队伍的拉动水平，锻炼了中心后勤支持和保障能力。10月，开展了由中心各单位应急队员参加的卫生应急队伍展演工作，重点演练了震后传染病防控工作应对情况。

4. 食品安全相关工作。梳理食源性疾病和暴发监测策略，提出改进食源性疾病监测工作的建议，积极参与《食品安全法》修订工作，向国家卫生计生委和国务院法制办反馈修订意见；编写食品安全事故流行病学暴发调查培训案例；10月28日—11月4日，在太原举办全国疾控机构食品安全事故流行病学调查培训班；追踪媒体报道的食品安全事件，对重点事件进行分析，根据突发公共卫生事件报告，撰写全国食物中毒季报；指导和协助地方省份开展食物中毒现场调查和相关检测工作。

5. 突发环境健康危害事件类型梳理和卫生应急关键技术分析工作。梳理突发环境公共健康危害事件的主要类别和特点，提出卫生应急工作的主要内容和框架。分析近十年突发公共卫生事件报告中的水污染事件特点和应急处置的经验，提出了疾控机构在突发水污染事件现场应急处置中的职责和任务，明确疾控机构参与现场处置的流程框架，起草并完成了疾控机构突发水污染事件应急技术指南，指导和规范疾控机构对此类事件的现场调查和处置工作。

6. 卫生应急示范县。2013年2月，配合国家卫生计生委应急办完成2012年国家卫生应急示范县的授牌工作；3—8月，接受并审核46个县市的示范县申报材料；9—11月，完成2013年度的国家卫生应急示范县的现场复核工作。

【科学研究和国际交流】

1. 卫生行业专项《严重临床异常病例 / 事件监测技术研究》。应急中心在上海市及江苏省开展严重临床异常病例 / 事件的监测技术研究，探讨突发公共卫生事件的早期发现机制，其中上海市选择3家医院开展基于医院信息系统（HIS）的监测，江苏省在6家医院开展传统的监测，目前监测试点工作正在进行中。

2. 参与编写《中国卫生应急十年（2003—2013）》。参与《中国卫生应急十年（2003—2013）》相关章节的撰写，系统总结了2003年以来我国卫生应急体系"一案三制"和加强应急能力建设的历程、做法、经验，全面分析了我国卫生应急工作取得的成效和面临的挑战，将对进一步推动我国卫生应急体系建设和发展起到重要的作用。

3. 中国—WHO双年度合作项目自然灾害卫生防病工作培训交流。10月7—12日，派遣四人赴日本执行中国—WHO双年度合作项目自然灾害卫生防病工作培训交流活动，了解日本自然灾害卫生应急工作模式，交流学习日本救灾工作经验。

（李群）

结核病预防控制

【《全国结核病防治工作规划(2011—2015年)》指标完成情况】 2013年全国登记报告活动性肺结核患者849 703例，登记率62.8/10万，较2012年下降了5.5%，患者治疗管理人数82.7万(目标值80万)；登记新涂阳患者数275 915例，登记率20.4/10万，较2012年下降了13.2%，新涂阳肺结核患者治愈率93.4%(目标值85%)；登记涂阳患者密切接触者74.6万，筛查73.9万，筛查率99%(目标值90%)；报告肺结核患者和疑似患者总体到位率95%(目标值85%)；固定剂量复合制剂使用覆盖率76%(目标值60%)；县级开展痰培养工作的比例42%(目标值50%)；地市级开展药敏试验工作的比例61%(目标值耐多药防治工作覆盖率60%)；省级开展快速菌种鉴定工作的比例72%(目标值80%)；跨区域流动患者信息反馈率81%(目标值75%)；流动人口患者成功治疗率91.3%(目标值74%)；耐多药诊治工作覆盖率32%(目标值34%)；耐多药可疑者筛查率19%(目标值33%)；重点县区结核患者中HIV感染的筛查率87.4%(目标值50%)。

【研究报告及技术手册、方案的制定】 编撰完成《中国结核病防治联合评估报告》和《医防治结合研究报告》2个政策研究性报告。撰写完成《结核病监测信息分析手册》《结核分枝杆菌药物敏感性试验标准化操作程序及质量保证手册》等4本技术手册。修订《结核病管理办法》。及时总结中国全球基金结核病项目、中盖结核病项目耐药试点经验，制订相关的技术方案，编写中国疾控中心—礼来项目耐多药结核病防治标准化培训教材。

【加强对全国结核病防治工作的技术支撑和业务指导】 充分利用中央及国际合作项目经费，加强对全国结核病防治工作的技术支撑和业务指导，全年累计组织召开包括结核病防治工作会议、实验室工作会议、监测年会、耐多药结核病、结核病防治感染控制等在内的全国性业务工作会议20余次。

【加强全国性专业技术培训】 为加强对各地结核病防治工作的指导，继续推进《全国结核病防治规划(2011—2015年)》(以下简称“十二五”规划)的实施，中心组织举办了全国结核病防治规划培训班。举办全球基金项目耐多药领域总结培训班，及时总结耐多药试点工作经验。由中国疾控中心结核病预防控制中心、世界卫生组织驻华代表处、国际防痨与肺部疾病联盟共同组织举办1期国际耐药结核病预防控制培训班。针对监测、耐多药患者诊疗、管理，全国儿童结核诊治、实验室等方面进行全面培训。累计举办57期全国性各类培训班，累计受训人数达到3000余人次。

【加强重点地区的业务指导工作】 针对“十二五”重大专项“结核病发病与干预模式研究”三省现场进行督导，组织开展覆盖全国31省市的规划督导、学校结核病防治专项督导、重大专项课题督导、各类项目督导调研以及突发事件应急处置等工作。参与卫计委疾控局组织的2013年结核病防治规划联合督导。

【规划管理】 组织召开全国结核病防治工作会议，来自全国各省、自治区、直辖市及新疆生产建设兵团结核病防治机构和卫生厅疾控处，计划单列市结核病防治机构和卫生局疾控处的领导，以及中国防痨协会和世卫组织驻华代表处的180余名代表参加了会议，会上总结2012年的全国结核病防治工作，讨论2013年全国结核病防治工作计划。

为各地进一步落实规划提供技术指导和支持。协助卫生部完成季度通报方案制订并完成季度通报报告。完成2013年中央转移支付地方结核病项目的申请工作，完成全国经费测算分析报告。起草高危人群结核病防治策略，制订系列结核病防治技术文件，完成8个国家结核病防治策略调查，完成全国各级独立结核病防治所能力调查，完成了“独立结防所‘十二五’期间能力建设规划”，明确了未来几年内各级独立结防所建设方案。

【耐药结核病防治】 为继续推动全国结核病耐药监测工作，部署全国结核病网络实验室2013年度工作计划，中心组织召开了全国结核病耐药监测暨省级结核病参比实验室工作会议。

为加强各地耐多药结核病防治工作经验交流，分析问题，探讨解决问题的办法，中心组织召开全国耐多药结核病防治工作交流会，来自中国疾控中心、部分省市疾控中心及中国防痨协会的相关人员参与了此次会议。

举办了中国全球基金结核病项目耐多药结核病领域总结培训班，培训班上通过理论与实践相结合的模式，指导项目地区开展全球基金项目耐多药领域总结工作。此次培训班不仅为做好耐多药结核病领域总结奠定了坚实的基础，同时也为全球基金结核病项目延期计划的执行工作提供了指导。

积极推进耐多药结核病防治工作，扩大覆盖范围。截至2013年12月31日，已在全国30个省市的89个地市开展耐多药结核病防治管理工作。同时积极推进全球基金耐多药新启动地区启动。

对全球基金新启动的耐多药结核病防治项目地区（福建、山西、宁夏、甘肃、贵州、江西、北京、上海等）进行督导，加强规范化治疗管理工作。完成了中盖项目一期与中盖项目二期项目地区的督导。参与卫生部组织的结核病防治规划督导工作。

截至2013年第3季度，北京、天津、上海、江苏和宁夏等5省（区、市）耐多药结核病防治工作已覆盖所辖的全部地（市）和县（区）。除西藏外的其他省（区、市）以地（市）为单位开展耐多药结核病诊治工作覆盖率达32%。

【结核菌/艾滋病病毒（TB/HIV）双重感染防治】 全球基金项目结束后继续推进全国各地工作开展，完成对广西、新疆、湖北TB/HIV双重感染防治数据质量调研。完成收集并分析2012年全国TB/HIV防治工作年报数据，及全球基金项目TB/HIV防治领域中TB中HIV感染状况监测第二年数据收集工作，各地正陆续完成第三年度监测。派员参加西太区艾滋病国际交流会及艾滋病防治国际项目交流会，中国HIV/AIDS抗结核异烟肼预防治疗试点经验在会上进行了交流。

【学校结核病防治】 开展学校结核病聚集性疫情报告信息分析，对部分省份发生的结核病聚集性疫情提供技术支持。完成对河南鹤壁外国语学校、山西原平学校结核病疫情现场调查处置指导工作。

协助卫生计生委疾控局制定了《学校结核病防治工作自查方案》和《大学生结核病体检管理办法》。参与卫生计生委举办的突发公共卫生事件应急处置演练。

完成广东、浙江结核病疫情现场核查。完成现场核查报告。组织开展西部贫困结核病患者调研。

【监控与评价】 按阶段配合信息中心完成结核病管理信息系统的三期改造工作以及结核病管理信息系统系统功能的升级工作。完成《结核病现场流行病学》工作手册初稿。组织召开全国结核病防治监测研讨会。

完成结核病监测资料分析及利用，主要有前三季度季报分析编写、下发工作；年报；世卫年报表、西太区的年度报表；规划督导的技术支持、提供资料；为盖茨项目基线调查和项目督导提供数据，为全球基金项目总结提供数据。

【实验室工作】 全国各级结核病实验室建设按照国家结核病防治规划的需要逐步开展，实验室开展培养和药敏实验能力得到了进一步加强。本年度向全国省级实验室及部分地市级实验室下发药敏熟练度测试菌株，并通报测试结果；国家结核病参比实验室完成新诊断技术应用建议，并上报《结核病新诊断技术的应用的报告》，新型结核病实验室诊断技术已经被列入《全国医疗服务价格项目规范》中；完成分子生物学诊断技术的质量保证体系方案初稿，向各省发放涂片、培养和药敏试验以及新技术的操作流程图，发放染色棒和接种环；编制并下发了实验室操作（涂片、培养、药物敏感试验和个人防护等）的音像资料和教学片；完成《分枝杆菌培养标准操作程序和质量保证手册》和《结核分枝杆菌抗结核药敏试验标准操作程序和质量保证手册》编写；完成全国结核病耐药性监测实施方案培训工作。

【健康促进活动】 组织编撰两会特刊《结核病防治报道》，提出“结核防治—迫在眉睫”，引起人大、政协代表和委员广泛关注。

全年在中国疾控中心网站发布原创稿件信息位居中心35个直属单位和机关处室第2名。

协助卫生计生委完成2012年百千万结核病防治宣传志愿者评奖活动及2013年“3•24”结核病日健康促进大型活动。加强健康促进宣传活动，维护中国结核网、腾讯及新浪官方微博，微博粉丝数达300万。

组织召开全国省级结核病健康促进研讨会，交流2013年的健康促进工作，介绍2012年百千万志愿者行动的经验总结、表彰情况，以及目前全国结核病防治健康促进工作进展。

【进一步规范药品管理】 完成药品专项督导，现场收集药品招标、抗结核固定剂量复合制剂在各级使用相关信息。完成对各级上报药品季报数据每季度分析。收集分析2012年及2013年各省抗结核药品采购信息。完成环丝氨酸广东省、江苏省、河南省三省使用情况调研，举办环丝氨酸使用培训班。

组织召开全国抗结核药品管理研讨会。完成对江西抗结核药品供应和管理情况调研。

【内部管理进一步规范】 加强文化建设、强化内部管理机制，运行例会与集体议事机制。年内召开9次主任例会，2次部门主任会，2次全体会，3次党员民主生活会。组织职工积极参加中心组织的学习和各项活动，领导干部带头学习《改进工作作风、密切联系群众的八项规定》等文件精神。举办学术及励志讲座，凝心聚力，营造团结和谐的工作氛围。

结控中心建立并运行活动监控体系，开展实时跟踪、按期汇总、定期通报制度，并建立了质量监控与部门及个人的年度考评、评优相结合的工作机制。督促各部门按《职工工作手册》要求开展各项活动。

协同办公平台系统高效稳定运行，截至2013年12月31日全年通过协同办公平台系统流转公文总量2953件，其中：请示1075件、发文380件、收文1190件、出差申请308件。办公室适时跟踪公文办理情况，并督促相关部门及时办理落实各类收文，公文请示差错率较2012年有明显降低。

落实经费使用管理规范，运行防范“小金库”及其他财务违规行为的承诺机制。建立经费使用进度的监控机制，并与工作计划相衔接，科学分配预算，定期通报经费使用率及使用进度。2013年结控中心中央财政结核病防治经费预算执行率位居中心机关处室第5。

不断完善内部人力资源发展规划，积极创造机会，搭建发展平台。通过内部培训、进修、出国学习、学历再教育、学术讲座、互访交流等形式，提高员工综合素质。为每一位新入职的员工夯实基础，力争打造和培养综合型、应用型的人才，以满足开展结核病防治技术服务工作的多层面需要。

在全面提升业务和管理工作水平的同时，中心积极拓展对外技术交流与支持，有17人分别在中国防痨协会、中华医学会结核病学分会、卫生部疾病预防控制专家委员会、国际防痨与肺部联合会等担任相关职务及兼职专家。

【科学研究与文章发表】 组织申报和实施"十二五"传染病重大专项"结核病流行与干预模式研究"课题。完成十省首次调查并组织验收、重大专项实施管理办公室课题汇报、中国工程院中期评估以及自查报告和季度报告。

组织完成2012年结核病实施性研究11个课题结题和2013年2个新课题的申报。承担国家卫生计生委结核病防治研究4项课题。

本年度在各类杂志发表文章62篇，其中SCI文章10篇。

【国际合作项目】 中国全球基金结核病项目成功申请延期项目。延期阶段为2013年7月1日—2014年6月30日，申请批复经费达到9237万美元，主要覆盖耐多药防治、监狱结核病防治、项目管理以及卫生系统加强等几大领域。其中耐多药领域将进一步拓展，覆盖全国30省89个地市，监狱系统将拓展4省，覆盖全国8省189所监狱。耐多药结核病防治领域作为延期计划的主要工作内容，将进一步加强耐多药结核病患者的发现和诊疗工作，引入耐多药结核病新诊断技术，并为基层大量配备结核病新诊断设备，如LED、GeneXpert和Hain等。司法系统监狱结核病防治领域将在现有覆盖范围基础上扩展4省。为配合监狱系统工作，项目办在本年度分别举办了监狱系统年会以及延期阶段项目启动培训班。为及时推进各省全球基金结核病项目的实施，确保延期阶段项目目标如期实现，项目办在京分别召开了项目启动研讨会及项目启动培训班。

中国卫生部—盖茨基金会结核病防治合作项目一期项目总结暨二期项目启动会在京顺利召开。中盖项目一期中已验证有效、可行的新技术在项目二期示范应用，筹资经验在项目二期应用。结核病预防控制综合模式/宁夏项目：完成基线调查、全面启动现场试运行、制定评估方案。新诊断技术验证：国家级从12种候选新检测技术中筛选3种进入省级实验室验证；省级已完成等温扩增技术的省级实验室验证。

梅里埃项目，已完成广西耐多药结核病工作方案培训、广西耐多药结核病诊疗管理培训、完成喀什地区结核病防治规划培训。

编写耐多药结核病防治培训教材、确定培训基地（四川成都）。

达米恩项目举办完成两期感染控制培训班，完成对西藏自治区的项目督导。

编写完成中美结核病感染控制项目中英文年度报告和季度报告、完成2次西藏现场督导及召开结核监测系统合作意向研讨会。

【国际交流】 王黎霞主任等专家代表中国参加了世界卫生组织西太平洋地区组织主办的"第八次西太平洋地区结核病高负担国家结核病规划和实验室管理者"会议。会议上，王黎霞主任负责主持了"主题会议4——高危险人群问题"；万康林参与主持了大会报告——全球与地区结核病状况和应对，在"主题会议1——实验室能力"上就"GeneXpert MTB/RIF

方法评估经验——在中国的影响和计划”，和“中国国家结核病参比实验室现有能力和作用”做了大会报告。

王黎霞主任应邀参加世界卫生组织第九次公立—私立医疗机构结合开展结核病控制工作组会议，并做了“中国在医防结合方面开展结核病防治工作的经验”介绍。

王黎霞主任带队一行5人出席了第44届世界防痨和肺部疾病大会，并在会上进行交流。本次会议内容涵盖环境与健康及相关疾病，结核病防治策略、实践和技术革新，结核菌与艾滋病病毒双重感染的防控、结核病防控的社会支持策略及烟草控制和预防肺部疾病等。

【援疆援藏、振兴原苏区工作】 积极响应大中心援疆、援藏及振兴原苏区的工作号召，组织开展了多项技术支持活动。

针对新疆喀什地区结核病疫情位居全国前列，结核病高流行的现况，结合当地经济贫困、地广人稀、交通不便、气候恶劣等客观因素，以及结核病防治队伍力量薄弱、业务技能低、激励机制缺乏、医防矛盾、结核病人发现水平低、已有病人治疗管理效果差等因素，年内我中心派出4批6人次赴新疆喀什南疆工作站进行技术支持工作；完成新疆督导调研8次，技术培训2次；支持喀什地区结防人员参加规划会议，如耐药、TB/HIV、实验室等业务学习；接收新疆“西部之光”1人进修，7名实验室人员进修；累计援疆经费近40万元。

支持原苏区振兴。支持江西赣南耐多药规划管理2个试点地区，设备和活动经费761.5万元，支持赣南开展重点人群结核病发现试点研究（50万元）。

完成西藏项目督导调研2次。

【荣誉与奖励】 结控中心《耐多药肺结核流行特征和治疗管理策略研究》和《结核菌/艾滋病病毒双重感染防控策略的研究》，荣获2013年中华预防医学会科学技术奖三等奖。

王黎霞荣获2013年“第三届中国女医师协会五洲女子科技奖”“医务（卫生）管理科研创新奖”。

（王黎霞、成诗明、陈明亭、赵雁林、张慧）

免疫规划

【扩大国家免疫规划工作】 2013年扩大国家免疫规划项目儿童常规免疫工作，继续按照国家免疫程序对0～6岁儿童实现疫苗全覆盖。根据全国免疫规划监测系统，全国97.51%的县、97.25%的乡以月为单位进行了接种率报告；2013年全国共报告接种11类免疫规划疫苗394 107 307剂次，各疫苗分剂次报告接种率均在95%以上，乙肝疫苗首剂接种率为95.88%。

完成2013年国家免疫规划督导评估。为掌握国家免疫规划工作实施情况和“十二五”规划以乡为单位免疫规划接种率达到90%目标进展，中国疾控中心协助卫生计生委组织开展了2013年国家免疫规划督导评估工作。本次共督导评估了32个省级单位、55个市级单位、64个县级单位、63个乡级单位，现场调查了2646名2～3岁儿童。初步分析结果显示，所有调查乡镇乙肝疫苗第1剂、脊灰疫苗第1剂和第2剂、百白破疫苗第1剂调查接种率均>90%；95%以上乡镇卡介苗、乙肝疫苗第2剂和第3剂、脊灰疫苗第3剂、百白破疫苗第2剂、含麻疹成分疫苗第1剂接种率>90%。

【全国免疫规划信息化建设】 2013年国家平台实现了接种点客户端软件2.4.9.15版软件自动升级，实现了跨省异地预防接种数据交换和基于个案的客户端软件报表向国家平台的直报。为验证免疫规划信息管理系统推广应用的可行性，2013年在湖北和陕西系统试运行的基础上，扩大新疆克拉玛依市及新疆生产建设兵团免疫规划信息管理系统试运行，并针对沈苏客户端系统，启动山东省荣成市试点运行。国家免疫规划信息管理平台共接收298个乡级报告单位上传的424 052条预防接种个案和724 910条索引文件。试点地区省、市、县、乡级均在国家信息管理平台开展了常规接种率报告，实施了疫苗出入库管理和冷链设备管理。2013年底中国疾病预防控制中心正式启用国家免疫规划信息管理系统。

配合国家卫生计生委《疫苗流通和预防接种管理条例》修订工作，开展了全国第二类苗流通情况调查。共调查31个省、自治区和直辖市疾控中心以及新疆生产建设兵团疾控中心、79个地市级疾控中心和68个县级疾控中心。对第二类疫苗的几种流通模式及各自所占比例、出现假苗情况以及第二类疫苗流通形式存在的问题以及各调查单位提出的意见和建议，进行汇总和统计，反馈国家卫生计生委。

【免疫规划相关重点传染病防控工作】 加强全国急性弛缓性（AFP）病例监测工作。完善“急性弛缓性麻痹（AFP）病例监测信息报告管理系统”，增加预警和提醒以及监测数据地理信息展示功能，调整了实验室相关数据收集内容，该系统经专家组现场评测，已通过验收。

继续开展脊灰疫苗强化免疫活动。2012年冬至2013年底，22个省的176个市开展了强化免疫，11个省的55个市开展了查漏补种，3个省的28个市开展了强化免疫和查漏补种同时进行。第1轮接种率为97.9%，接种率为98.3%，全国共查漏补种202万儿童。

根据全球消灭脊灰进展及我国国产灭活脊灰疫苗（IPV）和二价OPV（Ⅰ+Ⅲ型）研发、生产供应现状，起草完成了《关于脊髓灰质炎疫苗使用策略调整实施方案（建议稿）》并报疾控局。

完成中国维持无脊灰证实报告，召开中国消灭脊灰证实专家委员会2013年度会议。

继续推进全国消除麻疹相关工作。密切监视疫情动态，深入麻疹疫情现场参与并指导防控工作。针对局部地区麻疹疫情上升态势，组织专家密切监视麻疹疫情走势，及时分析预测，为疫情防控提供技术支持。免疫中心先后派出8批专家32余人次赴相关省份开展深入调研，现场指导疫情防控，督导工作落实。

配合国家卫生计生委，实施了消除麻疹联合评估活动，对中国消除麻疹现状进行分析，提出工作策略建议。

乙型肝炎防控工作。为保证2013年启动的全国200个乙肝监测试点县（区）工作顺利实施，组织流行病、实验室、临床方面专家和乙肝监测的人员，对乙肝监测方案的科学性和可行性进行研讨，根据基层实际情况对方案进行修改。对6省乙肝监测工作开展了调研，并对全国乙肝监测项目运转情况进行分析，针对出现的问题提出建议，通过简报及时与各省进行信息反馈和经验交流。

为配合全国乙肝监测试点工作开展，2013年10月启动了中美新发和再发传染病合作项目中中国规范化乙肝病例监测项目工作，完成基线调查工作。

甲型肝炎监测与控制工作。2013年甲肝疫情较平稳，发病数已降至历史最低水平。为了解甲肝病例监测数据中部分地区≥65岁以上人群甲肝发病率高发的可能原因，同时为指导甲肝病例监测提供依据，在重庆和山西两省开展了≥65岁人群甲肝发病专题调查。

流行性脑脊髓膜炎防控工作。2013年继续在广东、河北、山东、陕西、湖北5省份设立国家级监测点，开展流行性脑脊髓膜炎（流脑）相关监测工作。监测结果显示，检出的流脑病例中，仍以C群病例构成为主，其次是未分群、B群及W135群，A群病例构成较少。A群、B群和C群菌株均对磺胺类药物耐药。

流行性乙型脑炎防控工作。2013年继续在河南、河北、山东、陕西、湖北5省份设立国家级监测点，开展流行性乙型脑炎（乙脑）相关监测工作，加强乙脑病例监测、标本采集和运送、实验室检测，提高病例的实验室确诊率。

【免疫规划信息系统建设】 免疫规划信息管理系统建设。截至2013年12月31日，国家免疫规划信息管理平台已接收陕西省等试点省份近40万预防接种个案数据，共收到72万余个索引文件

全面启用免疫规划信息管理系统。2013年底启用疫苗出入库管理系统，并将陆续在全国县级及以上疾控机构、乡级防保组织和接种单位启用预防接种信息管理、疫苗/注射器管理、冷链信息管理、疑似预防接种异常反应监测等功能。

儿童预防接种信息管理系统建设。2013年完成了国家接种点客户端软件2.4.9.15版升级包。主要针对国家免疫规划信息管理平台接种个案报告和客户端报表直报进行了升级，实现了跨省异地预防接种数据交换和基于个案的客户端软件报表向国家平台的直报。

【加强疑似预防接种异常反应（AEFI）监测及处置工作】 完善AEFI信息系统建设。全国AEFI信息管理系统共收到2013年已审核AEFI个案报告136 861例，比去年增加30.82%。全国共有2926个县有AEFI个案报告，报告县比例为94.39%，48小时内报告率为98.71%，48小时内调查率为99.60%。在所有AEFI病例中，一般反应126 357例，占92.32%，其中85.37%为发热、局部红肿、局部硬结等；异常反应8730例，占6.38%，其中79.35%为过敏性皮疹。

开展相关政策制定和研究工作。启动了异常反应调查诊断和鉴定标准制订工作，开展

异常反应补偿保险模式的研究，制定了AEFI预警与应急预案。

为迎接世界卫生组织（WHO）对我国疫苗监管体系（NRA）AEFI监测板块评估，完成了国家级自评报告，并对省级NRA/AEFI监测评估准备工作进行了培训和部署。撰写了AEFI监测质量管理（QMS）手册。

妥善应对AEFI事件。通过舆情监测及时发现相关媒体报道，准备媒体沟通材料和应对策略。针对上访事件，完善病例分析资料，协助国家卫计委完成媒体沟通资料。

针对12月中下旬媒体报道，康泰公司乙肝疫苗接种后疑似接种后发生重症和死亡的事件，在赴现场调查分析基础上，免疫中心各科室通力合作，迅速整理出乙肝疫苗免疫策略循证资料，召开疫苗学、流行病学、儿科学等多学科专家论证会，继续执行我国现行的国家扩大免疫规划疫苗的免疫程序。

【继续开展国际合作项目，推动免疫规划工作】 与世界卫生组织、联合国儿童基金会、比尔和梅林达•盖茨基金会及美国疾控中心等组织合作，开展了“儿童监护人预防接种的态度、关注问题及信息获取途径评估项目”“加强常规免疫、流动儿童免疫规划促进项目”“开展加强脊灰监测项目”“用血标本和口腔液拭子法开展人群麻疹抗体水平调查”等国际合作项目，旨在促进我国免疫规划工作，支持经济相对落后地区的常规免疫工作，探索运用新方法、新手段，提升疾病监测质量。

【健康促进与宣传工作】 协助国家卫生计生委做好2013年全国儿童预防接种日宣传活动。制定宣传活动方案，征集宣传口号及幼儿绘画作品，制作宣传海报。协助中央电视台生活提示栏目拍摄《免疫接种从宝宝开始》《安全接种疫苗》2期节目，并在CCTV第一套节目播出。

结合2013年世界肝炎日“肝炎早预防，健康更主动”宣传主题，利用媒体座谈会、全国卫生12320官方微博、在线访谈等形式，解答公众关注的热点问题，普及对肝炎疫苗预防接种知识。

利用开展网络知识竞赛活动，编写发放《接种疫苗——预防疾病口袋书》和官方网站宣传等多种形式，开展日常宣传活动。

【积极应对地震自然灾害，指导灾区疫苗针对传染病预防控制工作】 “4•20”四川庐山和“7•22”甘肃岷县地震发生后，在中国疾控中心统一部署下，免疫规划中心派出专业人员，现场工作50余人天，全面指导灾区疫苗针对传染病预防控制工作，为灾区开展甲肝疫苗、麻腮风疫苗群体性接种应急接种提供技术支撑。

【结合科技部重大专项课题，开展科学研究工作】 全面启动“十二五”科技重大专项“乙型肝炎病毒免疫预防新策略的研究”课题。完成科技支撑课题“传染病和病媒生物适宜控制技术的研究”“十一五”科技重大专项课题“疫苗临床试验评价技术平台构建的研究”和“十二五”科技重大专项课题“传染病疫苗临床试验评价体系”科技报告。

启动“十二五”科技重大专项课题“传染病疫苗临床试验评价体系”疫苗上市后评价工作，完成疫苗上市后评价工作方案的伦理审查、方案培训及数据库建立下发工作。

（李黎、王华庆、崔富强）

公共卫生政策研究与健康传播

【疾控领域相关政策研究】

1．参与国家卫生计生委有关公共卫生政策研究工作。参与疾控工作绩效考核指标更新及考核系统升级研讨；组织参与疾控60年回顾研究；参与《卫生应急10年》专著撰写；开展疾控体系回顾研究，系统梳理了1949年以来我国疾病预防控制体系的发展及问题，并对其他11个国家和地区的公共卫生模式及疾病预防控制体系进行了研究。

2．开展人感染H7N9禽流感防控措施经济学评价。与卫生部卫生发展研究中心合作开展了人感染H7N9禽流感防控措施经济学评估，与卫生应急、传染病防治、病毒病等专家沟通，确定工作方案和研究思路，赴上海、浙江等人感染H7N9禽流感高发地区进行现场调查。结果显示本次人感染H7N9禽流感防控工作的社会经济效益显著，研究结果通过《呈阅件》上报国家卫生计生委领导参阅。

3．增补叶酸预防神经管缺陷项目纳入国家基本公共卫生服务项目可行性研究。组织开展联合国儿童基金会"增补叶酸预防神经管缺陷项目纳入国家基本公共卫生服务项目可行性研究"项目。完成了文献回顾研究，实施方案制定、现场调研方案及访谈提纲制定等工作。12月底，赴山西进行现场调研，初步确定了项目研究思路和工作方案。

4．开展城乡基层医疗机构公共卫生服务研究。与四川大学华西公共卫生学院联合开展"城乡基层医疗机构基本公共卫生服务研究"。在四川省抽取三类地区共计132个基层医疗机构，通过定性研究与定量研究相结合的形式了解基层医疗机构基本公共卫生服务的现状及存在的问题。8月，赴成都督导工作，组织召开项目专家咨询会，并赴成都市2个基层医疗机构调研基本公共卫生服务实施情况。

5．开展卫生政策相关工作调研。5—6月，赴河南省调研疾控机构参与医改工作等情况，深入河南省疾控中心、鹤壁市疾控中心、安阳市疾控中心、林州市疾控中心等单位。7月，赴山西省吕梁市疾控中心调研，起草调研报告及中心与吕梁市疾控中心的帮扶协议。8月，赴陕西、青海两省开展调研；9月，赴新疆维吾尔自治区疾控中心、喀什地区疾控中心，向南疆工作站工作人员了解当地结核病防治难点与工作进展。

6．组织编印《中国新闻两会特刊》。编印"贫困地区儿童营养不良"和"结核病防治"两本报纸形式的两会特刊，按时发放到了两会代表和委员手中。同时，为扩大《中国新闻两会特刊》影响，还编印了内容相同但更容易发放和保存的杂志形式的纪念册，在中心内外进行宣传。

7．开展中心职能梳理。启动了中心及内部组织机构职能梳理工作。与中心办和人力资源处按照国家卫生计生委各部门的职能，对中心直属各单位、机关各处室现有和新梳理的职能进行汇总，并对中心职能与国家卫生计生委具体职能进行对接分析，归纳和分析存在问题。

8．继续关注国内外公共卫生政策研究进展。在中心报开辟"各地政讯"专栏，通过卫生部、各省级卫生厅、省级疾控中心网络信息、工作简报、疾控快讯等途径收集整理全国公共卫生政策、医改最新进展等方面资讯并组稿，每月在中心报刊登一期。

9. 组织开展相关卫生法律研究。组织召开中心直属单位和各处室参加的《卫生法（草案征求意见稿）》征求意见研讨会，修改完善建议并上报国家卫生计生委法制司。完成《中华人民共和国食品安全法》和《卫生和计划生育事业单位工作人员处分暂行规定》在中心的意见征求和汇总上报工作。

【媒体沟通工作】 2013 年共接受媒体采访申请 217 次，收集媒体关于中国疾控中心的报道 1610 篇，编写《媒体报道汇总分析》11 期，针对每月的网络舆情对本中心舆论环境进行客观研判，并对之后可能引起媒体关注的公共卫生话题进行提示。

1. 规范中心内部媒体采访和热点答问工作。结合《卫生部办公厅关于进一步规范卫生热点问题对外答问工作的通知》和近年来中心新闻宣传工作的实际情况，起草完成《中国疾控中心进一步规范媒体采访和公共卫生热点问题答问工作的通知》下发直属各单位。

2. 应急事件中的媒体沟通

（1）人感染 H7N9 禽流感防控工作中的媒体沟通。人感染 H7N9 禽流感防控疫情发生后，与信息中心、12320 管理中心共同组成风险沟通与媒体协调组，将中心门户网站打造为信息发布平台；积极开展舆情监测；搜集整理中国疾控中心接受媒体采访的相关报道，制作专家接受采访视频集；做好开展媒体沟通工作，在媒体答问口径、媒体协调等方面与国家卫生计生委新闻办及时沟通；指派专家参加中央电视台科普电视片的拍摄、协调专家就疫情的进展接受中央电视台、《健康报》的采访。

（2）芦山地震中的媒体沟通。组织撰写稿件，并被媒体转载。媒体就中国疾控中心的救灾防病工作进行了报道，共计 16 篇。报道内容涉及地震灾区公众防病指导的发布、中心紧急启动雅安地震救灾防病应急作业、中国疾控中心专家携设备赴川开展救灾防病等。

（3）参加卫生应急演练新闻报道工作。在 2013 年度国家卫生应急联合演练中，牵头成立应急演练新闻宣传组。完成了演练活动全程的新闻报道、收集演练活动的影像资料和完善应急响应时的新闻宣传和健康传播机制 3 项任务。

3. 开展媒体沟通。与媒体协作，主动传播健康知识，利用第 18 个“世界结核病日”、第 3 个“世界肝炎日”，发放新闻稿、组织媒体沟通会、在线访谈等多种形式对结核病、肝炎防控、预防接种工作进行宣传。协调《健康报》开展寄生虫病监测工作报道。

4. 落实“健康中国传播激励计划”各项活动。建立中心媒体沟通专家库，加强中心专家媒体素养培训，先后组织 70 余名专家参加 WHO 媒体沟通专家培训班、中国传媒大学专家媒体素养培训班。认真落实国家卫生计生委宣传司“健康中国传播激励计划”各项活动，协调有关直属单位、处室，落实记者岗位体验工作及记者参加讲座活动。

5. 2013 年疾控系统媒体沟通能力评估。与清华大学国际传播中心合作，开展了 2013 年疾控系统媒体沟通能力评估项目。对人感染 H7N9 禽流感防控、胶原蛋白事件、乙肝疫苗炒作等典型案例分析和评估，完成 31 个省级疾控中心及中心直属单位和有关处室的媒体报道收集整理。7 月 17—19 日在安徽合肥组织召开了由 10 个 H7N9 疫情发生省份疾控机构媒体负责人参加的人感染 H7N9 禽流感媒体沟通典型案例报告研讨会。11 月 15 日，组织召开了 2013 年疾控系统媒体沟通评估工作研讨会，就全国疾控系统媒体沟通能力评估方法及日常工作体会进行了深入交流。

6. 舆情研判。加强舆情监测和管理工作，建立舆情月报告机制。在月度舆情报告中除了当月的媒体报道外，还有目前舆论环境的研判，公共卫生热点话题的剖析，初探媒体特点等舆情监测机制的建立，为中心新闻宣传工作，特别是重大公共卫生热点事件中的媒体宣传提供了有效的预警和启示。

【健康教育工作】

1. 人感染H7N9禽流感应急健康教育。开展人感染H7N9禽流感防控新闻宣传与健康传播工作。组织出版了H7N9防控公众问答小册子及挂图（1组2幅），制作了人感染H7N9禽流感防控宣传动画片2部。在中国疾控中心网站和全国卫生热线12320微博进行点播，多家电视台联系中心对宣传片进行了转播，多家视频网站转载。

2. 芦山地震健康教育材料制作。芦山地震发生后，开发制作了《地震后重视食品卫生》和《地震后高度注意饮用水安全》两部动画。与四川省疾控中心合作，短时间内编辑完成了10种地震卫生知识宣传单，并印刷30万份连夜送抵灾区。宣传单内容涉及临时卫生厕所、灾区临时住所的选择与卫生、注意饮用水安全、食品卫生、灭杀蚊蝇蚤鼠、疫苗接种、垃圾的收集和卫生处理和预防狂犬病等方面。

3. 推进慢性病、营养、免疫规划健康教育工作。加强与中心各部门之间的交流与合作，推进在慢病、营养、免疫、传染病等领域共同开展健康教育材料开发和健康教育活动，先后完成《儿童健康生活方式》《营养标签》《我要打疫苗》等五部动画宣传片，参与一次“大手拉小手 职工送爱心”的健康教育宣传活动。

和《儿童健康生活方式》动画同时配套开发了《儿童健康生活方式》立体漫画已通过出版社的选题。

4. 筹办健康教育大会及参与评比活动。和有关单位共同主办第六届中国健康教育与健康促进大会，同时参与了大会的健康教育评比活动，中心组织完成的《预防人感染H7N9禽流感》动画的制作和传播实践获得2013年度“健康教育与健康传播最佳实践奖”。另外，还组织参加了由北京市科学技术协会主办的第七届北京“美丽北京、魅力科普”科普动漫创意大赛，有4个动画作品入围。

2013年，组织中国疾控中心健康传播研讨会，邀请了免疫中心、性艾中心、营养所等部门进行了健康传播工作经验交流，并且邀请了健康教育专家对参会人员进行健康教育知识培训。

【加强疾控文化建设】

1. 编印《中国疾控中心报》。2013年，《中国疾控中心报》管理更加规范，审编程序及排版逐步规范，重点突出了报纸的实效性和新闻性，不断提高办报质量，全年共刊发月报12期，特刊1期。9月，召开了中国疾控中心报工作研讨会，组织中心各处室和直属各单位的通讯员参加研讨，提高新闻报道协作能力。

2. 制作中心简介画册。组织相关业务处室和所有直属单位设计、编辑、制作了图文并茂、中英文版的《中国疾控中心简介画册（2013版）》，印刷发放3000余册。

3. 展板设计、制作。2013年，组织制作了展板152块，内容涉及中心文化建设、业务宣传、领导考察、群众工作等。

4. 《“非典”后十年》主题摄影图片评选。积极参与中华预防医学会、中国卫生摄影协会、中国医师协会和中国卫生监督协会共同开展的《“非典”后十年》主题图片征集评选活动。参与了活动的宣传、收稿、评选等工作，获得征集评选活动组织奖。

5. 共同出版中国卫生画报《“非典”十年》专刊。与中国卫生画报社共同出版了中国卫生画报《“非典”十年》专刊。

6. 新闻图片库管理。继续利用中心网站新闻图片库开展中心宣传和照片维护工作，全年共编辑上传2013年度照片总计50组326幅，内容包括领导考察、国际交流、工作会议、应急演练、精神风貌、中心景观等方面。

7. 继续开展疾控机构文化建设研究。整理省级疾控中心上报的文化建设相关资料，编制了《全国省级疾控文化建设工作调查报告》汇编，并分发各省疾控机构。协助召开中国卫生思想政治工作促进会疾病预防控制分会二届二次理事大会暨全国疾控文化建设研讨会。

【相关文件起草工作】 参与中心内部文件编写和内部政策制定，参与中国疾控中心疾控工作会、全国疾控中心主任会领导讲话撰写，参与上报国务院的《中国疾控中心发展中面临的突出问题》的编写，参与《中国疾控中心中长期发展规划（2013—2020）》和《国家公共卫生安全保障工程》的起草。配合有关处室完成《全国政协教科文卫体委员会调研中国疾控中心汇报材料》、《全国政协教科文卫体委员会调研中国疾控中心后提案（代拟稿）》《强化管理、凝聚力量，提升疾控服务水平——中国疾控中心2014年工作重点》、《新疆喀什地区公共卫生发展规划》、国家卫生计生委领导来中心调研汇报材料、全国行政学院来中心调研汇报材料等文件的起草等工作。

【稳步推进各专业学会的管理工作】 作为中华预防医学会旅行卫生专业委员会挂靠单位，完成委员会2012年工作总结及2013年工作计划，参与总会实施的外事能力调查和分支机构调查，参加学会分支机构学术交流与国际合作能力建设研讨。11月，中华预防医学会举办了第四届学术年会，与卫生应急分会共同筹办了“卫生应急十年”分会场，组织在全国疾控系统进行征文，并组织专家在分会场进行学术交流；完成中华医学会公共卫生分会信息传播学组的有关工作，组织开展了2013年十大公共卫生热点评选；完成中国卫生摄影协会卫生纪实分会的各项工作。

（王林、郭浩岩、周莹）

公共卫生监测与信息服务

【制度建设】

1. 组织起草了《中国疾病预防控制信息系统数据共享与使用管理办法》，正在第三次征求意见。

2. 配合卫计委疾控局组织修订了《传染病信息报告管理规范》，已完成修订稿报送疾控局。

【运维保障】

1. 全国业务信息系统运维保障。维护22个全国业务信息系统，各系统总体运行稳定。

2. 中心业务信息系统运维保障。2013年，中心协同办公系统流转公文总数904 218份，无纸化率达97%。中心网站群可访问网站数为17个，访问量为4 612 860。部署新的邮件系统，使邮件通达率和拦截准确率分别提高到96%和91%。

3. 数据中心网络运维保障。通过技术支持电话、解决各类系统全国用户的技术问题612个。

4. 桌面运维服务与技术保障。2013年共为昌平园区和南纬路办公区提供桌面维护服务2800余次，其中现场解决故障2000余次，电话技术支持800余次。

【信息利用】

1. 数据共享和交换。公共卫生科学数据中心全年访问量接近80万次，访问人数近28万，全年接收数据服务申请413份，为80份有效申请中的33份提供了数据服务。

2. 统计分析。完成360期全国传染病与突发公共卫生事件监测日报、12期月报和48期周报的编发和反馈工作；协助国家卫生计生委拟定12期全国传染病疫情信息月度新闻发布稿和1期年度新闻发布稿。

3. 情报服务。完成18份科技项目查新报告和29份查引报告。

4. 出版编辑。《生物医学与环境科学》(BES)杂志在2013年正式改为月刊。6月，BES杂志进入国家新闻出版总署百强报纸、百强社科期刊及百强科技期刊推荐名单；10月，进入国家卫计委公布的“国家卫生计生委首届优秀期刊奖”名单，排名第二，同时被列为国家卫计委推荐参评“第三届中国出版政府奖”期刊奖的10种期刊之一。

【信息化规划与建设】

1. 项目实施。新址信息系统建设项目有序推进，按计划完成2013年全部采购工作。

2. 项目申报。组织申报2014年度《国家疾病预防控制信息系统运维保障与升级完善》、《国家疾病预防控制文献数字资源保障和服务平台》两个财政项目，分别获批预算1100万元和107万元。

3. 信息安全防护体系建设。8月，接受北京市公安局检查组对昌平园区的信息安全检查工作；在9月完成检查组提出的安全整改工作要求。

4. 疾控机构虚拟专网全覆盖。分别在8月8日和10月10日，关闭除西藏和新疆外的地市级和县区级疾控机构公网直接访问网络直报系统功能。

5. 公共卫生三级平台试点应用。编写完成公共卫生统一数据采集交换工作方案(征求意见稿)，梳理完成传染病、慢病、死因和结核病系统交换数据集，实现四个试点省市政务外网的互联互通和与浙江、新疆的数据交换。

【应急信息保障】 派员赴四川芦山地震灾区完成60台3G无线上网笔记本电脑的配发。

【援疆援藏】

1. 组织技术人员赴西藏开展自治区疾控中心门户网站建设、传染病网络直报报告质量调查和相关技术培训。

2. 完成中国疾控中心喀什工作站视频会议系统建设。

(马家奇、苏雪梅、傅罡、戚晓鹏)

公共卫生管理

【疾病危害因素监测及报告工作】 开展17省份医用辐射防护监测网试点和放射性职业病监测哨点工作；开展放射工作人员职业健康管理和个人剂量监测；开展8省市食品和饮用水放射性污染监测；继续开展农村饮水安全工程水质卫生监测、农村环境卫生监测工作和农村饮用水水质卫生监测；开展饮用水安全与健康、空气污染与疾病（专项开展了空气污染（雾霾）人群健康影响监测）、医院感染与消毒、化妆品不良反应监测；继续开展重点职业病监测及报告工作。

【突发事件应急处置和卫生保障工作】 组织及参与了山西长治苯胺泄漏、重庆开县长沙镇古迹幼儿园抗凝血杀鼠剂中毒、陕西胡蜂蜇人、贵州荔波疑似食物中毒、吉林禽业公司液氨爆炸、新疆克拉玛依不明原因植物中毒、河北邯郸疑似群体性食物中毒、四川雅安地震、新疆食品放射性污染、朝鲜地下核试验、漳河苯胺水污染事件、西藏拉萨大面积山体滑坡、四川芦山地震、甘肃定西地震等突发事件的处置工作；对中南海北区空气、饮用水、环境消毒、空调冷却塔水进行卫生保障；对财政部、国家机关事务管理局的集中空调系统进行卫生学评价。

【科学研究工作】 开展了国家重大科学仪器设备开发专项“大批量人群核辐射体内污染快速检测仪”项目、卫生行业科研专项“饮水安全检测、监测、风险评估和预警预测关键技术研究”、国家科技支撑计划课题“灾害应急救援系列装备研制—核事故健康风险评估与卫生应急处置技术研究”项目、科技部“十二五”科技支撑课题“村镇安全供水管理与监控技术及信息系统开发”以及城市雾霾天气健康影响监测和预警研究等重大课题的研究工作。

【法律、法规、技术标准等制修订工作】 开展对《放射卫生技术服务机构管理办法》《放射工作人员职业健康管理办法》《职业病防治法》《国家职业卫生标准管理办法（修订稿）》《国家职业卫生标准十二五发展规划》《2013年化学中毒救治基地加强能力建设和突发事件处置补偿项目》《省级中毒救治基地卫生应急工作规范（试行稿）》等文件及配套技术文件的制修订工作。

【基层培训工作】 开展放射卫生、环境卫生、职业卫生、农村改水改厕等监测、评价、质量控制、网络报告等技术培训。

【社会公益宣传及服务】 就重金属污染与健康、空气污染与健康、饮用水安全、消毒与消毒产品、化妆品卫生安全、公共场所卫生监测与卫生管理、核和辐射安全、职业病防治等热点话题通过媒体访谈、印发科普材料、热线咨询等方式开展社会公益宣传及服务。

（刘东山、孙维哲）

慢性病防治与社区卫生

【工作概况】 慢病社区处是中国疾控中心于2006年10月成立的非法人独立机构，是中心慢性病防治业务单元的归口管理部门。随着职能的不断完善，目前主要负责承担中心慢性病、伤害、营养、农村改水和妇幼保健等领域的业务协调与管理，及与老年、精神、儿少学校卫生等的业务联系、政策研究、组织、协调与管理工作。同时也根据卫生计生委要求和疾控中心整体发展需要承担具体业务工作。

【业务工作进展】

1．慢性病防控政策研究。为了定期评估各有关部门、各省关于《中国慢性病防治工作规划（2012—2015年）》的落实情况，慢病社区处负责研究和制订规划中期评估方案和评估指标体系，计划于2014年对多部门和各省开展的相关工作进行评估。慢病社区处承担世界银行贷款“中国经济改革的实施（技援五期）项目”中的子项目“医改框架下慢性病防控策略研究”。研究综合分析了我国慢性病防控体系发展、现行医改重大慢性病防控项目执行情况、基本公共卫生服务项目执行情况、慢性病防控医疗保险需求等医改面临的重要问题，提出慢性病防控的近期和中长期发展目标和政策建议。

2．全国慢性病防控能力调查。2013年3月底，慢病社区处正式完成关于2011年全国慢性病防控能力调查在线填报工作。之后组织开展相关数据清理，分析和报告撰写工作。本次报告将采用慢性病防控能力综合评估指标体系，对31个省（自治区、直辖市）和新疆生产建设兵团的慢性病防控能力进行综合评估并排序。

3．中国居民营养与慢性病监测整合工作。为贯彻落实《中国慢性病防治工作规划（2012—2015年）》，响应《2013—2020年预防控制非传染性疾病全球行动计划》和《全球非传染疾病预防和控制综合监测框架》，整合多部门资源和技术力量，构建我国慢性病防控监测体系，减低基层监测工作负荷，受国家卫计委委托慢病社区处承担了中国居民营养与慢性病监测整合相关工作。

4．慢性病数据综合分析工作。为科学高效的利用现有监测数据，形成权威的慢性病数据报告。慢病社区处组织开展慢性病数据综合分析工作，通过协调中心内相关业务单位、中心外慢性病领域的知名学者，联络世界卫生组织专家等方式，推进相关工作。开展我国慢性病发病、患病、危险因素和疾病、经济负担等多个领域数据分析与报告撰写。

5．淮河项目。“淮河流域重点地区癌症综合防治项目”2013年的主要工作：组织开展数据分析工作，完成《淮河流域癌症综合防治项目阶段性进展报告（2007—2012）》；按照《淮河流域癌症综合防治技术实施方案（2012—2015年）》，进一步完善死因、出生及出生缺陷、农村居民饮用水水质卫生等常规监测工作，完成局部区域环境医学补充调查；强化经费执行管理等。2014年工作计划：推动各部门落实常规监测和专题调查工作，加强重点癌肿综合预防干预；规范数据平台维护和数据综合管理；继续开展生态前瞻性研究；严格经费管理，部署项目审计工作；有序开展调研与技术指导；项目办充分发挥组织协调功能，积极维持整体工作运转。

6．大力推进全民健康生活方式行动。2013年继续深入推进全民健康生活方式行动。国家卫生计生委疾控局和全国爱卫办下发《全民健康生活方式行动实施方案(2013—2015 年)》(国卫疾控慢病便函〔2013〕4 号)。要求到 2013 年底，东中西部各省启动开展行动的县(区)分别达到 80%、60% 和 40%，到 2015 年底，全国 50% 以上的县(区)按照《疾病预防控制工作绩效考核标准(2012 年版)》的要求开展行动。国家行动办下发《全民健康生活方式行动健康支持性环境建设指导方案》(中疾控社发〔2013〕227 号)。对健康社区、健康单位、健康学校、健康食堂、健康餐厅 / 酒店、健康步道、健康小屋(健康加油站)、健康一条街和健康主题公园共 9 类健康支持性环境的内容和评估要求进行了规定。

截至 2013 年 12 月 31 日，全国启动行动的县(区)数达到 2214 个，占全国县(区)总数的 71.4%。全国完成各类示范创建(示范社区、单位、食堂、餐厅等)17 993 个，建设各类室外环境建设项目包括健康步道、健康生活方式主题公园、健康知识街道等共 8975 个。2013 年全国利用全民健康生活方式行动日、高血压日、糖尿病日开展系列宣传活动和健康讲座次数共计 19 474 次，媒体报道 7292 次。全民健康生活方式行动不断深入学校和社区，全国有 2019 所学校开展了快乐 10 分钟活动，全国培训健康生活方式指导员共 55 863 名。

7. 召开第二届中国健康生活方式大会。由国家卫生计生委支持，中国疾控中心主办，于 2013 年 8 月 19—20 日在北京中国职工之家饭店召开第二届中国健康生活方式大会，会议主题为“响应全球 NCD 行动计划”。几十位国内外专家交流全球慢性病防控策略与进展。各省卫生厅、疾控中心相关人员、各省慢病综合防控示范区先进社区代表，以及媒体代表、企业代表，共 300 余人参会。

8. 召开 2013 年全国疾控系统慢性病防控与营养工作会议暨 2013 年中国肥胖预防科学大会。2013 年 12 月 12—14 日在北京广西大厦召开 2013 年全国疾控系统慢性病防控与营养工作会议暨 2013 年中国肥胖预防科学大会。总结 2012—2013 年全国疾控系统慢性病防控与营养工作，交流各地经验，部署 2014 年度慢性病防控与营养重点工作，并进行肥胖相关研究及实践交流。

9. 组织开展全国疾控系统学校卫生工作调查。为了解全国疾控系统学校卫生工作目前的开展情况及相关能力，研究今后学校卫生工作方向与重点，中国疾控中心于 2013 年下半年开展全国疾控系统学校卫生工作调查。经过专家反复讨论、修改，形成完整的调查方案和问卷，并于 11 月启动调查工作。调查将分为两个阶段：问卷调查阶段和定性访谈阶段，定性访谈工作将于 2014 年上半年完成。

10. 开展健康口腔幸福家庭项目。撰写了 2013 年“健康口腔幸福家庭”项目实施方案，组织召开工作总结暨经验交流会，开展效果评价，进行示范家庭评选，撰写《社区口腔健康促进技术与方法指南》，为基层口腔公共卫生体系和机制建设积累了重要经验。

11. 老年健康研讨暨数据分析培训会成功召开。2013 年 12 月 2 日至 4 日，中国疾病预防控制中心联合北京大学健康老龄与发展研究中心在北京召开老年健康研讨暨数据分析培训会。会议内容为老龄健康学术交流与研讨，并就流行病学研究设计、EXCEL 数据统计分析方法、SPSS 统计分析方法与软件使用及研究与政策报告撰写等多个方面对学员进行培训。学术交流结合数据分析培训，拓宽了各地区疾控工作人员的思路和眼界，促进数据统计分析利用的能力的提高，获得了极大肯定。

(施小明、吴静)

流行病学应用与实践

【开展流行病学应用型研究】

1．开发预期寿命分析工具和开展分级指导。平均预期寿命是衡量人口健康状况、社会发展水平及医疗卫生服务水平的综合指标。如何利用现有人口和死亡资料，准确调整漏报率并估计预期寿命是当前疾控系统工作的重点和难点。2013 年，流行病学办公室组建了预期寿命计算分析培训专家团队，开发工具《中国疾控中心预期寿命分析管理系统》，并在全国省级疾控中心开展了试用和反馈评估。同时组织完成教材《预期寿命分析方法与工具培训手册》的编撰并正式出版。并于 2013 年 5 月完成第一次全国预期寿命方法学省级培训，同年 8 月参加中国卫生论坛“面向基层适宜技术”展览。

2．开展气候变化与健康研究。流行病学办公室承担了科技部国家重大科学研究计划项目“不同区域气候敏感疾病响应和适应机制的研究”。根据项目要求，办公室组织科研人员开展不同区域气候敏感疾病的响应和适应机制研究，完成海南省居民高温天气健康风险与适应的研究调查，初步完成气候—健康脆弱性综合评估方法和脆弱性指数计算体系，研究结果参加第 45 届亚太公共卫生大会并被选为海报参展。

3．开展农业伤害研究。农业伤害是重要的公共卫生问题之一，中国从事农业生产的人口较大，但当前针对农业伤害的研究较少。2013 年，流行病学办公室完成了大棚产业作业人员健康状况及其影响因素分析研究，在北京市顺义和山东省寿光市建立了农业作业人群健康研究基地，并组建了包括中国疾控中心、山东寿光市疾控中心、北京顺义疾控中心，以及国内高校和国外研究机构的专家的研究合作团队。另外还参加了北京师范大学跨学科交流。

【开展中国疾控中心流行病学学科建设和教育工作】

1．规划和实施中心研究生的《流行病学》教学和管理工作。流行病学办公室承担中心研究生流行病学教学管理工作，完成 134 名研究生流行病授课和考核，并在 2012 年教学的基础上对教学、考核方式作出调整和改革，取得了良好效果。

2．承担中心学位评定委员会第八分委会的职责。流行病学办公室承担中心学位评定委员会第八分委会职责，完成所辖单位 26 名研究生学位申请材料收集和审核工作。

3．举办全国流行病学应用与实践系列培训班。为促进全国疾控系统流行病学的发展，2013 年 5 月，流行病学办公室在山西省太原市成功举办了第七期全国“流行病学应用与实践系列培训班”。来自全国各省（自治区、直辖市）疾控中心和山西省地级市疾控中心的业务骨干 60 余人参加了培训。

流行病学应用与实践系列培训是以流行病学方法为核心，以流行病学评估为主要内容的系统培训，本期主题是“预期寿命计算方法”。培训通过专题讲座、案例分析及小组讨论等形式，帮助学员了解公共卫生评估的概念和常用的流行病学方法，熟悉预期寿命的计算及分析方法，提高了学员的流行病学应用能力。流病办自主开发的“预期寿命计算管理工具”也在此次培训班发给来自全国的学员，并进行了使用培训。此次培训开阔了学员的流行病学视野，提升了学员的流行病学理论和实践水平，提高了学员计算和分析预期寿命的能力，取得了良好的培训效果。

4. 举办Meta分析方法与应用技术培训班。2013年4月10—13日，中国疾控中心流行病学办公室与中华预防医学会慢病分会在北京联合举办了为期两天的Meta分析方法与应用技术培训班。来自云南、贵州、甘肃、深圳、北京疾控中心，河北医科大学第三医院及中国疾控中心慢病中心、营养所的学员20余人参加了培训。本次培训班由中国疾控中心流行病学办公室人员担任师资。

培训班采用小班教学，以问题为导向的教学模式，通过理论授课、软件操作、案例分析、小组讨论等形式，使学员了解Meta分析的理论、应用的具体条件及操作流程。会上学员积极互动，讨论气氛热烈，取得了良好的教学效果。大家一致反映通过学习，提高了对Meta分析方法学的实际应用能力，也提升了自身业务能力。

【开展流行病学学术交流和传播工作】

1. 编印《流行病学通讯》，传播流行病学研究进展。为传播流行病学研究最新进展，流行病学办公室完成出生缺陷的系统分析和文献收集整理工作，并编写癌症专刊《出生缺陷之二》。专刊主要发送各省级疾病预防控制中心、中心内部各科室和直属中心、卫生部和相关部委，以及有关领域专家，实现了上述领域流行病学专业知识和研究进展的交流和传播。《出生缺陷专刊》系统介绍了出生缺陷的预防策略、措施和相关的政策法规，详述中美合作叶酸预防神经管缺陷研究项目，供广大同仁阅读参考。

2. 开展流行病学国际交流。2013年，流行病学办公室代表中国疾控中心与美国密歇根大学洽谈合作交流相关事务，与密歇根大学MOU管理办公室、学者交流项目管理办公室建立了长期的合作关系。

流行病学办公室还与俄亥俄州立大学构建了长远的合作平台和团队，开展农业伤害、儿童脑外伤、科研伦理的研究。

流行病学办公室和国际酒精政策中心建立长期合作，包括整理国内酒后驾驶流行现况的资料，梳理国内外酒后驾驶干预的有效措施和经典案例，为国内酒后驾驶干预项目提供技术支持，完成《中国酒后驾驶干预能力建设培训手册》和培训工具包的开发。

（么鸿雁、皮晚笛）

控 烟 工 作

【发布 2013 年中国控制吸烟报告】 根据世界卫生组织发布的 2013 年世界无烟日主题，中国疾病预防控制中心控烟办公室组织撰写了 2013 年中国控制吸烟报告，并于 2013 年 5 月 30 日发布，呼吁全社会共同抵制烟草广告、促销和赞助，拒绝以任何名义进行的各种形式的烟草广告、促销和赞助活动。

【6000 余家机构承诺拒绝烟草广告、促销和赞助】 举办“拒绝烟草广告、促销和赞助倡议行动”，旨在引导全社会对烟草广告、促销和赞助的正确认识，以遏制烟草流行，有效地保护公众免受烟草诱惑。有 6062 家机构响应倡议行动，其中包括医疗卫生系统 2508 家机构，教育机构 1936 家，企业 344 家，学会、协会 331 家，媒体 129 家。6000 余家机构的积极参与，掀起了一股抵制烟草营销风潮，体现了中国公众及机构对烟草危害的正确认识，体现了公众对健康的强烈诉求，更体现了公众要求全面禁止烟草广告、促销和赞助的坚定决心。

【积极推动地方无烟环境立法】 2013 年，深圳、鞍山、青岛、兰州、长春、唐山、绍兴和南宁 8 个城市的无烟环境法颁布或生效，城市立法形成趋势。在无烟环境促进项目的积极推动下，《兰州市公共场所控制吸烟条例》已于 2014 年 1 月 1 日生效，《深圳经济特区控制吸烟条例》将于 2014 年 3 月 1 日生效。

立法的质量得到了显著提高，主要体现在立法语言更成熟，法律条款的可操作性更强，而其中最重要的是，在禁烟场所的设定上更接近《公约》第 8 条及其实施准则的要求。其中深圳的条例、青岛的条例等基本符合了公约的要求。

【对全国卫生计生系统无烟情况进行暗访】 2013 年 10—12 月，中国疾病预防控制中心控烟办公室通过第三方调查机构，对全国各省、自治区、直辖市、新疆生产建设兵团卫生计生系统进行抽样暗访，共计 1361 家单位，包括卫生行政部门、卫生计生部门、公共卫生机构和医疗机构，及时了解和评估无烟卫生计生系统创建工作进展。这是连续第四年进行全国性的暗访工作，对于促进卫生计生系统无烟有着重要推动作用。

【开展戒烟热线咨询】 2012 年，中国疾病预防控制中心控烟办公室与美国加州大学圣地亚哥分校合作，在美国加州戒烟专线对来自北京等国内 4 个城市的 6 名 12320 公共卫生热线人员进行为期 1 个月的戒烟咨询培训。2013 年，上述 4 个城市 12320 公共卫生热线开通。北京市 12320 公共卫生热线还开发了戒烟热线咨询管理系统，改善了当地的戒烟咨询服务的管理水平和服务质量。

【开展无烟家庭研究试点】 中国疾病预防控制中心控烟办公室和美国加州大学圣地亚哥分校的研究者注意到非吸烟者在建立无烟家庭和帮助吸烟者戒烟过程中可能发挥积极作用。通过北京 12320 公共卫生热线招募了 399 名有意建立无烟家庭的女性非吸烟者，随机分组到简短咨询干预组和对照组并给予相应的干预。评估后，发现简短咨询干预组建立无烟家庭的比例，达到对照组的两倍。该研究结果表明，通过对家庭成员的简短咨询干预，可以达到在家庭内部控制烟草危害的目的，对于今后推动无烟环境创建和戒烟服务具有重要的启示。

【出版《简短戒烟干预手册》】 中国疾病预防控制中心控烟办公室于 2013 年 3 月出版

《简短戒烟干预手册》，旨在加强中国医务人员戒烟咨询能力。

【出版《创建全面无烟环境指南》】 中国疾病预防控制中心控烟办公室通过总结前期工作经验，于 2013 年 12 月正式出版《创建全面无烟环境指南》，意在指导各城市、地区、单位开展无烟环境创建工作。

【全球青少年烟草流行调查】 2013 年组织中国 31 个省、市、自治区开展全球青少年烟草调查，共有 336 个区 / 县的 1008 所学校参与了本次调查。中国疾病预防控制中心控烟办公室与世界卫生组织、美国疾病预防控制中心合作，完成了项目方案及问卷设计，并于 9 月在山西太原市对全国健康教育系统进行了培训。2013 年完成项目现场工作，2014 年进行数据录入工作。

【国际烟草控制政策评估项目（ITC 项目）】 2013 年完成 ITC 项目第四轮现场调查数据录入和清洗质控工作，组织开展 ITC 项目第五轮调查。在与项目合作方充分讨论的基础上，确定了第五轮调查方案及调查问卷。对调查城市进行了部分调整，由第四轮的七个城市修改为五个大城市（北京、上海、沈阳、广州、昆明）的市区以及五个中小城市（西宁、伊春、湖州、长治、铜仁）的农村地区。2013 年 7 月，在北京召开了第五轮项目工作会议。7—8 月，在五个中小城市及昆明市开展了家庭登记的一级培训。目前家庭登记工作已接近尾声。

【中国城市成人烟草调查项目（TQS）】 中国城市成人烟草调查是中国首次开展的具有城市代表性的烟草流行调查。由中国疾病预防控制中心控烟办公室与美国疾病预防控制中心、国际防痨和肺部疾病联合会联合开展。项目于 2013 年 7 月正式启动，在全国 13 个城市开展，包括长春、鞍山、沈阳、天津、南昌、洛阳、兰州、唐山、杭州、青岛、深圳、克拉玛依和哈尔滨，预计 2014 年 6 月结束。此项目对于掌握中国城市的烟草流行水平和特征、制定有效的干预措施具有重要意义。

【中美无烟企业项目】 中美创建无烟工作场所项目于 2012 年 9 月 7 日在北京举办项目启动会，标志项目正式启动。根据项目计划书要求，2013 年修订并印刷了《无烟企业创建指南及工具包》，并下发至参与企业；与企业保持联系，为企业提供创建所需材料及资源。项目目标是在项目期间招募 100 家中美企业，协助其进行无烟企业创建；截至 2013 年底，项目已超额完成招募企业的目标，共招募企业 286 家，覆盖了 50 多万企业员工。

【图形健康警示模拟烟盒设计与评估项目】 图形健康警示模拟烟盒设计与评估项目于 2013 年 10 月开始进行项目前期准备工作，包括项目书、问卷的翻译工作，知情同意书等材料的准备工作等。2013 年 11 月，项目进行了伦理申请，现已通过伦理审核。项目于 2013 年 11—12 月设计并制作了实验性研究中所需的模拟烟盒。2013 年底至 2014 年初开展现场调查。

【烟草业监测】 中国疾病预防控制中心控烟办公室与新探健康发展研究中心合作，开展了烟草业监测。主要包括媒体监测及网络监测，以了解烟草业广告、促销、赞助活动以及对公众的欺骗性宣传。监测结果以日报形式发送控烟人士，并与新探健康发展研究中心合作，出版了四期烟草监测简报、六期烟草监测快报。

（杨焱、杨杰、肖琳、冯国泽、王卉呈、南奕、王继江、王立立、熙子）

12320 全国公共卫生公益电话建设与管理

【开展重点调研和全国调查，全面推进 12320 服务体系建设，促进卫生热线全覆盖】 今年陆续对 9 个省进行了现场调研，了解 12320 建设和运转情况，其中对湖北、云南、安徽、山东、黑龙江、河南、江苏、天津、新疆 9 个已经开展 12320 卫生热线的地区开展深入调研，实地了解 12320 工作现状，深入挖掘存在问题，促其整合资源、拓宽工作思路、拓展服务；重点督促和指导陕西省和重庆市的正式开通以及广西的积极筹建。全国 12320 管理中心于今年 10 月开展了第四次全国 12320 卫生热线现状问卷调查，从组织管理、制度建设、系统建设、人员建设、服务能力等方面开展系统全面调查，全面了解新形势、新机遇下全国各地建设与发展现状，为制定下一步工作方针和发展计划提供事实依据，为全面推动全国 12320 服务体系建设奠定基础。截至 2013 年 12 月底，全国已有 28 个省（市、区）开通了 12320 卫生热线。各地 12320 卫生热线全年受理量约 226.5 万人次，比去年同期增长了 75.13%。

【召开全国 12320 卫生热线工作推进会议】 为总结全国 12320 卫生热线服务体系建设工作，研究部署新形势下的 12320 卫生热线的工作任务，推动全国 12320 卫生热线服务体系建设，全国 12320 管理中心于今年 10 月召开了全国 12320 卫生热线工作推进会议，会议强调要充分认识推进 12320 工作的重要意义，准确把握当前有利于 12320 工作的大好形势，从战略的、全局的高度谋划 12320 工作，加强管理，提升能力，使 12320 更好地服务百姓健康。

【加强培训和考评力度，提升 12320 服务能力】 为进一步提高全国 12320 卫生热线管理水平，推动各地 12320 卫生热线发展，全国 12320 管理中心于 9 月举办了全国 12320 卫生热线管理人员培训班，来自全国 28 个省（自治区、直辖市）卫生计生委（卫生厅局）主管处室负责人和 12320 卫生热线负责人约 90 人参加了培训。培训班从健康促进工作的思考、社会化媒体、呼叫中心运行管理、时间管理等方面进行了授课。

为进一步提高全国 12320 卫生热线咨询员业务能力和服务水平，规范管理，提高服务质量，在前期充分了解各地咨询热点难点问题后，全国 12320 管理中心于 11 月举办了全国 12320 卫生热线咨询员培训班。来自全国的近 70 名咨询员参加了培训。培训班从日常咨询热点专题、热线戒烟干预知识与技巧、电话礼仪及沟通技巧、压力管理等方面进行培训，并采用参与式培训方法，充分调动了咨询员的参与积极性，激发了咨询员的学习热情。

为加强考评力度，今年，全国 12320 管理中心委托零点研究咨询集团于年初和年末开展两次外部评价，采用德尔菲专家法科学建构 12320 卫生热线服务水平测评指标，并采用电话神秘来电者监测方式执行评估。评估的主要内容包括 12320 卫生热线的接通情况和接线员在接待礼仪、沟通技巧、问题解决上的表现等 15 项具体指标。评估结束后，我们及时将评估结果反馈给各地 12320 卫生热线，促进其有针对性地改进服务质量，提升服务水平。

【充分借助新媒体服务技术，不断创新服务模式，覆盖更广泛人群需求】

1. 继续做好官方微博。继去年开通 @ 全国卫生 12320 官方微博以来，全国 12320 管理中心继续积极通过官方微博发布公众关注的热点健康信息和卫生政策信息，加大健康知识传播力度。今年，@ 全国卫生 12320 官方微博，共发布微博 3460 条，微访谈 9 次，微直播 14 次，并开展了 2 次有奖问答，微话题 2 次，切实有效地拉近了 12320 与公众的沟通距离。截至 2013 年底，微博粉丝总数约 500 万。同时，全国现有 18 个省市 12320 卫生热线开通了官方微博，现已逐步建立起协同、高效的 12320 微群。

全国 12320 管理中心今年召开了微博运营管理研讨会，从 @ 全国卫生 12320 微博的发展和定位、发布内容及回复口径、如何提高与网友的良性互动、微博矩阵的建立和联动机制的可实施性以及各地微博的建设发展五个方面进行了探讨和交流。全国 12320 管理中心今年还举办了 12320 卫生热线官方微博管理培训班，采用参与式教学方法，将官方微博的基本管理技能、推广技巧、舆情管理和运行危机应对以及微博微信优势互补等内容贯穿其中。

2. 开通官方微信。为充分借助新媒体服务技术，紧跟新媒体服务技术的更新，覆盖更广泛人群的健康需求，全国 12320 管理中心于 9 月正式开通官方微信“全国卫生 12320”，旨在发布健康知识、卫生政策和卫生新闻。截至 12 月底，发文图文信息 228 条。此外，官方微信积极响应和配合卫生计生委和中国疾控中心有关部门的相关活动，针对“全国高血压日”“男性健康日”“全球洗手日”等分别做了专题的健康知识普及，得到网友积极响应，收到了较好的效果。

【不断拓展服务内容，零距离贴近百姓】

1. 正式启动扩大戒烟试点工作。根据《国家卫生计生委宣传司关于扩大 12320 卫生热线戒烟干预试点工作的通知》（国卫宣传健便函〔2013〕44 号）要求，全国 12320 管理中心正式启动扩大戒烟干预试点工作，在原有的 4 个试点省市的基础上，新增辽宁、陕西、甘肃等省以及哈尔滨、苏州、广州等市作为试点，继续开展热线戒烟干预工作，切实发挥 12320 卫生热线的戒烟服务作用。

2. 开展人感染 H7N9 禽流感防控民意调查。为了解公众对政府防控人感染 H7N9 禽流感工作的满意度，评估防控工作对公众的影响，为进一步做好防控工作提供依据，全国 12320 管理中心通过 12320 卫生热线和 12320 官方微博开展了人感染 H7N9 禽流感民意调查。其中，电话调查对象覆盖省 2943 人，微博调查对象覆盖全国 31 个省份 1166 人。调查内容涉及 H7N9 禽流感防控知识、对政府采取措施的满意度、公众行为改变情况、获取知识途径等方面。

3. 开展“整顿医疗秩序　打击非法行医”专项活动。为进一步整顿医疗秩序，切实维护人民群众健康权益，着力解决非法行医突出问题，全国 12320 管理中心积极配合国家卫生计生委开展了整顿医疗秩序打击非法行医专项行动，通过 12320 卫生热线、网站、微博、微信、短信等立体服务平台宣传非法行医的危害，引导群众自觉抵制非法行医，积极参与举报和投诉。共 11 个省（区、市）的 12320 卫生热线被国家卫生计生委作为当地打击非法行医专项行动投诉举报电话。同时，启动了专项行动舆情月报机制，11—12 月，共受理整顿医疗秩序、打击非法行医专项行动投诉 268 件次，举报 95 件次，咨询 38 件次。

【强化舆情监测，提升快速响应能力】 为继续有效开展卫生舆情监测，充分发挥 12320 在早期发现公共卫生事件线索和开展应急风险沟通中的作用，全国 12320 管理中心今年完成《12320 卫生热线舆情月报》12 期、《12320 卫生热线节假日舆情专报》7 期、《工作简报》12 期，《12320 卫生热线整顿医疗秩序打击非法行医专项行动舆情监测月报》2 期，并报送国家卫生计生委、中国疾控中心及其他相关部门。

在应急监测方面，今年人感染 H7N9 禽流感疫情发生后，全国 12320 管理中心立即启动舆情监测日报机制，加强对公众舆论监测和有效引导；整理咨询指南，发布热线统一口径；

同时积极通过热线、网站和微博做好信息发布，引导舆论导向，回应网传谣言。自4月1—25日，共向国家卫生计生委报送《12320卫生热线H7N9禽流感疫情舆情监测日报》25期，共计受理人感染H7N9禽流感相关公众咨询10 793件次，通过12320官方微博发布人感染H7N9禽流感原创微博3670条，转发微博3676条，阅读量共计945.5万次。此外还开展微直播及时发布权威信息；通过微博开展了2次微调查，公开征集网友需求和建议；通过电话和微博开展民意调查，了解公众对政府防控工作的看法；开展模拟考核，了解各地12320卫生热线疫情应对能力。

四川雅安庐山地震后，全国12320管理中心迅速启动应急机制，在第一时间发布了地震的相关动态信息和逃生、救护、防灾知识。震后127小时内，@全国卫生12320共发布地震相关的原创微博515条，转发34条。共被网友转发和评论6407次，腾讯微博阅读量达155万次。

2013年底乙肝疫苗相关问题出现后，积极与中心免疫规划中心沟通，配合开展相关工作，迅速通过12320开展乙肝疫苗接种相关知识宣传和咨询、通过全国卫生12320官方微博开展微访谈等，并立即启动了舆情监测日报机制，加强对公众咨询需求的监测和有效引导。共计报送日报15期，受理乙肝疫苗事件相关公众咨询276件次。此外，为评估此次乙肝疫苗问题对公众接种乙肝疫苗信任度的影响，对河北石家庄和广东深圳常驻居民开展了电话调查，调查结果迅速形成报告发送相关部门。

【塑造品牌，扩大影响】

1. 组织开展全国12320主题宣传活动。为宣传12320品牌，提高12320卫生热线的公众知晓率与使用率，更好地为百姓健康服务，今年3月20日，全国12320管理中心继续开展了“12320主题宣传日”活动，今年的宣传主题是“12320关注百姓健康”。组织各地开展了多种形式的宣传活动，如海报张贴、广场宣传、市民体验、局长接听、专题讲座等。

2. 一日体验活动。今年11月，全国12320管理中心组织了卫生计生委各司局团员青年20余人到12320卫生热线参加体验活动。在体验活动中，青年代表们体验了咨询员接话等工作，并就咨询难点、热线建设等问题展开交流讨论。通过组织开展一日体验活动，让大家感受到12320丰富的内涵，了解了热线的工作流程，体会到了咨询员每天面对五花八门的问题、以及公众焦躁情绪所承受的心理压力，达到了宣传12320卫生热线的目的。

3. 其他宣传活动。今年全国12320管理中心在《健康报》、《光明日报》、《京华时报》、新华网等刊登了相关宣传，帮助公众全面了解12320卫生热线。此外，在12320官方网站登载信息128篇，在中国疾控中心网站登载信息37篇，在国家卫生计生委网站登载信息6篇，疾控中心报投稿12篇。

全国12320管理中心还制作了多种宣传资料。年初，组织设计了两款宣传海报，传递12320卫生热线“以人为本”的服务宗旨，展现“全心全意满足百姓健康需求”的服务理念和“热线沟通零距离”的便利，在人感染H7N9禽流感期间，制作了三款防控知识海报及一款折页，共计发放海报两万余份，折页5000份；结合现代社会由于工作和生活习惯，腰椎间盘突出症较多的现象，制作了10分钟的《你的腰椎还好吗？》电视短片，用以帮助公众及早发现并有效预防治疗腰椎间盘突出症，短片现已在12320官方网站及微博上播放。为回顾12320卫生热线成立八年来的发展历史，编写了《12320健康伴你行》八周年回顾画册，画册包括播种、耕耘、收获三个篇章。从而让更多的老百姓知道12320，了解12320，拨打12320。

为提高大众的结核病防治知识、营造全社会参与结核病防治的良好氛围，在“世界防治结核病日”期间，积极组织各地围绕“你我共同参与，消除结核危害”的主题开展相关宣传工作。如免费发放防控知识短信、微访谈、广场宣传、电台宣传、在线咨询等。

【交流合作、促进发展】

1．联合国儿基会项目。今年全国12320管理中心与联合国儿童基金会合作开展了12320卫生热线妇幼健康信息资源库和数据录入结构建立项目拟开发适合12320卫生热线平台的妇幼健康信息资源库及妇幼健康相关数据标准，为规范妇幼健康咨询指导和舆情监测工作打下基础。开展了儿童家长免疫规划满意度调查项目。为了解儿童家长对免疫规划服务的满意度现状，为今后进一步提高免疫规划工作的质量以及形成系统的评价方法提供参考。

2．亚太经济合作组织项目。今年，全国12320管理中心成功申请了APEC项目“卫生热线应对突发卫生事件的能力建设”。该项目旨在总结12320卫生热线开通8年来的突发公共卫生事件或重大卫生活动应对经验，整理通过热线开展风险沟通和舆情监测的系列活动，制订热线疫情应对手册，通过培训各省12320卫生热线管理人员和咨询员，提升12320卫生热线团队的疫情应对能力，为国家总体疫情应对提供基础支撑。同时与亚太经合组织各成员国分享和探讨通过热线开展疫情应对的工作经验，提升亚太经合组织成员国的整体疫情应对水平。

3．赴美国疾病预防中心参观考察。受美国疾病预防控制中心邀请，全国12320管理中心派员赴美国疾病预防控制中心参观考察。详细了解了CDC-INFO的运作流程、咨询答复模板形式及分类、数据收集处理分析系统、人员培训、热线评估及质量控制、如何与美国CDC相关部门合作等方面的先进经验，并就双方在未来可能开展的合作进行了沟通，对于全面推进我国12320卫生热线建设具有一定的借鉴意义。

（崔颖、王蕾）

人力资源管理

【中心人员基本情况】 截至2013年12月底，中心共有正式职工2196人，其中专业技术人员1861人，管理人员182人，工勤人员153人。专业技术人员中，正高级资格占17%，副高级资格占28%，中级资格占34%，初级资格占21%。全体职工中大学及以上学历占79%，研究生以上学历占56%。

【加强干部队伍建设，打造高素质的干部队伍】

1. 2013年选拔任用干部总体情况。截至2013年底，中心共有直属单位领导班子成员、机关处级干部110人，其中直属单位领导班子成员48名，中心机关处级干部62名。2013年新提拔任用干部15名，平级调整干部2名，配合委人事司完成了2位中心领导班子副职的民主推荐和任命工作。

2. 多种形式选拔任用干部，满足现实工作需要。进一步拓宽干部选拔任用渠道，规范和简化程序，快捷选任干部。一是尝试将党员大会选举与处级干部选拔相结合，完成性艾中心党委副书记选拔任用。二是对后备干部人选直接考察任用。对往届干部选拔任用中确定的2名后备人选和1名并列进入考察程序的副处级干部直接考察任用。三是积极从外部引进优秀干部。通过公开选拔，从北京市公安系统选拔1名安保专业人才到中心任职。四是建立和畅通中心内部人才的上升通道。组织5个处级干部岗位的内部竞争上岗，一批青年优秀专业骨干走上干部岗位。五是结合业务和管理工作需要对2个处级干部岗位进行调整，对2名新任干部进行调剂安排。

3. 全力推动直属单位领导班子建设工作。人资处积极落实中心党委的决定，对环境所和营养所所长的选拔任用以及慢病中心、职业卫生所、改水中心、妇幼中心党政主要领导纳入委党组管理工作提出工作建议和上报书面报告，力求推动该项工作的尽快开展。

4. 加强干部教育培训，提升干部思想水平和管理能力

（1）充分利用教育实践活动，加强中心干部的教育培训和思想建设工作。人资处相继组织了全体处级干部进行综合培训、座谈交流，先进事迹报告会、参加组织生活会等6天的学习培训活动。

（2）选派中心新选任的4名处级干部参加委人事司组织的全国范围的干部培训，选派2名处级干部参加中组部组织的专项培训。

5. 探索干部管理工作新机制，加强干部选任的监督和民主管理。参照两位中心领导班子副职的选拔模式，按照干部管理权限，经过征求所在单位意见，人资处于11月和12月先后组织了病毒病所、营养食品所和寄生虫病所领导班子副职的民主推荐工作。12月底，又组织了中心机关3位正处级干部的民主推荐工作。

【加强人力资源管理，提高队伍整体工作水平】

1. 积极选拔、推荐、培养优秀人才，提升人才素质和影响

（1）对毕业生继续实行公开招聘。积极争取京外生源接收指标，满足用人需求。共有6781名毕业生报名，筛选出685名毕业生参加统一笔试，经面试、体检、政审等程序，接收毕业生114名，其中京外毕业生75名（本科生1名，硕士生54名，博士生20名）。

（2）为中心本级 5 个部门进行编制内人员公开招聘，共有 71 人次参加笔试、面试，共录用 14 人。

（3）积极开展优秀人才推荐。组织各类推荐评选工作近 10 次，包括推荐中国科学院和中国工程院院士候选人，青年千人计划人选，公共卫生与预防医学发展贡献奖候选人，第十三届中国青年科技奖候选人等。其中，高福当选为中国科学院院士，杨维中、李德新、舒跃龙、阚飙、马冠生、孙江平和马沛滨七人获“公共卫生与预防医学发展贡献奖”，段招军获第十三届中国青年科技奖。

（4）2013 年，接收进修由每年 2 批次增加到 3 批次，共接收各省市疾控中心推荐专业骨干进修 41 人，西部之光访问学者 4 人，新疆特培人员 3 人。安排中心专业技术骨干下派锻炼 10 人，推荐慢病处处长施小明前往广西壮族自治区卫生计生委挂职副主任，结控中心王倪作为国家卫计委第七批援疆干部到新疆维吾尔自治区疾控中心技术援助。

2. 认真做好日常规定动作，确保不发生差错和遗留问题

（1）劳资和人事档案管理工作。2013 年完成机关人员调配 70 人次；工资调整 630 人次；填报人事统计月报、季报和年报 20 余套；审核批复 11 名高级专家提高退休费比例，6 名高级专家延缓退休，办理中心机关 11 名职工退休手续。

（2）外聘人员管理工作。规范中心外聘人员管理，截至 2013 年底，中心本级外聘人员共有 102 人，全年新签订合同 22 份，续签合同 35 份，补签合同 4 份，为 22 人办理离职手续。

（3）社会保险基数核定和缴纳工作。承担中心在编职工缴纳社会保险工作，2013 年共为中心机关 433 人核定失业和工伤保险基数，按月上缴社保费用，为退休和调出人员办理社保减少手续。

（4）人力资源管理系统的维护。负责中心 11 个直属单位、中心机关和中心总库等 20 余个人力资源数据库的常规维护工作，中心人力资源管理逐步实现信息化和科学化。

（5）研究生派遣和档案管理工作。人资处承担中心培养研究生毕业后派遣和在校研究生档案管理等事务性工作。截至 12 月底，为 2013 年 139 名应届毕业生中的 99 名办理就业派遣手续。

（6）积极协调夫妻两地分居问题。2013 年新提交 13 名青年骨干解决夫妻两地分居申请材料，切实帮助青年骨干解除后顾之忧。

（7）法人证书和组织机构代码管理工作。完成中心机关法人证书和组织机构代码年检手续，负责两证的日常管理，按照规定程序办理复印件外借使用工作；审核直属各单位法人证书和组织机构代码年检报告。

（8）出国政审手续办理。共办理出国（境）政审 474 人次，其中初审 174 人次，再审 300 人次。

（9）全年完成公文情况。完成中心发文 123 件，便函 99 件，请示 33 件。

3. 提高自身能力，灵活应对新形势，主动解决新问题

（1）妥善处理专业技术资格评审中的新问题。2013 年，专业技术资格申报工作要求以聘任时间计算任职年限。由于中心每两年组织一次岗位聘任，新政策对中心影响很大。经过多次与委人事司沟通，最终得到支持，今年按照往年条件申报。2013 年共有 172 人申报专业技术资格（申请破格 2 人），其中申报正高 34 人，副高 82 人，中级 56 人。通过评审 152 人，总通过率为 88%。

（2）加强留学人员管理，为其搭建发展平台。通过动员直属各单位在留学服务中心注册立户，实现指标互通互用，更多地接收留学人员。2013 年共接收留学回国人员 18 名。同时，组织留学人员申报科技活动项目择优资助，经评审，国家卫生计生委共有 6 项获得资助，中心占其中 5 项。

（3）统筹规划，开展事业单位分类改革工作。2013 年 5 月，组织中心及直属各单位开展事业单位分类工作。完成中心及直属 11 个单位分类改革报告及有关材料的上报工作，包括中心本级在内的 12 个法人机构全部申报公益一类。

（4）加强制度建设，规范领导干部因私出国（境）管理。2013 年 9 月，人资处重新修订中心因私护照管理办法，对处级干部因私护照和台港澳通行证进行统一规范管理。截至 12 月底，39 位处级干部已上交相关证件。另外，按照委人事司的要求，重建处级以上干部备案信息系统，经报委人事司汇总后在出入境管理局备案。

（5）用好人事政策，力所能及改善职工福利待遇。2013 年 7 月，人资处补充修订了中心带薪年休假制度，对因公不能休假人员给予经济补偿；经过咨询，提议上调了卫生防疫津贴标准；在政策允许范围内，按照北京市最低工资标准对部分长期病休职工进行工资调整；核查一位退休老职工的工龄，提高其退休费比例并补发退休费；经研究，按照新的高标准执行去世职工的抚恤金。

4．积极落实年度总结、述职等工作，对单位和个人工作进行评价。组织完成 2013 年中心干部和职工的年度考核工作。组织召开中心领导班子述职测评会议、中心机关各处室和直属各单位工作汇报会议和 11 个直属单位领导班子成员述职会议，修订年度考核表和民主测评表，共印发测评票 2070 张，并对回收的测评票进行统计。

【投入百分精力，努力完成教育实践活动日常工作】

1．扎实做好活动各环节的主要工作

（1）学习教育、听取意见。起草并印发了中心教育实践活动实施方案；编制下发了《学习和活动手册》；购买发放必读书目 120 余套，选编《学习材料汇编》3 期，发布学习讲座视频 8 期；组织处级以上干部进行了 10 次集中学习；收集汇总处级以上干部提交的学习心得 117 篇，个人对照检查材料 82 篇；编发活动简报 24 期，在中心内外网开通活动专栏，发布工作动态 78 条，制作宣传展板 2 期，接受人民网专题报道 1 次。

设置专线电话、专用邮箱以及征求意见箱；组织不同人群座谈征求意见 7 次；选派处内人员参加中心领导带队的教育实践活动专题调研 3 次，制作并下发调查问卷，回收问卷 1400 余份、汇总征集意见建议 2600 余条，撰写了问卷分析报告。

（2）查摆问题、开展批评。一是归纳梳理出“四风”方面突出问题 53 条（其中形式主义 23 条，官僚主义 19 条，享乐主义和奢靡之风 11 条），起草中心领导班子对照检查材料并组织会议进行通报。二是组织召开中心领导班子集体谈心会，起草谈心谈话报告。三是组织召开中心领导班子专题民主生活会，并起草中心领导班子专题民主生活会情况专题报告，上报委督导组，并及时组织会议进行通报。

（3）整改落实、建章立制。制定中心教育实践活动整改落实方案（含 4 个方面、18 项具体措施）和“四风”突出问题专项整治方案（含 16 项具体措施），撰写上报中心教育实践活动情况专题报告，组织处级干部撰写个人整改措施，并制订中心制度建设计划。

2．积极配合国家卫生计生委开展活动。一是协调中心领导、党员干部积极参加国家卫生计生委动员大会、先进事迹报告会、通报会、观看教育片等活动。二是按时上报周计划，及时报告工作进展。三是填报统计报表2次，回复委机关司局及有关单位征求意见函6份。四是组织推荐了中心的群众路线典型事例。

3. 指导直属各单位和机关一、二总支开展活动。以教育实践活动办公室发文52件，落实中心领导小组决定，指导直属各单位和机关一、二总支开展活动。一是协助中心领导审核把关直属各单位班子和班子成员对照检查材料、谈心谈话报告等专题民主生活会有关材料。二是统筹协调并参加直属各单位专题民主生活会。三是督促直属各单位、各总支召开基层党支部专题组织生活会。

（沙磊、周猷）

基础设施建设

【一期工程情况】

1. 工程情况

（1）一期BSL-3实验室移交、认可和评审：在中心实验室管理处协调和监督下，对BSL-3实验室工程及配套专用设备顺利向传染病所、病毒病所、性艾中心及三所维护保养单位进行了深层次培训、移交工作，协助其通过国家认可委的BSL-3实验室认证认可和原卫生部的实验活动资格评审工作，目前各BSL-3实验室已投入使用。

（2）一期工程环保验收：已完成对园区各类实验室产生的“废水、废气、废物”现场调研和检测，包括：14个BSL-3实验室119个排风高效过滤器、27个B2全排型生物安全柜、4套进口污水处理设备、14套生物安全型高压灭菌器的专项检测验收。重点对BSL-3实验室进行专项环保检测，基础性工作已完成，正在编制环保验收报告。

（3）一期工程职业病危害控制效果评价：各实验室现场调研和监测已完成，职业病危害控制效果评价报告初稿完成，现正在总体汇总完善。

（4）一期改造工程：动物中心空调机组蒸汽加湿改造完成，各实验室湿度满足使用要求。

（5）一期工程调概工作：一期工程调概请示文件于1月份正式上报卫计委及国家发改委。国家发改委评审中心已对我中心提交一期工程调整概算报告进行了受理，并深入现场结合工程建设实际情况对调概内容进行了评审，全部基础性工作已完成，预计调概评审报告年底完成。

（6）一期工程财务决算工作：已委托会计师事务所进行工程结算资料收集和财务数据整理工作，经下一步分类、审核、分析汇总完成后出具审计报告。

2. 招投标与合同签订情况。7月，通过竞争性谈判方式选定北京中咨新世纪审计事务所为一期工程竣工财务决算审计单位，中标价格17万元，并进场开展工作。

3. 其他。1月，《中国疾病预防控制中心关于国家审计署对一期工程审计发现问题整改情况的报告》上报卫计委。

3月，国家发展改革委评审中心领导就一期工程调概问题到新址视察并听取工作汇报。

11月，通过竞价方式选定北京森锦似海建筑有限公司为临水改造工程（原施工临水断掉，由食堂接自来水供保安宿舍用水），金额2.4万元，当月完成改造施工并验收。

【车库工程】

1. 相关文件批复情况。8月，取得车库工程人民防空工程建设规划审核意见书（国机防工规字〔2013〕68号）。

10月，取得车库工程北京市规划局规划设计方案的复函（2013规复函字0158号）。

10月，取得车库工程北京市住建委建设项目备案通知书（京建计（备）字〔2013〕088号）。

2. 招投标与合同签订情况。4月，签订车库工程设计合同，金额14.5万元。

10月，通过竞谈方式选定城建勘察设计院为车库工程工程勘察设计单位，金额为1.5万元。11月，取得车库工程岩土工程勘察报告（2013勘察059）。

【二期工程】 2013年1月29日原卫生部陈啸宏副部长带领相关司局人员赴疾控中心

调研，对一期工程予以充分肯定，提出要充分利用国务院、发改委高度重视疾控中心二期工程建设的契机，加快二期建设。

2013 年 3 月取得“建设项目是否压覆矿产资源核查申请批复及地灾危险性评估报告”。

2013 年 3 月完成建设用地普测，并获得正式结果。

2013 年 4 月 25 日规财司组织召开疾控中心二期建设项目可研报告论证会。

2013 年 5 月 13 日报北京市国土资源局土地预审。但国土局要求提供项目立项审批文件方可进行预审。随即向国家发改委社发司报告相关情况，相关负责人表示无法提供审批文件。因此，可研前置条件报批工作停顿。

2013 年 6 月 8 日，卫计委规划司侯岩司长、齐贵新副司长及相关人员赴疾控中心调研。

2013 年 7 月 16 日，王宇主任向李斌主任专题汇报中心二期建设问题，李斌主任要求总体要快，要求规划司紧密配合，尽快落实，2015 年底要看到实效。

2013 年 7 月 18 日向规划司汇报工作，规划司领导根据现场调研、一期使用和现实需求情况，结合领导要求提出原定二期建设 10 万平方米的规模已不适应中心目前需求和今后发展，要求做好可研报送和重新开始项目建议书编制两手准备。随后委规划司商发改委社发司，明确重新编制项目建议书报批，以保证建设二期工程满足实际需要。

2013 年 7 月开始重新进行项目建议书编制。

2013 年 10 月 25 日卫计委下达关于调整中疾病预防控制中心基建领导小组办公室成员的批复。

（张利民、薄珊珊）

科研管理

【工作概况】

1. 2013年度列入中心科研计划管理的总课题数301项，本年度实际获得科研经费95 648.06万元。经费来源渠道如下：国家级课题：共246项，经费92 609.66万元；省部级课题：共55项，经费3038.4万元。其中：

（1）973计划项目20项，经费3658.25万元。

（2）863计划项目7项，经费876.50万元。

（3）重大专项73项，经费54 360.59万元。

（4）国家科技支撑计划项目19项，经费3255.46万元。

（5）国家自然基金项目89项，经费8559.52万元。

（6）其他国家级项目38项，经费21 899.34万元。

2. 2013年度获准课题133项，争取经费41 384.44万元。经费来源渠道如下：国家级课题：共107项经费41 086.83万元；省部级课题：共38项，经费10 808.61万元。

（1）973计划项目2项，经费569.81万元。

（2）863计划项目0项，经费0万元。

（3）重大专项38项，经费28 241.34万元。

（4）国家科技支撑计划项目12项，经费2652.18万元。

（5）国家自然基金项目39项，经费2421.5万元。

（6）其他国家级项目16项，经费7202.00万元。

3. 2013年全年中心共发表论文1290篇，其中中文806篇，英文484篇（SCI收录446篇），其中，第一完成单位412篇（SCI收录378篇）；出版专著77本（其中主编42本，参编35本）。

4. 获得专利33项。

【科技成果申报、获奖及鉴定】

1. 组织科技成果鉴定15项，进行科技成果登记17项。

2. 组织申报国家科学技术奖特等奖1项，一等奖1项。特等奖项目“我国对全球突发流感大流行的科学防控及有效干预的集成创新性研究”由中心牵头，包括8名院士在内的46名专家，27家单位联合申报。因完成人和完成单位较多，报奖过程中出现问题较多，经多方协调，共同努力，最终解决问题提交报奖材料。

3. 组织申报中华医学会奖8项，其中4项获奖。二等奖2项，分别为：中国艾滋病重大疫情与关键技术研究及应用、我国虫媒病毒分布及其与疾病关系研究；三等奖2项，分别为：我国甲型H1N1流感大流行的流行病学和防控策略研究及应用、核辐射突发事件医学应急关键技术研究及其推广应用。

4. 组织申报中华预防医学会奖15项，其中14项获奖。一等奖2项，分别为：新发传染病发热伴血小板减少综合征及其病原研究、我国虫媒病毒分布及其与疾病关系研究；二等奖5项，三等奖7项。

5. 组织申报华夏医学科技奖1项。

6. 组织申报北京市奖4项。

7. 组织进行科技部创新团队和创新人才申报，中心共推荐创新团队1个，创新人才7个。

【组织开展中古生物技术领域合作交流】 在2004年我国与古巴签署的《关于生物技术领域合作的谅解备忘录》总体部署下，科技处参与了中古生物技术合作联合工作组第七次工作会议的前期筹备工作。2013年6月17日参加了中古生物技术合作联合工作组卫生小组会议，与古巴方面一道总结前期工作，商讨下一步计划。11月4日古巴生物技术和基因工程研究中心亚太区主任Boris Rivero博士等一行8人到中心病毒病所访问。古巴专家一行参观了病毒病所病毒病应急技术中心及病毒性肝炎室，随后双方进行了座谈交流，介绍各自研究领域，并探讨合作机会。

【组织进行中国疾病预防控制中心伦理委员会工作管理办法及实施细则的修订工作】 为规范和完善我中心伦理审查管理工作，不断提高我中心科研诚信和伦理道德能力建设，科技处于2013年组织开展了中国疾病预防控制中心伦理委员会工作管理办法及实施细则起草和修订，召开了3次专家研讨会，2次发文征集各直属单位意见，多次与中心主任和主管主任讨论，反复修改10余稿。目前已初步定稿，争取早日出台。

1. 2013年4月10日，召开了中国疾病预防控制中心伦理审查管理工作专家研讨会。科教司技术处王锦倩处长，伦理学专家邱仁宗教授、陈育德教授，中心伦理审查委员会名誉主任陈春明研究员，主任委员杨功焕研究员及全体委员，中心直属单位主管科研伦理的领导及各单位伦理委员会骨干委员和秘书，共60人参加了会议。

2. 2013年8月13日，召开了中国疾病预防控制中心伦理审查管理办法及实施细则修订研讨会。中心领导高福副主任，科教司技术处王锦倩处长，中心伦理审查委员会主任委员杨功焕研究员、副主任委员曾光研究员、委员王若涛研究员，中心直属单位主管科研伦理的领导、伦理委员会骨干委员和秘书，中心科技处全体共计30余人参加了会议。与会专家和领导强调伦理审查管理办法制订的重要性和意义，并进行了热烈讨论，提出了许多中肯的意见和建议。

3. 2013年9月12日，科技处在多次征集意见修改基础上，再次组织专家对修订后的伦理管理办法及实施细则进行研讨。伦理学专家邱仁宗教授，中心伦理委员会主任委员杨功焕研究员，委员王若涛研究员，刘晨律师，中心科技处部分成员参加了会议。会上，专家强调在参照国家卫生计生委科教司新版《涉及人的生物医学研究伦理审查办法》修订初稿内容基础上，中心伦理审查管理办法应具有疾控特色，应着重解决疾控工作中遇到的伦理审查问题。与会专家结合工作中遇到的问题，对其逐条修订。

【协调中国疾控中心与北京航空航天大学合作事宜】 为进一步加强横向跨学科、跨领域交流学习，谋合作、求发展、促进复合型人才的联合培养，全面提升中国疾控中心信息技术业务应用能力，发挥信息化对公共卫生事业的科技支撑作用，科技处协调中心开展与北航合作交流活动。双方互访，并拟定了战略合作协议，就双方感兴趣的问题进一步合作。

1. 2013年9月12日，何广学处长陪同中心王宇主任一行前往北航开展调研交流。参观了北航实验室，并与校长怀进鹏院士和各学院相关负责同志进行座谈。双方就合作机制、人才培训、合作项目遴选及下一步的合作计划进行了充分交流。

2. 2013年9月29日，北航专家一行到我中心访问。就彼此工作内容，可能的合作领域进行了进一步探讨，涉及学科布局、导师队伍、培训方式、人才培养方向、业务技术需求等内容。

【艾滋病和病毒性肝炎等重大传染病防治科技重大专项科技报告培训会】 受国家卫生计生委科技重大专项实施管理办公室（以下简称：国家卫生计生委重大专项办）委托，科技处于2013年11月7日在京承办了艾滋病和病毒性肝炎等重大传染病防治科技重大专项科技报告培训会。来自全国88个相关重大专项课题组，共计160余人参加了此次培训会。国家卫生计生委重大专项办邢若齐处级调研员介绍了会议背景和目的；科技部重大专项办陈彦丞处长介绍了国家科技报告制度建设思路及重大专项科技报告工作总体要求；中国科学技术信息研究所周杰研究员就国内外科技报告的有关情况、典型案例进行了介绍，并就如何撰写科技报告进行了培训。

【拟定二期建设“中心实验室”规划】 为完善中心的基础建设，实现资源整合与有效利用，中心研究建立“中心实验室”。经过调研，组织草拟了《中国疾病预防控制中心中心实验室建设方案（初稿）》，于2013年9月17日在新址召开二期建设“中心实验室”规划研讨会。会上邀请了病毒病所、北京市疾控中心和北京大学医学部三个单位的重点实验室主任，分别介绍了本单位中心实验室的发展、现状、管理模式及经验教训。会上，来自各直属单位及相关处室的领导和专家进行了热烈的讨论。会后，经过多次研讨和征求中心机关各处室和直属单位意见，最终整理形成了《中国疾控中心“中心实验室”建设分析报告》。

【卫生部医学病毒和病毒病重点实验室成立】 2013年1月11日卫生部医学病毒和病毒病重点实验室正式挂牌并召开学术委员会第一次会议。科教司刘晓波副巡视员宣布卫生部医学病毒和病毒病重点实验室正式成立，并对实验室的发展方向和管理制度方面提出了具体的建议和期望。科教司实验室管理处贺晓慧处长宣布卫生部批复，同意聘任李德新研究员为该实验室主任，同意聘任侯云德院士等11位专家为该实验室学术委员会委员，侯云德院士为学术委员会主任委员。高福副主任向重点实验室的成立表示祝贺，对实验室未来的科研工作提出了希望。实验室将通过整合资源，优化人才，将卫生部医学病毒和病毒病重点实验室建设成国内领先、国际一流的医学病毒学研究基地。

（王吉春、杨曦）

国际合作与交流

【工作概况】

一、因公出国(境)

2013年，中国疾控中心共办理因公派出任务332批551人次。其中，短期派出310批499人次；长期派出22批29人次；双跨团组5个(不含我国台湾地区)；赴我国港澳台地区24批48人次；司局级20人次，处级83人次。出访国家/地区57个，其中主要目的国为美国、瑞士、菲律宾、泰国和日本等。按出访目的统计，参加国际会议391人次；访问、考察和交流93人次；项目合作50人次；进修或参加培训17人次。按出国(境)费用来源统计，全部费用由派员单位支付的295人次；全部由对方支付的194人次；部分费用由派员单位支付的62人次。

中心领导重要出访活动有：

1. 2月11—15日，主任王宇赴瑞士参加WHO第三次非正式慢病专家咨询组会议。

2. 3月7—12日，副主任梁晓峰与国家卫生计生委代表团一同赴英国参加首届中英全球卫生对话及务虚会。

3. 3月19—24日，主任王宇赴瑞士参加WHO大流行性流感防范咨询小组会议。

4. 5月18—23日，副主任杨维中赴瑞士参加第66届世界卫生大会。

5. 6月13—17日，主任王宇赴芬兰参加国家级公共卫生机构国际联盟(IANPHI)执行委员会会议。

6. 7月14—19日，书记梁东明并财政部、国家卫生计生委官员以及结核病预防控制中心专家赴拉脱维亚进行结核病规划考察。

7. 7月21—29日，副主任高福与中心专家一同赴加拿大、美国，对实验室生物安全与质量管理进行实地考察。

8. 9月28日—10月5日，主任王宇赴坦桑尼亚、肯尼亚参加IANPHI第八次年会，并考察肯尼亚公共卫生项目。

9. 10月30日—11月3日，副主任杨维中赴美国参加2013年中美健康峰会暨哈佛大学公共卫生教育百年论坛。

10. 11月4—8日，副主任梁晓峰赴瑞士参加免疫战略咨询专家组会议。

11. 11月11—14日，副主任梁晓峰赴日本参加世界卫生组织卫生发展中心咨询委员会第十七次会议。

12. 12月11—15日，副主任杨维中赴瑞士参加WHO流感疾病负担专家咨询会议。

二、国(境)外来访

据不完全统计，中心2013年办理国(境)外来宾访华手续166批524人次；新聘请长期国外专家两名。其中，中心领导参与的重要来访活动有：

1. 2013年1月24日，美国CDC主任Thomas Frieden来京参加中美CDC第十次主任年会，并赴山东考察减盐预防高血压项目。

2. 2013年3月4日，加拿大公共卫生署传染病防控中心主任Howard Njoo一行三人访问中心，探讨结核病领域的合作计划。

3. 2013 年 3 月 19 日，巴基斯坦代表团一行 11 人访问中心，考察传染病监测网络以及医学 / 卫生实验室在监测网络中的作用、质量控制、认证及运作机制，商讨合作建立和完善巴基斯坦的传染病监测系统。

4. 2013 年 4 月 2 日下午，赛诺菲巴斯德公司总裁兼首席执行官 Olivier Charmeil 先生拜会王宇主任，探讨灭活脊髓灰质炎疫苗在中国实现本地化生产以及医疗体制改革等问题。

5. 2013 年 4 月 15 日，协助接待瑞典卫生与社会事务大臣哈格隆德访问团，对抗生素耐药性及传染病监控等问题进行深入探讨。

6. 2013 年 6 月 6 日下午，欧盟委员会健康和消费者政策委员 Tonio Borg 访问中心，并就 H7N9 疫情概况、艾滋病防控概览和多耐药结核病应对等领域进行交流。

7. 2013 年 6 月 18 日上午，越南卫生部医疗服务管理局局长 Nguyen Trong Khoa 先生率团访问中心，旨在学习中国传染病监测系统运作及传染病监控信息技术应用。

8. 2013 年 6 月 25 日，越南卫生部代表团一行 19 人来访，学习中国卫生体系规划情况，了解疾病控制部门的框架、主要工作职责及各部门之间的协调关系等。

9. 2013 年 9 月 3 日，接待马拉维卫生部长凯瑟琳•戈塔尼•哈拉一行来访。

10. 2013 年 9 月 10 日，荷兰 PathoFinder 公司派员访中心，对其开发的传染性疾病检测产品（基于 PCR 技术）进行介绍。

11. 2013 年 9 月 11 日，澳大利亚格里菲斯大学校长 Ian O. Connor 一行 4 人来中心访问，拜会中心主任王宇，并签署谅解备忘录。

12. 2013 年 10 月 8 日，世界卫生组织西太平洋区疾病控制司司长 Mark Jacobs 博士访问中心，就疾病预防控制合作进行会谈并参观实验室。

13. 2013 年 10 月 15 日，老挝卫生部部长 Eksavang Vongvichit 先生一行 6 人来访。

14. 2013 年 11 月 14 日，巴布亚新几内亚代表团访问寄生虫病所，并商议讨论中澳巴新三方开展疟疾防控领域的合作。

15. 2013 年 11 月 25 日，中华预防医学会与台湾省欧巴尼纪念基金会在中心共同举办 2013 年海峡两岸疾病控制研讨会。

16. 2013 年 11 月 22 日，香港大学医学院代表团一行 10 人来访，讨论流感、慢病（老龄化）、环境与健康、艾滋病防控以及合作培训等议题。

三、国际研讨会和培训班

2013 年，中心主办和承办各种国际学术研讨会 / 培训班有 14 个：

1. 2013 年 4 月 17—18 日，第三届海峡两岸寄生虫病学术研讨会，江苏南京，80 人

2. 2013 年 5 月 21—24 日，中国—东盟手足口病防治技术培训班，北京，30 人

3. 2013 年 6 月 5 日—6 月 7 日，第九届肾综合征出血热、汉坦病毒肺综合征及汉坦病毒国际会议，300 人

4. 2013 年 8 月 6 —26 日，亚洲国家现场流行病学培训班，北京，15 人

5. 2013 年 8 月 15—16 日，新型流感防治国际研讨会，北京，300 人

6. 2013 年 9 月 16—17 日，WHO 疟疾诊断参比实验室网络建设会议，上海，26 人

7. 2013 年 10 月 9—11 日，大湄公河次区域传染病预防与控制国际合作研讨会，昆明，50 人

8. 2013年10月12—15日，第五届国际杯状病毒会议，北京，170人

9. 2013年11月12—14日，第7届流感监测和国家流感中心会议，北京，50人

10. 2013年11月14—15日，东盟及中国周边亚洲国家流感实验室技术培训班，北京，10人

11. 2013年11月25日，2013年海峡两岸疾病控制研讨会，北京，30人

12. 2013年11月25日，第七届中韩日传染病防控研讨会，北京，40人

13. 2013年11月26—28日，气候变化与健康国际学术研讨会，北京，80人

14. 2013年10月29日—11月1日，第八届世界危险因素监测联盟全球大会，北京，220人

四、2013年正在执行的国际合作项目进展

据不完全统计，2013年全中心执行的国际合作项目共计128个，其中已完工项目17个，新启动项目26个，至2014年继续执行项目85个（见附件）。

【与世界卫生组织的合作】

一、中国/WHO 2012—2013正规预算项目执行与管理项目

1. 组织完成项目中期审评会，督导项目执行进度，保证项目执行率。

2. 组织完成中国/WHO 2012—2013年度正规预算项目四个省市的终期现场督导。

3. 组织召开中国/WHO 2012—2013年度正规预算项目总结会。

4. 协调撰写更新版的双年度项目管理手册，筹备编写项目《最佳实践》。

二、中国/WHO西部卫生行动（WAHI）项目

受国家卫生计生委国际司委托，并经WHO驻华代表处批准，国际处自6月起承担WAHI项目管理办公室工作，具体包括：

1. 组织三省推荐技术工作组（TWG）省级专家，协调确定TWG专家名单，并组织完成WAHI技术工作小组医改组第一次会议，筹备召开TWG健康社区、妇幼卫生及传染病三个工作组第一次会议。

2. 负责推荐相关项目单位执行WAHI 2013年7个新增项目；协调WAHI三省及相关专家制订2014年WAHI项目工作计划。

3. 完成项目办筹建工作，包括招聘项目官员、制订WAHI项目管理手册、编撰WAHI工作简报第一期。

三、WHO 2014—2015年度国家合作规划预算方案

1. 协调卫生计生委国际司和WHO驻华代表处，共同制订WHO在2014—2015年度的国家合作规划预算方案（初稿）。

2. 组织卫生计生委/食药总局/中医药局相关司局推荐中国/WHO 2014—2015双年度合作项目方案初稿，组织开展项目方案初稿审评会，并将相关司局推荐合作重点纳入到WHO 2014—2015年度国家合作规划预算方案清单中。

四、其他

1. 联合举办新型流感防控等国际研讨会。

2. 承办WHO流感技术培训班。

3. 向5批15名WHO进修人员（朝鲜、越南）提供疾病监测、疟疾、虫媒疾病、耐药结核病防控领域的培训。

4. 向WHO推荐技术/培训会议人选5批次，协调推荐技术顾问和技术任职。

【双边合作】

1. 推进与美国CDC等卫生机构的合作伙伴关系：继续中美CDC主任年度会晤和沟通机制，于2013年2月召开主任年会，安排项目现场考察；中美新发和再发传染病合作项目、中美全球艾滋病防治项目和中国儿童家庭健康队列研究项目进展顺利；慢病领域的合作逐步推进，中美合作加大对山东省限盐防控高血压试点项目的技术支持；现场流行病学培训项目的区域和国际影响逐步扩大，承办了亚洲国家现场流行病学培训班；中国—默沙东艾滋病综合防治合作项目签署了二期谅解备忘录，确定了项目管委会成员。

2. 巩固中日韩三方合作机制：与日本国立感染症研究所和韩国疾控中心召开第七届传染病论坛；续签了第二期中日传染病合作项目协议。

3. 加强与周边国家和发展中国家的沟通与合作：邀请周边国家，包括东盟10+3，俄罗斯、蒙古、朝鲜、巴基斯坦等国家的卫生专家来华参加技术交流与项目讨论；派员参加大湄公河次区域以及东盟的区域卫生会议，讨论区域传染病联防联控合作机制，建立了对口沟通网络。

4. 组织直属有关单位参加英国国际发展署（DFID）资助的中英全球卫生支持项目三个阶段目标的竞标（两项中标）；争取契机拓展与英国对口专业机构的合作伙伴关系，如寄生虫病所与英国伦敦卫生与热带病研究所签署合作谅解备忘录。

5. 参加中法新发传染病合作项目会议，跟进武汉P4实验室建设进程；组织制定并提交中法建交50周年2014年交流活动计划6项。

6. 参加中俄人文合作委员会卫生合作分委会第13次会议，组织制定并提交2014中俄青年友好交流年活动4项。

7. 执行中国—新加坡卫生官员交换项目，接待新方卫生官员为期一周的在京访问，派出一名传防处专家赴新加坡开展工作访问。

【推进全球卫生合作和对外援助，探讨适宜合作模式】

1. 组织提交援助巴基斯坦脊髓灰质炎防控冷链设备项目建议书，促进商务部对巴的冷链援助协议的签署。

2. 参与全球卫生行动的能力建设与项目设计，在卫生计生委组织的全球卫生援助（援非、援助巴基斯坦等）以及区域卫生合作策略研讨会上积极提出发展建议。

3. 策划中心领导访问非洲坦桑尼亚和肯尼亚等国，了解当地疾控形势和国际援助现况，与美国疾控中心等相关国际合作伙伴探讨共同参与非洲公共卫生发展的可行模式。

【做好人感染H7N9疫情防控相关交流合作】

1. 共享人感染H7N9禽流感毒株：应请求向美国、英国、加拿大、日本、俄罗斯、我国香港等12家单位分享H7N9毒株15份。

2. 与WHO紧密合作：参加WHO流感网络相关电话会议，通报人感染H7N9禽流感病例信息、实验室检测和毒株共享等进展；配合中国—WHO联合考察组成员完成人感染H7N9禽流感考察评估报告，提交世界卫生大会审阅；参与世界卫生大会H7N9边会的资料准备。

3. 疫情信息共享：在中国疾控中心英文版网页上及时更新H7N9病例报告情况；向国际合作伙伴通过电邮形式交流每周最新病例和防控技术信息。

4. 开展国际技术咨询：通过电邮方式解答日本、韩国、荷兰等国技术专家提出的H7N9相关问题。

5. 国际技术合作：邀请三名美国疾控中心专家来京参与人感染 H7N9 禽流感疫情相关技术应对方案讨论、实验室检测技术改善、风险评估方面的工作。

6. 组织国际研讨活动和技术培训班：与各国分享防控经验和科研进展，主办新型流感防控国际研讨会和中国—东盟国家禽流感 H7N9 实验室检测技术培训班等。

【荣誉奖项】

我处组织撰写申报材料，以中心名义推荐美国艾默瑞大学副校长 Jeffrey Koplan 博士申报 2013 年度国家政府友谊奖，获得成功。

【外事管理】

1. 向各单位及时转发关于因公出访新规定，制定适用我中心的公示单和财务审核单等外事文件模板；通过两期外事培训会，以及新人案例面对面指导、电话咨询等各种渠道，对外事专办员进行外事政策和办事程序的复习和手把手培训；按照规定完成中心机关人员护照分类保管与登记工作，要求各直属单位对护照管理工作进行常规自检，并抽检一次，目前机关的护照管理率为 100%；按时催缴归国人员上交出访报告，收缴率近 100%。

2. 对中心专家在国际机构 / 组织专业委员会任职现况开展调查，结合过去两年履职情况进行分析，汇总后形成意见上报委国际司。

3. 处内一名工作人员参加为期半年的北京外交学院专业口译培训班（非脱产）。

4. 为中心报 1—12 月刊外事专栏提供国际合作交流知识和信息。

附件：2014 年中国疾病预防控制中心执行的国际合作项目一览表

（王晓琪、丁旭虹、王晓宁、胡静然、黄洁、严鸣曙）

附件

2014 年中国疾病预防控制中心执行的国际合作项目一览表

序号	项目名称	我中心执行单位	中方负责人	外方合作单位	执行周期
1	亚洲传染病实验室合作网络：基于实验室的腹泻病监测与暴发	传染病所	阚飙	日本国立感染症研究所	2012—2014
2	中加合作研究新发人兽共患病原体猪链球菌	传染病所	徐建国	加拿大蒙特利尔大学	2013—2015
3	全国碘缺乏实验室质量保障网络运行	传染病所	谷云有	联合国儿童基金会	2011—2015
4	加强中西部省份人禽流感监测能力	病毒病所	舒跃龙	世界卫生组织	2012.1—2013.12
5	中国流感监测网络开发和禽流感/流感大流行应对（2013—2014 年度）	病毒病所	舒跃龙	美国疾控中心	2013.9.15—2014.9.14
6	加强监测和快速反应能力以遏制禽流感 H5N1 病毒的传播（2013—2014 年度）	病毒病所	舒跃龙	美国疾控中心	2013.9.30—2014.9.30
7	行使 WHO 西太区脊髓灰质炎地区参比实验室的职能	病毒病所	许文波	世界卫生组织	2013.1—2013.12
8	行使 WHO 西太区麻疹地区参比实验室的职能	病毒病所	许文波	世界卫生组织	2013.1—2013.12
9	HFMD 流行病学及 EV71 和 CA16 的基因特征研究	病毒病所	许文波	日本国立感染症研究所	2013—2014
10	环境监测技术在中国的应用	病毒病所	许文波	盖茨基金	2011.7—2014.6
11	加强脊髓灰质炎监测项目	病毒病所	许文波	盖茨基金	2012.11—2014.5
12	新发和未知病原体的发现和鉴定	病毒病所	梁国栋	美国华盛顿大学	2009.9.4—2014.2.28
13	中国轮状病毒腹泻哨点监测	病毒病所	段招军	世界卫生组织	2013.1—2013.12
14	疫苗衍生脊灰病毒（VDPV）抗原变异的研究	病毒病所	张勇	盖茨基金	2011.11—2014.12
15	狂犬病治疗性抗体研究	病毒病所	唐青	荷兰 Crucell 公司	2011.6—2015.12
16	中国新发现的白蛉病毒属发热伴血小板减少综合征病毒 NSs 毒力因子的分子病毒学研究	病毒病所	梁米芳	中港项目	
17	中国控制疟疾和血吸虫病的经验总结、提炼与传播——适用于中低收入国家的研究	寄生虫病所	周晓农	坦桑尼亚、苏丹、柬埔寨、英国、美国等研究机构	2014.1—2015.12

续表

序号	项目名称	我中心执行单位	中方负责人	外方合作单位	执行周期
18	中国卫生发展援助核心机构：能力建设和信息传播	寄生虫病所	周晓农	坦桑尼亚、喀麦隆、老挝、巴基斯坦、柬埔寨、英国、瑞士、美国等机构	2014.1—2016.12
19	基于社会和生态系统方法的亚洲血吸虫病和其他蠕虫病的干预策略研究	寄生虫病所	周晓农	菲律宾、柬埔寨、泰国、老挝、越南等机构	2011.1.1—2013.12.31
20	湄公河流域抗疟药物效果监测与评价研究	寄生虫病所	汤林华	无	2009.1—2013.12
21	全球艾滋病防治项目治疗关怀项目	性艾中心	张福杰	美国疾控中心	2013
22	HIV 相关性神经认知障碍项目	性艾中心	张福杰、吴尊友	美国加州大学圣地亚哥分校	2010.7—2015.5
23	联合国儿童基金会—HIV 处收集现场经验，起草有利于青少年药物依从性的社会支持和告知参考建议	性艾中心	张福杰	联合国儿童基金会	2013.1—2013.12
24	联合国儿童基金会—卫生营养处 WHO 儿童治疗与关怀手册在区级医院及重点项目点的推广使用	性艾中心	张福杰	联合国儿童基金会	2013.1—2013.12
25	TDF+3TC+EFV 治疗 HIV/HBV 合并感染的疗效和安全性研究	性艾中心	张福杰	美国 Gilead 科学公司	2010—2014
26	不同亚型 HIV—1 耐药研究	性艾中心	张福杰	美国小利兰•史丹福大学	2008—2013
27	男男性行为人群降低 HIV 感染的集成性预防研究	性艾中心	邵一鸣	美国范德堡大学	2011.3.15—2015.2.28
28	HIV/AIDS 传播和疾病进展的数学模型研究	性艾中心	邵一鸣	加拿大约克大学	2009.8—2014.8
29	全球艾滋病项目	性艾中心	蒋岩	美国疾病预防控制中心	2013
30	联合国儿童基金会 2013 年度艾滋病项目	性艾中心	韩孟杰	联合国儿童基金会	2013.6—2014.5
31	艾滋病单阳家庭女用安全套可接受性研究	性艾中心	吕繁	美国适宜卫生技术组织	2013.5—2014.4
32	地理信息系统在艾滋病综合防治信息系统中的整合与应用	性艾中心	吴尊友	联合国艾滋病规划署	2013.12.1—2014.8.31
33	中国—联合国儿童基金会艾滋病	性艾中心	任明辉	联合国儿童基金会	2011—2015
34	第七周期中国—联合国人口基金艾滋病防治与生殖健康服务合作项目	性艾中心	任明辉	联合国人口基金	2011—2015

续表

序号	项目名称	我中心执行单位	中方负责人	外方合作单位	执行周期
35	中美艾滋病防治合作项目	性艾中心	陈竺	美国疾控中心	2008—2013
36	中国—盖茨基金会艾滋病防治合作项目	性艾中心	夏刚	比尔及梅琳达•盖茨基金会	2007.11—2014.3
37	中国—默沙东艾滋病综合防治合作项目（二期）	性艾中心	刘中夫	默克基金会	2013.7.1—2016.6.30
38	中国全球基金艾滋病项目	性艾中心	王宇	全球基金	2004.9.1—2013.12.31
39	美沙酮维持治疗关怀项目	性艾中心	吴尊友	美国加州大学洛杉矶分校	2012.3—2017.2
40	艾滋病结核病多学科应用培训项目	性艾中心	吴尊友	美国国立卫生研究院	2009.4—2014.3
41	艾滋病检测与治疗一站式服务探索试点研究	性艾中心	吴尊友	美国国家药物滥用防治研究	2012.9—2017.8
42	中国慢性病综合防控体系控烟机制及能力建设项目	慢病中心	王临虹	国际防痨与肺部疾病联合会	2013.7—2015.6
43	中美慢性病非研究类合作项目（第二年度）	慢病中心	王临虹	美国疾控中心	2013.9—2014.9
44	中国酒精消费现况及相关政策研究	慢病中心	马吉祥	世界卫生组织	2013.1—9
45	针对西部卫生行动三省的减盐工具包开发与能力建设项目	慢病中心	马吉祥	世界卫生组织	2013.11—12
46	针对西部卫生行动三省的基层医疗卫生机构慢病干预培训材料开发与师资培训项目	慢病中心	马吉祥	世界卫生组织	2013.11—2014.
47	中国社区医生膳食营养系列丛书编写	营养食品所	刘爱玲	联合国儿童基金会	2013.10—2014.4
48	孕产妇及乳母营养补充品标准技术研讨	营养食品所	霍军生	联合国儿童基金会	2013.10—2014.3
49	贫困地区儿童营养改善试点项目	营养食品所	马冠生	世界卫生组织	2013
50	贫困地区儿童营养改善试点项目	营养食品所	马冠生	联合国儿童基金会	2013
51	农村义务教育学生营养改善计划监测工作能力培训班	营养食品所	马冠生	联合国儿童基金会	2014
52	项目地区学生的营养状况改善效果评估	营养食品所	张倩	联合国儿童基金会	2013
53	中国健康与营养调查	营养食品所	张兵	美国北卡罗莱纳州立大学	2008—2013
54	中国儿童肥胖多层系统学研究	营养食品所	王惠君	美国霍普金斯大学	2012—2016
55	中国儿童体成分与慢性病关系的研究	营养食品所	刘爱玲	国际原子能机构	2010—2014
56	中国母婴营养与健康队列研究	营养食品所	马冠生	联合国儿童基金会	2012—2016

续表

序号	项目名称	我中心执行单位	中方负责人	外方合作单位	执行周期
57	食用水产品对心血管疾病危险因素保护作用的研究	营养食品所	张坚	挪威国家营养与海洋食品研究所	2010—2014
58	GEF 气候变化项目	环境所	金银龙	全球环境基金、世界卫生组织	2011.4—2014.3
59	硒及其他危险因素与中国农村老年人群认知能力研究	环境所	金银龙	美国印第安纳大学	2010.4—2015.3
60	中日合作—加强中国职业卫生能力建设项目	职业卫生所	李涛	日本国际协力机构	2011.4～2016.3
61	中国工作场所健康促进模式推广及职业卫生服务均等化项目	职业卫生所	李朝林、王忠旭	世界卫生组织	2012.1～2013.12
62	中国朝阳柴油机尾气暴露工人生物标志物试验性研究	职业卫生所	郑玉新	美国国立卫生研究院	2012.7～2013.12
63	中国工业企业职业病危害预防控制培训项目	职业卫生所	俞文兰	GE 基金	2012.2～2014.12
64	中日合作中国广东省阳江地区放射流行病学研究协议	辐射防护与核安全医学所	孙全富	日本体质研究会	2012.4—2015.4
65	加强中国生物剂量估算能力的研究	辐射防护与核安全医学所	苏旭	国际原子能机构	2012.2—2015.1
66	现代放射诊疗的质量保证	辐射防护与核安全医学所	程金生	国际原子能机构	2014—2015
67	放射治疗剂量传递先进技术质量核查研究	辐射防护与核安全医学所	罗素明	国际原子能机构	2013.6—2016.6
68	磁性复合材料及其应用于目标化合物、金属 / 放射性核素的分离	辐射防护与核安全医学所	吉艳琴	捷克科学研究院 GCRC 纳米生物和结构生物学研究所	2012.4—2014.4
69	中国农村改厕产业参与及可持续发展机制建设	改水中心	魏海春	联合国儿童基金会	2013.11—2014.3
70	农村环境危害因素评价体系	改水中心	陶勇	联合国儿童基金会	2013.1—12
71	农村环境卫生全覆盖项目	改水中心	陶勇	联合国儿童基金会	2013.1—12
72	改善农村贫困地区居民健康和环境卫生：中国家庭饮用水可持续处理能力调查	改水中心	陶勇	美国伯克利大学	2013.1—12
73	新生儿复苏项目：	妇幼中心	王惠珊	美国强生公司	2011—2015

续表

序号	项目名称	我中心执行单位	中方负责人	外方合作单位	执行周期
74	预防儿童虐待研究项目	妇幼中心	王惠珊	联合国儿童基金会儿童保护处	2012—2013
75	社区参与　促进农村老年健康	妇幼中心	张彤	嘉道理慈善基金会	2013.4—2016.3
76	中国—联合国儿童基金会儿童早期综合发展项目	妇幼中心	任明辉	联合国儿童基金会	2013—2015
77	国家卫生计生委—联合国儿童基金会母子健康综合项目	妇幼中心	任明辉	联合国儿童基金会	2011—2015
78	产科出血综合防治试点应用研究项目	妇幼中心	张彤	联合国儿童基金会	2013.7— 2014.6
79	联合国人口基金第七周期少数民族地区文化敏感性孕产期保健项目	妇幼中心	张彤	联合国人口基金	2011—2015
80	贫困家庭儿童健康促进试点项目	妇幼中心	金曦	联合国儿童基金会	3年
81	中国儿童生存策略	妇幼中心	金曦	联合国儿童基金会	1年
82	妇幼保健机构专业人员岗位培训教材	妇幼中心	金曦	联合国儿童基金会	1年
83	国家卫生和计划生育委员会—联合国儿童基金会玉树灾区妇幼卫生支持项目	妇幼中心	任明辉	联合国儿童基金会	2010—2013
84	国家卫生和计划生育委员会—联合国儿童基金会彝良灾后妇幼卫生支持项目	妇幼中心	任明辉	联合国儿童基金会	2012—2013
85	国家卫生和计划生育委员会—联合国儿童基金会城市流动人口妇幼保健服务项目	妇幼中心	任明辉	联合国儿童基金会	2011—2015
86	国家卫生计生委—联合国儿童基金会电子《出生医学证明》技术解决及试点实施方案研究	妇幼中心	张彤	联合国儿童基金会	2013—2015
87	中国—联合国人口基金第七周期反对针对妇女暴力项目	妇幼中心	张彤	联合国人口基金	2011—2015
88	中国—联合国人口基金第七周期促进国家生殖健康相关政策实施项目	妇幼中心	张彤	联合国人口基金	2011—2015
89	玛丽斯特普“药物流产适宜技术对比研究项目”	妇幼中心	张彤	玛丽斯特普国际组织	2013—2014
90	扩大流感疫苗接种项目（FOA 项目）	传染病处	余宏杰	美国疾控中心	2013—2015
91	狂犬病、布病合作项目	传染病处	余宏杰	世界卫生组织、美国疾控中心	2013—2014

续表

序号	项目名称	我中心执行单位	中方负责人	外方合作单位	执行周期
92	手足口病（HFMD）合作项目	传染病处	余宏杰	世界卫生组织、英国牛津大学及 IPS	2013—2016
93	中国健康长寿研究生物标志物数据收集	慢病处	曾毅、施小明	新加坡国立大学	2013—
94	传染病研究国际合作	流病办	阚坚力	美国密歇根大学	2011—2015
95	国际烟草控制政策评估项目（ITC 项目）	控烟办	姜垣	加拿大滑铁卢大学	第五轮调查：2013—2014
96	中美无烟企业项目	控烟办	姜垣	美国青少年无烟草行动	2012—2014
97	全球青少年烟草调查	控烟办	肖琳	世界卫生组织	2013—2014
98	图形健康警示模拟烟盒：设计与评估	控烟办	姜垣	世界卫生组织	2013—2014
99	加强中国疾控中心控烟办能力建设项目	控烟办	梁晓峰	国际防痨和肺部疾病联合会	2 年
100	中国城市成人烟草流行调查	控烟办	梁晓峰	美国疾控中心，艾莫瑞大学，国际防痨和肺部疾病联合会	2013—2014
101	卫生热线应对突发卫生事件的能力建设	12320 管理中心	崔颖	亚太经合组织	2014
102	12320 卫生热线妇幼健康信息资源库和数据录入结构建立	12320 管理中心	崔颖	联合国儿童基金会	2013—2014
103	中国全球基金结核病项目（SSF）	结控中心	王宇	全球基金	2010.7.1—2015.6.30
104	中美新发和再发传染病合作项目	应急中心	杨维中	美国疾控中心	2010—2015
105	中盖结核病防治合作项目	结控中心	王黎霞	盖茨基金会	2009.4.1—2014.3.31
106	比利时达米恩基金会支持中国结核病控制项目	结控中心	任明辉	比利时达米恩基金会	2011—2013
107	卫生部—法国梅里埃基金会第二轮结核病防治合作项目	结控中心	任明辉	梅里埃基金会	2012.3—2017.3
108	礼来耐多药结核病全球合作项目第三阶段项目	结控中心	陈明亭	礼来基金会	2012.1.1—2016.12.31
109	联合国儿童基金会合作免疫规划项目	免疫规划中心	崔富强	联合国儿童基金会	2011—2015
110	加强西部地区麻疹监测项目健康促进子项目	免疫规划中心	崔富强	联合国儿童基金会	2013—2014
111	我国 5 岁以下儿童第二类疫苗使用现状调查	免疫规划中心	安志杰	联合国儿童基金会	2013.9—2014.2

教育培训

【研究生教育】

1．招生管理。2013年全年招收各类研究生193人，其中博士生50人，学术型硕士生61人，全日制MPH硕士生32人，在职MPH硕士生40人，协和公共卫生学院硕士生10人。制定2014年研究生招生计划，编制发布招生目录，做好各项考务准备工作。

截至2013年9月，中心在读研究生554名，其中博士生161名，学术型硕士生185名，全日制MPH硕士生82名，在职MPH硕士生91名，协和公共卫生学院硕士生35名。

2．培养管理

（1）2013年集中开设了43门课程共计授课2082学时。

（2）组织制定《中国疾病预防控制中心博士研究生英语教学大纲》、修订《中国疾病预防控制中心硕士研究生英语教学大纲》。

（3）落实2012级协和公共卫生学院10名硕士生的导师和课题选择。组织2013级在职MPH征集课题，召开研究生与备选导师见面会，落实35名2013级在职MPH硕士生的导师和课题选择。

（4）组织潘家园教学区2013级研究生英语演讲选拔赛，推荐2名硕士生参加北京市研究生英语演讲比赛。

（5）组织4名全日制MPH硕士生参加李嘉诚基金会全国暑期医学生医疗服务学习活动，赴广西百色市田林县宣传调研、协助义诊等。

（6）昌平教学区组织开展现场实践讲座，邀请一线专家讲授公共卫生实践经验；组织开展现场实践调研活动，采取“一对一”方式展开问卷调查，安排专家对研究生们的调研情况进行点评。

（7）组织完成中心MPH研究生教育工作总结，报教育部全国医学专业学位研究生教育指导委员会。

3．学籍管理。完成2013年夏季毕业生学历电子注册；发放博、硕士毕业证书；开展2013级研究生新生审核备案，注册新生学籍138人，其中博士生50人、学术型硕士生61人、全日制MPH硕士生27人；办理学籍异动手续：延期毕业12人，退学1人，更换导师5人，休学2人等。

4．学位管理。组织召开中心第四届学位评定委员会，2013年授予博士学位51人，硕士学位66人，公共卫生硕士学位54人。评选中心2013年优秀博士学位论文6篇（其中一等奖1名、二等奖2名、三等奖3名）。协和公共卫生学院硕士17人通过硕士学位审核。

5．日常管理

（1）开展消防安全和保密安全教育，加强宿舍安全管理；加强学生纪律、学风、考风教育；组织学生开展有益身心健康的文体活动。

（2）印发关于加强研究生导师和在读研究生科研诚信与医学伦理教育管理工作的通知；向每名在读研究生发放科学道德和学风建设简明读本。

（3）组织召开教师节师生座谈会，针对中心研究生教育的现状和发展等，现场交流意见和建议，分析存在问题，提出解决办法。

(4) 2013 年评选优秀研究生 31 名，优秀学生干部 6 名。其中一年级 19 名，毕业年级 18 名（博士 4 名、硕士 14 名）。

(5) 发挥各学位分委会的作用，组织修订和完善研究生培养系列文件。

(6) 启动筹备研究生代表大会和研究生会。

6. 导师队伍建设。2012—2013 年度增选硕士研究生导师 9 名，博士研究生导师 8 名；启动导师和学科情况调研工作。

7. 重点学科建设。2013 年病原生物学重点学科建设工作被北京市教委评定为“良好”，并继续获得北京市教委 20 万元重点学科建设经费。

8. 后勤保障。与改水中心签署昌平教学区办学保障补充协议。

【博士后管理】

1. 办理进站 11 人（与工作站联合招收 1 人）、出站 14 人（中非项目博士后 5 人）。截至 2013 年 12 月 31 日在站博士后 28 人。

2. 2013 年职业卫生所博士后张荣（合作导师：郑玉新研究员）获中国博士后科学基金一等资助 8 万元；营养食品所博士后荣爽（合作导师：杨月欣研究员）获准中国博士后科学基金学术交流计划资助 3 万元。

【培训管理】

1. 组织召开首届全国疾控机构教育培训工作会议，探讨新形势下如何做好疾控人才培养，部署疾控机构教育培训现状及需求调查等。

2. 组织开展全国疾病预防控制机构培训现状与需求调查工作，已完成调查方案设计和省级调查员培训工作。

3. 2013 年获批国家级继续医学教育培训项目 78 项（其中国家级继续医学教育项目 59 项、传染病预防控制国家级继续医学教育基地项目 19 项），实际举办 60 项。申报 2014 年新项目 39 项，备案项目 11 项，基地备案项目 18 项。

4. 完成中国疾病预防控制中心 2010—2012 年传染病预防控制国家级继续医学教育基地项目执行情况总结，报国家卫生计生委科教司。

【对外交流】 分别赴北京大学、四川大学、吉林大学、中山大学等高校，中国林业科学院等研究生培养单位，以及四川、吉林、广东省疾病预防控制中心等机构，接待南方医科大学领导专家来访等，进行学术交流，共同探讨人才培养事宜。

【国际合作】 继续与澳大利亚格里菲斯大学联合向澳大利亚政府申请“中国疾病预防控制精英培养（CDCLP）”奖学金资助项目，第六批 ALAF-CDCLP 项目 5 名学员赴澳学习后返回国内工作。与格里菲斯大学续签合作谅解备忘录。

【综合管理】

1. 组织申报中国疾病预防控制中心专业公共卫生人才培养项目，首次获得中央财政 2800 万元研究生教育专项经费。

2. 积极推进中心研究生院建设。积极加强内涵建设，为研究生院正式成立做好准备。

3. 组织编写研究生教育新址二期工程可研报告和项目建议书修改建议。

4. 举办中心 2013 年研究生新生开学典礼、毕业典礼活动。

5. 组织制订全国疾病预防控制机构教育培训现状与需求调查方案、并在预调查的基础上进行修改，对省级调查员进行培训。

6. 2013年退休职工1名，录用编制内工作人员2名，录用应届硕士毕业生1名。

【中国现场流行病学培训项目(CFETP)】

1. CFETP现状及招生情况

(1) 招生与毕业情况。2013年CFETP继续做好学员培训工作，在“干中学”实践中培养学员，坚持了从公共卫生机构直接招收学员，培养高级现场流行病学人才的培训宗旨。CFETP第11期29名学员顺利毕业，招收第13期新学员35人，其中21人来自18个省及地方疾控中心，14人来自中国疾控中心。

自2001年至今，CFETP已累计招收了13期244名学员，覆盖中国内地所有省份。目前已毕业学员共171人，分布在国家和28个省及地方卫生部门，其中省及地方毕业生共124人，占学员总数的73%，国家级47名，占学员总数的27%；目前共有毕业生43人在中国疾病预防控制中心的11个技术部门工作。CFETP毕业生大多已成为国家和地方公共卫生部门的骨干人才。

(2) 发展规模。CFETP已成为全球第二大的现场流行病学培训项目，也是包括公共卫生应急、慢病防制(2010年启动)和环境卫生(2013年新启动)三个培训方向的国家级培训项目。

(3) 基地建设。2013年CFETP继续加强了学员现场培训基地建设，除在中国疾控中心卫生应急中心、传防处、慢病中心、免疫规划中心及环境所建立培训基地外，新增了吉林省疾控中心培训基地，目前CFETP的省及地方现场培训基地达到21个，保证了学员现场培训平台和现场工作机会。

(4) 开展专题调查。2013年，CFETP共指导学员开展了274项各类公共卫生实践活动，包括应急调查136项，专题调查47项，监测系统分析和评价51项，灾害应对1项和其他活动39项，其中CFETP提供经费支持专项调查研究15项，为国级和省及地方提供了突发公共卫生事件调查、疾病监测数据分析、公共卫生问题专题研究等公共卫生服务。

(5) CFETP《现场报告》。2013年CFETP编辑发行了《现场报告》共22期，发行范围包括：国家卫生计生委、中国疾控中心、中华医学会、CFETP各基地、毕业生和学员、各省市级FETP，动物FETP等相关人员，以及美国疾控中心、WHO、UNICEF、EID项目等专家。

自2010年6月创刊以来，CFETP已累计编辑发行《现场报告》共74期，及时报告和交流了现场调查的重要发现。在CFETP项目老师、培训基地老师和在训学员的大力支持下，《现场报告》已取得了很大成功，尤其是每期的“焦点文章”(暴发调查、专题调查和监测评价及数据分析等)，既是CFETP精品橱窗和重要成果展示，更为领导和专家决策提供了重要信息，越来越受到公共卫生相关部门重视。

(6) CFETP归并中国疾控中心教育培训处统一管理。2013年11月18日，中国疾控中心第21次主任办公会议同意，曾光研究员不再担任CFETP负责人，并授予CFETP荣誉顾问称号；将CFETP归并至教育培训处统一管理，罗会明兼任项目负责人；施国庆任项目常务副主任、马会来任项目副主任。2013年12月19日，中国疾控中心王宇主任和高福副主任专程到CFETP现场办公，部署CFETP发展及班子交接相关事宜，并肯定了过去十多年来CFETP所取得的成绩，要求CFETP要继续发挥优势，结合中国疾控中心的中长期发展，做好中长期发展规划，继续做好中国疾控中心和全国骨干培训，发挥与国外的交流平台作用。至2013年12月底，CFETP初步完成了归并教育培训处统一管理的相关工作。

2. 举办会议与培训

（1）第八届中国现场流行病学培训项目年会暨中华医学会第三次全国公共卫生学术会议（2013 年 11 月 1—4 日，北京）。会议由 CFETP 和中华医学会公共卫生分会联合举办，围绕传染病、慢性病及食品、环境卫生等领域的监测防治、现场调查和防治技术与经验进行了口头报告和展板交流，同时，邀请了国内外专家就公共卫生热点话题进行专题讲座，参会人员达 400 余人。会议评选出了优秀论文奖、调查报告奖、优秀展板奖、年度优秀基地和指导老师。一年一度的 CFETP 学术会议不仅为 CFETP 学员提供了演讲锻炼和沟通现场调查发现的舞台，也已成为中国现场流行病学培训网络发展的重要平台。

（2）亚洲国家现场流行病学培训班（2013 年 8 月 6—26 日，北京）。CFETP 受商务部与国家卫生计生委的委托，2013 年首次承办了“亚洲国家现场流行病学培训班”，对来自巴勒斯坦、巴基斯坦、缅甸、越南、也门、蒙古、吉尔吉斯斯坦和菲律宾 8 个国家的 15 名学员，进行了现场流行病学技术培训。有 CFETP 的 5 位指导教师、2 位外籍顾问和 15 名学员，与来自中国疾控中心性病艾滋病预防控制中心、结核病预防控制中心、免疫规划中心及卫生应急中心等相关科室的受邀专家，共同为亚洲班学员用英文授课。此次培训班受到了各国学员的一致好评，也为中国和邻国友谊作出了贡献。

（3）CFETP 指导教师培训班（2013 年 4 月 11—12 日，北京）。培训班就如何帮助和指导学员完成现场调查和监测工作进行了学习和讨论，参加培训的人员为来自 CFETP 省级基地的指导教师和 CFETP 毕业学员，共计 60 余人。

（4）控烟和提高慢性病防控方案撰写能力研讨会（2013 年 7 月 4—5 日，北京）。会议由 CFETP、美国疾控中心、世界卫生组织、中国疾控中心控烟办公室等单位联合举办，有来自 26 个省 / 市级疾控中心的 80 余人参加了培训。培训内容包括烟草及其对中国慢病负担的影响、烟草监测系统、全球烟草控制研究、国际控烟政策与中国的实施现状及慢性病研究方案的撰写等。

（5）现场流行病学与疾病预防控制知识更新培训班（2013 年 7 月 23—26 日，山东；2013 年 10 月 22—25 日，云南）。2013 年先后在山东和云南举办两期国家级继续医学教育项目“现场流行病学与疾病预防控制知识更新培训班”，有来自省、市、区（县）近 200 名公共卫生专业人员参加了培训。培训班采用理论讲座，并结合近年来发生的突发公共卫生事件进行讨论，培训效果得到一致好评。

（6）提高慢病防控能力研讨会（2013 年 8 月 21 日，北京）。会议由 CFETP、美国疾控中心、中国疾控中心慢病防治与社区卫生处等单位联合举办，有来自 31 个省级疾控中心的慢病防控人员参加了培训。相关专家讲解了中国疾病负担和慢病的危险因素、慢性非传染性疾病防控的关键活动和能力需求、中国慢性病防控历程及对当前慢病工作的思考等。会上，有 3 名 CFETP 指导老师介绍了培训经验，3 名 CFETP 学员展示了学习成果。此外，与会人员还就流行病学和公共卫生的能力需求、提高慢病防控能力的策略和挑战进行了讨论。

（7）关于大型数据库分析和解释的培训（2013 年 9 月 10—12 日，北京）。会议由 CFETP 与美国疾控中心联合举办，有 20 余名 CFETP 学员和慢病防控专业人员参加了培训。

3. 国际交流活动

（1）第七届国际现场流行病学和公共卫生干预网络东南亚和西太平洋区域科学大会（2013 年 11 月 11—15 日，越南岘港）。CFETP 共有 22 名学员的 29 篇摘要入选第七届国际现场流行病学和公共卫生干预网络东南亚和西太平洋区域科学大会，其中有口头报告交流16篇，展板交流13篇。CFETP共支持和派出12名学员赴越南参加了本次会议。

(2) 美国疾控中心第62届美国流行病学情报服务(EIS)年会的国际之夜(2013年4月22—26日，美国亚特兰大)。CFETP第12期学员王曼、崔亮亮参加了美国疾控中心第62届EIS国际之夜。崔亮亮荣获"最佳展板奖"，报告题目为"2012年江苏省一起因屠宰病牛导致的皮肤性炭疽暴发调查"。王曼荣获"最佳口头报告奖"和"William H. Foege杰出公共卫生科学报告奖"，报告题目为"2011—2012年中山市流行性腮腺炎减毒活疫苗的有效性：1∶1配对病例对照研究"。

(3) 第四届东盟10+3现场流行病学培训网络指导委员会会议(2013年9月2—3日缅甸蒲甘)。自2010年7月东盟10+3部长会议决定建立"东盟10+3现场流行病学培训网络"，2011年起，中国疾病预防控制中心流行病学首席专家曾光作为卫生部指定的唯一中方代表，已连续受邀参会三年。2013年为第三届委员会会议，会议主题为：与旅游业相关的跨国合作调查。

(4) 泰国现场流行病学培训项目(FETP)"第6期现场流行病学指导教师交流活动"(2013年6—8月，11—12月)。CFETP指导教师申涛赴泰国参加了为期4个月的泰国现场流行病学培训项目"第6期现场流行病学指导教师交流活动"，参与了泰国现场流行病学培训的核心课程教学，参与并指导泰国学员开展暴发调查和监测评估等工作，加强和拓展了CFETP与泰国FETP的联系。

(5) CFETP指导教师访问美国疾控中心(2013年8月15日—9月30日)。CFETP指导教师施国庆、张丽杰二人受邀赴美国访问了美国疾控中心疾病信息服务部(EIS)和发病死亡周报(MMWR)编辑室，以及新泽西、华盛顿特区及乔治亚州卫生部门，学习了美国现场流行病学培训和公共卫生简报的办刊经验。

4. 参与重大公共卫生事件。2013年根据国家卫生计生委和中国疾控中心要求，CFETP继续参加国家重要公共卫生事件应对，为国家重要公共卫生事件应对继续作出贡献。

(1) CFETP参加云南猝死监测、干预等工作的技术指导和培训，为云南猝死防治继续作出贡献，2013年已无1例猝死病例报告。

(2) 承担对疑似接种深圳康泰乙肝疫苗后死亡病例资料分析，发现18例病例呈多样化临床表现，缺乏同一性；死因构成与我国5岁以下儿童死亡监测系统和乙肝疫苗AEFI监测系统报告的1岁以下婴儿死因构成比较，也无显著性差异，提示为偶合征可能性较大，分析结果为国家卫计委进行科学决策提供了技术支持。

(3) 2013年12月底完成国家卫生计生委应急办活禽经营市场H7N9禽流感病毒传播危险因素调查方案设计，将于2014年初开始现场调查。

(周海城、戴政、施国庆、马会来)

编辑出版

【期刊管理】

1. 加强制度建设。近年来，国家及主管单位—国家卫生和计划生育委员会针对期刊管理出台了一系列规定。在认真学习和研讨的基础上，2013 年启动了“中国疾控中心主办期刊管理办法”的修订工作，以便更好地规范管理中心学术期刊出版工作，推动中心学术期刊创新发展。

2. 组织召开编辑部主任工作会，加强交流学习。为及时传达上级主管单位有关会议精神，加强交流与学习。2013 年学术出版部共组织 3 次中国疾控中心主办及承办的学术期刊编辑部主任会议，及时传达并学习主管单位对学术期刊出版工作的要求，部署中国疾控中心学术期刊出版的相关工作任务，交流研讨相关问题，使编辑部主任的管理能力不断提高。

【编辑队伍能力建设】 为不断提升中国疾控中心学术期刊出版编辑队伍的业务能力，为中心期刊学术影响力的进一步提高及创新发展打造专业的人才队伍，学术出版部有计划地组织开展了系列培训活动。

1. 邀请医学统计学、分子生物学等领域专家开展专题学术讲座，紧密结合编辑人员在处理期刊来稿中可能遇到的共性问题进行案例分析。

2. 为进一步提升学术期刊出版编辑人员在规范化加工稿件工作中的业务能力，学术出版部邀请中华医学会有关同行专家作经验介绍，并结合学术出版部对中心期刊的审读结果，探讨稳步提高期刊出版质量的方法。

出版部组织的能力建设系列培训内容丰富、针对性强，受到编辑人员，特别是年轻编辑们的好评。

【开展期刊审读，提高期刊出版质量】 为全面提升中国疾控中心主办期刊出版质量，加强出版规范化管理，学术出版部组织出版领域的专家对中国疾控中心主办的 8 种学术期刊的出版及编校质量进行了全面审读。并于 2013 年 7 月组织召开“中国疾控中心主办期刊质量评估结果沟通会”，对审读结果进行深入分析和研讨。通过研讨，对专家审读意见进行了分析，针对提出的共性问题进行了深入讨论，并提出了初步解决方案。

【期刊编辑出版及服务】

1. 完成《生物医学与环境科学（BES）》杂志全年 12 期刊的编辑出版任务。

2013 年 6 月，《BES》杂志入选国家新闻出版广电总局发布的全国“2013 年百强报纸、百强社科期刊、百强科技期刊名单”，成为 2013 中国“百强科技期刊”之一。

2013 年 10 月 24 日，《BES》杂志获国家卫生和计划生育委员会“首届优秀期刊奖”（共 25 种期刊获奖）；同时进入“第三届中国出版政府奖”期刊奖卫生计生委推荐名单（共 10 种）。

2. 完成《中国妇幼卫生杂志》2013 年全年 140 余万字的编辑出版任务。

3. 完成中国疾控中心主办的《环境卫生学杂志》及《中国卫生法制》杂志经费的收支审核及审批工作，提供了较好的服务，保证了两个期刊的正常运转。

（赵文华、张群、段江娟）

规划财务管理与审计

【财务管理】

一、预算管理

1. 严格执行《中国疾病预防控制中心部门预算执行管理实施办法》，进一步完善预算管理责任制，努力做到既保证预算高效执行，又保证费用支付的正确性。截至2013年12月底，全中心和中心本级当年预算执行率分别为95.84%和94.94%。

2. 中心所属各单位完成2014年度预算编制。上报了全中心2013—2015年修缮购置规划报告。

3. 严格按财政部要求使用净结余资金。坚持先报批再使用，没有出现违规的行为。

4. 根据财政部要求，认真执行"三公经费"(汽车购置与运行费、招待费、因公出国境费)预算，实行事前审核、定额管理、单车核算，保证了"三公经费"在预算内执行。

5. 完成2013年财政预算(除人员经费)压减5%以及预算资金返还工作。

二、财务监督管理

1. 2013年度中心规财处共接受审计或检查19次。

(1) 接受审计署政法审计局对2011—2013年度财务审计。

(2) 接受审计署驻京津冀特派办对2011—2013年度财务审计。

(3) 接受卫计委科教司中期检查组对"卫生应急准备和处置技术研究及推广"项目进行中期检查评估。

(4) 接受解放军审计事务所对"传染病多维信息集成分析与传播风险预测项目"进行"十一五"重大专项结题财务验收检查。

(5) 接受科技部及财政部财务检查组对"不同区域气候敏感疾病的响应和适应机制研究"项目进行中期财务检查。

(6) 接受科技部财务验收专家组对"我国乙型病毒性肝炎免疫预防策略研究"项目进行财务验收抽查。

(7) 接受国家环境保护部规划财务司审计小组对"全国重点地区环境与健康专项调查"项目进行审计。

(8) 接受国防科工局审核中心对"高分疾病预防控制遥感监测与评估"项目进行审计。

(9) 接受人口健康平台管理中心审计组对"公共卫生科学数据中心—后补助项目"经费使用情况进行审计。

(10) 接受中诚信安瑞会计师事务所对"甲型H1N1等流感疫苗新工艺新方法的研发重点项目"进行财务验收。

(11) 接受北京兴华会计师事务所对中盖结核病项目(简称中盖项目)一期五个省级项目点的经费使用情况进行审计。

(12) 接受中国全球基金地方代理机构对中国全球基金项目的不定期检查及数据核查。

(13) 接受北京兴华会计师事务所对中国全球基金项目PR以及14个省级项目点进行整合前结余资金核查审计。

(14) 接受中证天通会计师事务所对中国全球基金项目结核病实施性研究课题进行审计。

(15) 接受立信会计师事务所对中国全球基金项目 2011 年和 2012 年两个年度的年度审计。

(16) 接受安永华明会计师事务所对“中美新发和再发传染病项目”(简称中美项目)经费使用情况进行审计。

(17) 接受立信会计师事务所对“乙肝疫苗免疫及安全注射合作项目”(简称 GAVI 项目)进行的结题专项审计。

(18) 接受中咨新世纪会计师事务所对新址一期基建项目进行竣工财务决算审计。

(19) 接受发改委对新址一期基建项目进行的有关财务支出的检查。

2. 内部财务检查与督导

(1) 完成 2013 年本级预算执行和财务收支情况的财务自查工作。

(2) 完成经济管理内部控制的自查工作，并出具《中国疾病预防控制中心关于经济管理内部控制自查情况的报告》。

(3) 完成非税财政收入收缴自查工作，并出具《中国疾病预防控制中心关于非税收入收缴情况的自查报告》。

(4) 对中心本级财务核算进行自查，每季度出具内部稽查报告。

3. 对项目点进行督导检查

(1) 根据卫计委财务司的要求，重大专项“对密切接触者免疫策略研”究项目 3 个省进行拨出经费使用情况的财务检查工作，出具了情况报告。

(2) 根据全球基金财务工作要求，对中国全球基金项目 5 个省进行财务督导工作，并分别出具督导报告。

三、制度建设

1. 2013 年修订并制定了相关制度。涉及中国全球基金项目财务管理、无形资产和固定资产核算管理、公务卡使用管理、处室人员分工、财务资料使用管理和职工远郊区县差旅补助管理等。

2. 全年共计处理文件 2401 份，其中：收文 1885 份、发文 252 份(含涉密文件)、会稿 249 份，请示 15 份。

四、财务核算与报表

1. 圆满完成全年财务核算任务。完成了基本经费及各类项目资金收支核算与管理工作；完成了外汇资金收支的财务核算及管理工作；完成党费财务核算工作；完成全中心工会经费收缴、本级工会经费的提取及财务核算与管理工作；完成职工住房改革支出的发放、核算工作；完成了职工的公务卡办理、消费报账、还款等工作；完成了各账户与银行的账务核对工作；完成了与各部门的账务核对工作。

2. 完成各类报表编报任务。完成中心本级 2012 年度财务决算编报及全中心的决算报表审核汇总上报工作；完成中心本级 2014 年度部门预算编报及全中心的部门预算审核汇总上报工作；完成中心本级 2012 年度卫生财务快报、卫生财务年报、财政拨款结转和结余情况报表的编制以及全中心报表审核汇总上报工作；完成中心本级 2012 年度住房改革支出决算及 2014 年预算报表编报审核上报工作；完成 2012 年度中央行政事业单位国有资产年度决算报表编报工作；完成 2012 年度国有资产投资决算；完成 2012 年度固定资产投资决算；

按月完成预算执行情况表及收支情况表的上报工作；完成中心本级2013年的医疗费报账及公费医疗月报表编制报送工作；完成向北京市西城区统计局报送的基本建设、能源、财务状况等各种月统计报表的编报工作；完成工会经费2012年决算和2013年预算编制工作；完成了中心全年度中国全球基金结核病项目的月报、半年报报表编制工作，同时完成全国所有项目点报表审核汇总工作，便于及时掌握项目预算执行情况；完成中盖项目一期和二期的本级报表编制和全国报表审核汇总工作；完成中美项目季度报表和年度报表编报工作；完成加强控烟办能力建设项目季度报表的编报工作。

3. 其他工作。完成全年的单位所得税、个人所得税、营业税、增值税、城建税、教育费附加和文化事业建设费的纳税申报和上缴任务；完成中心职工个人“五险一金”的月上缴工作；完成人员的保险费审核缴纳工作。

五、会议与培训

组织召开了中国全球基金财务年会暨培训会。组织召开了全球基金项目财务管理研讨会，讨论了全球基金项目财务评估工作。完成三期中国全球基金项目财务培训工作，培训财务以及审计人员345人次。

进行了中盖项目财务管理及系统操作培训，使所有项目点的财务人员能从网络上报送报表。

坚持财务处长例会制度，坚持处务会制度，以会代训开展工作。全年召开例会计16次，在布置工作的同时，将最新情况进行通报，对疑问进行讨论解答，对发现的问题进行及时纠正。多次在业务工作会议上，对财务管理进行讲解和提出要求。

六、综合性工作

1. 执行贯彻中央八项规定。每季度向卫计委财务司汇总报送《关于中心贯彻执行中央八项规定及实施细则有关情况的报告》。对“三公”经费进行管理，实施单车核算、定额管理、事前审核等方式，杜绝预算外支出。

2. 绩效工资改革的数据资料统计报送。根据财政部、卫计委要求，对2010—2012年财务收支、人员经费和职工个人收入情况，单位经费垫支情况以及项目执行情况等进行统计分析，并将结果上报，以利于事业单位绩效工资改革。

3. 清理政府性债务。根据《审计署关于报送政府性债务情况的通知》的规定，清理中心的债务，编制政府性债务报表，并报送《中国疾病预防控制中心关于上报政府性债务情况的汇总报告》。

七、固定资产及无形资产管理

依据新《事业单位会计制度》规定，确保新会计制度下固定资产核算的顺利对接和转换。

1. 与新址办、中心办共同清理了中心接收的砚台石头、孔子像等礼品，按名义价值纳入固定资产核算；对中心的已验收使用的软件进行了清理，进入了无形资产。

2. 按月与设备处进行固定资产账务核对，确保账账相符。年底参加对全中心固定资产进行实地盘点，确保账实相符。

八、内部管理

1. 加强内控制度的执行，确保不相容职务相分离。坚持轮岗并明确规财处人员工作岗位。

2. 认真执行请销假制度，坚持交接登记制度，坚持凭证调阅登记制度，坚持遵守保密原则。

3. 落实财务部门每间办公室的消防保卫制度。

4. 全中心财务人员完成了2013年度的会计人员继续教育工作。所有财务人员的会计职业资格证书年检完毕。

5. 完成对财务人员的档案管理和公文写作培训。

6. 升级财务管理系统。在原有全球基金项目财务管理系统基础上，增加中盖项目财务管理系统，并将两套系统合并为中国疾病预防控制中心项目财务管理系统，实现了财务管理数据的电子化报送。

7. 升级财务核算系统。

【审计】

一、事前审计工作

1. 完成了202份经济合同签订前的审计工作，审计资金量达2.08亿元，纠正错误金额1.49亿元，提出修改建议294条，送审部门基本上均按照内审意见进行了更正。

2. 完成了艾滋病、结核病、疟疾项目共8套全球基金报表上报前的审计工作，审计资金量达10.86亿元，纠正错误金额6712万元，有效地确保了上报数据的真实性、准确性。

二、专项审计与检查工作

1. 对8个省（云南、福建、内蒙古、江西、宁夏、甘肃、辽宁、黑龙江）三个病种（艾滋病、结核病、疟疾）共54个项目办的全球基金项目经费进行了审计，审计的资金量为5276万元，纠正错误及违规金额42万元，提出审计意见100条，分别按项目病种出示了21份审计报告下发各省项目办，同时抄送国家项目办、PR办公室、PR财务部门及省级项目依托单位。

2. 2013年4—5月份，完成国家卫生计生委财务司委托的营养食品所法定代表人严卫星所长的经济责任审计工作，审计资金量为4.6亿元，并上报了经济责任审计报告。

3. 按照国家卫生计生委财务司的要求，于2013年11月组织本单位各部门完成了本级的财务自查工作，汇总并撰写了中心本级的检查报告，并上报到国家卫生计生委财务司。

4. 审计处成立了2个审计小组，分别在2013年12月19—24日对病毒病所、辐射安全所、改水中心、妇幼中心等4个直属单位进行了财务重点检查工作，提出完善直属单位内控管理意见共20条，并出具了检查报告分别下发至4个直属单位，同时按要求上报到国家卫生计生委财务司。

5. 按照全球基金秘书处的要求，组织完成了中国全球基金艾滋病（3、4、5、6轮）、结核病（1、4、5、7、8轮）项目共17个省及中央执行机构结余资金核查工作。起草了选择会计师事务所招标文件与合同，下发了审计通知，召开了审计进点会、问题反馈会，对核查报告进行了定稿前的核对，并上报了项目结余资金核查报告。

6. 组织开展了中国全球基金艾滋病、结核病、疟疾项目2011—2012两个年度中央执行机构经费的审计工作。起草了选择会计师事务所的招标文件与合同，下发了审计通知，召开了审计进点会、问题反馈会，并上报了年度经费审计报告，同时将审计报告发至各项目办及PR各部门。

7. 协助结核中心完成了5省、市（黑龙江、内蒙古、河南、江苏、重庆）中盖项目经费的审计工作，与会计师事务所进行了价格谈判，修订了审计合同条款，制定了审计内容与方案，参与了审计发现问题的反馈与沟通会议。

三、内部审计委派试点工作

1. 审计委派人员在环境所、病毒病所开展的主要工作

（1）委派人员协助环境所制定了单位内审工作管理制度，并下发各部门执行。

（2）委派人员完成2个所共164份合同签订前的审计工作，审计金额为2683万元，提出修改建议113条，同时还提供合同、采购等咨询服务工作。

（3）委派人员对所在单位货币资金管理进行了2次突击检查，同时还协助财务部门完成上级要求的财务自查工作。

（4）对派驻单位的固定资产管理进行了抽查，并对存在的问题向所领导提出了管理建议。

（5）环境所派驻人员对所属公司进行了专项检查。

（6）定期抽查会计凭证，对付款及单位管理中存在的不规范情况和薄弱环节，提出了很好的改进建议。

（7）组织完成了所在单位的外审委托工作，对外部审计发现的问题的整改落实情况进行了追踪检查，同时还完成对多项专项课题的结题决算进行复核工作。

（8）完成所领导及中心审计处交办的各项审计工作和任务。

（9）两位委派人员工作认真负责，并在派驻单位开展了大量的内审工作，得到了2个派驻所领导的一致认可。

2. 审计委派管理工作

（1）审计处对2个审计委派单位上报的2013年内审委派工作计划进行了修订，并及时批复后下发执行。

（2）为了了解和掌握审计委派人员的具体工作情况，审计处制定了《审计委派工作日志表》，下发给委派人员每日填写，并规定按月上报审计处。

（3）召开审计委派工作例会4次，及时解决审计委派工作中存在的问题。

（4）对审计委派人员日常咨询的业务问题，审计处处长总是给他们提供最大的帮助和指导，使他们能顺利开展和完成派驻单位的各项内审工作，把审计处作为他们坚强的后盾鼓励和支持他们。

四、审计培训工作

1. 为提高直属单位内审人员的业务水平，2013年11月7—8日在北京汤山假日会议中心，组织了一期直属单位内审人员业务培训，培训内容为财务制度和采购管理政策讲解以及工程与维修项目审计管理等知识。

2. 组织中心和直属单位内审人员参加了4期国家卫生计生委财务司审计处组织的审计知识大讲堂课程学习，4期学习时间和地点分别为：3月20日在医科院、5月15日在安贞医院、7月25日在国二招、9月25日在儿童医院。

3. 对本处室内审人员撰写审计报告、文件起草、档案整理中存在的问题，有针对性的进行了现场培训和辅导。

4. 审计处在全球基金项目财务及物资管理会议上，对各项目省进行了审计管理培训，同时通报了审计发现的问题，本年共计培训5次。

5. 组织内审人员参加了中国内审协会卫生分会在内蒙古举办的2013年审计人员再教育培训。

五、其他审计工作

1. 完成了31个全球基金项目省共84份2012年度项目审计报告的收集、上报及问题统计汇总工作。

2. 协助GAVI项目完成项目省审计的会计师事务所招标文件、审计方案和审计合同修改等相关工作。

3. 按时向国家卫生计生委财务司审计处上报单位内部审计工作信息季度报表。

4. 协助单位基建处完成新址基建一期工程调概编制、竣工决算中介机构的选择工作。

5. 清查和盘点了本处室的固定资产，经核对账实相符。

（张雁、袁灵华）

设备条件管理

【制度建设】

1．中心采购管理制度颁布实施。为规范中心政采目录外限额标准以下的小额采购工作程序，根据中心采购管理工作现状，我处在2013年初重新组织修改并制定出台了《中国疾病预防控制中心政府集中采购目录以外且限额标准以下的货物和服务类采购工作管理办法》，新《办法》在各方面都有较大改动，更具有可操作性及实际规范意义。

2．中心设备类固定资产损坏赔偿管理办法制定实施。2013年12月我处完成了《中国疾病预防控制中心设备类固定资产损坏赔偿管理暂行办法》的制定及颁发工作，赔偿管理暂行办法的制定实施让我中心的固定资产管理工作上了一个台阶。

3．出版印刷采购公告格式及出版合同格式的制定执行。为规范我中心出版并印刷采购工作，依据政府采购相关规定，中心设备条件处会同有关部门，共同讨论制定了统一的出版并印刷采购公告格式和出版合同格式，并正式发布执行。

【采购工作】 采购任务完成情况：2013年条件处依照《政府采购法》及中心采购管理规定，采用多种采购方式，完成了2013年的各类采购任务，共计完成采购项目148项，采购总金额约为22 165.55万元，签订采购合同147份。其中：

1．财政资金采购项目68个，采购金额约为8158.54万元，签订合同92个。

2．国际合作项目

（1）中国全球基金项目，共71个项目，采购预算金额约为15 125.51万元，签订采购合同46份，合同金额约为13 418.43万元，节约项目资金1700万元，约占总预算的11%。

（2）GAVI项目采购项目1个，采购金额约为118万元，签订合同1个。

（3）中盖结核病采购项目8个，采购合同金额470.58万元，签订合同8个。

【资产管理工作】

1．中心本级设备类固定资产管理。截至2013年12月31日，新增设备类固定资产823台件，资产总值约1738万元；调剂设备142台件；报废设备509台件，设备原值608.95万元；无偿调拨设备约3889余台件，设备原值约5471万元。

目前，中心本级在用设备类固定资产总计16 604台/件，设备原值为：248 941 941.62元。

2．中心本级设备类固定资产核查工作。根据工作需要，2013年12月下发了《中国疾病预防控制中心关于2013年度中心机关核查设备类固定资产的通知》（中疾控设便函〔2013〕67号）。按照通知要求，对中心机关60个资产管理部门的专用设备和一般设备（电气设备、电子产品、文艺体育、仪器仪表、通讯工具和家具用具等），16 604台/件设备类固定资产进行了核查，中心本级设备类固定资产管理情况总体良好，基本做到账账相对、账实相符。

【培训工作】

1．2013年3月15日举办了中心政府采购与固定资产管理培训会，会议由中心条件处工作人员分别对《中国疾病预防控制中心政府集中采购目录以外且限额标准以下的货物和服务类采购工作管理办法》（中疾控设发〔2013〕4号）、《中国疾病预防控制中心设备类固定资产暂行管理办法》（中疾控设发〔2012〕230号）进行讲解培训。

2. 2013 年 6 月 PR 采购部（中心设备条件处）在山东威海组织举办了全球基金物资管理培训班，对全国各省级项目办及部分市、县级项目办的物资管理人员就全球基金的物资管理规定和要求，进行了全面系统的业务培训。同时也认真听取和发现了各方对物资管理方面的建议意见和存在的不足，为进一步加强全球基金物资管理和中国全球基金结束后的物资移交工作奠定了良好基础。

3. 2013 年我处派出 3 批 8 人次参加了由中央国家机关政府采购中心组织的政府采购培训班，通过学习更新了理论、提高了素养、加强了工作能力。

4. 2013 年 10 月我处组织中心直属各相关单位、机关相关处室参加了北京海关组织召开的“减免税政策宣讲及答疑会”，会上听取了北京市海关关税处对海关相关减免税政策的宣讲及问题解答。

【综合协调组织工作】

1. 大型设备购置项目审核与上报工作。2013 年 5 月根据中心规财处的统一要求，我处就 2014 年的大购申报工作进行了具体布置和要求。针对中心 12 个单位和部门编制的 16 个项目，按专业特点进行分组，并组织专家评议和论证。各申报单位根据专家论证意见，对所申报的项目计划及预算进行修改和完善，并报我处汇总后，统一经规财处审核上报卫计委，按时完成了中心 2014 年大型设备购置项目的评审和申报工作。

我处 9 月下旬为配合财政部评审中心专家组对我中心申报大购项目的现场核查工作，专门组织各相关申报单位召开会议，经认真部署和准备，顺利完成了财政部专家组的现场核查工作。在申报的大购项目 19 490 万购置经费中有 13 758 万获审核通过。

12 月上旬我处根据财政部“一下”预算项目的批复要求，紧急协调各项目申报单位，重新组织调整各单位购置设备清单，并组织人员按要求、及时完成了《中国疾病预防控制中心公共卫生服务能力建设项目》申报书的编制和申报工作。

2. 采购进口产品审批上报工作。2013 年共接受中心机关及各直属单位等共 21 份采购进口产品请示文件的申请。我处按照财政部、卫计委规范的申报要求，进行逐项审核修改后及时上报卫计委、财政部。经追踪审批进度，目前已有 20 份申请已获财政部批复。其中：

中心各单位：2013 年上报卫计委进口产品请示文件共 16 份，涉及金额约人民币 81 155.0335 万元；目前财政部批复同意文件 15 份，批准采购金额约 81 071.5335 万元。

国际合作项目：2013 年上报进口产品文件共 5 份，涉及采购金额约 27 698.87 万元；均已批准。

3. 批量采购及信息统计上报工作

（1）全年完成批量集中采购（台式计算机和打印机）申报工作共 39 次，包括申报采购台式计算机 393 台，打印机 79 台。其中包括：

中心本级共 9 次批量申报，台式计算机 43 台，打印机 12 台。

各直属单位共 30 次批量申报，台式计算机 350 台，打印机 67 台。

（2）根据工作需要完成了政府采购信息统计的季报和年报工作。

4. 加强中心惩防体系建设

（1）为进一步规范中心招标采购行为，确保招标采购工作依法、依纪、依规开展，我处与中心纪检监察室共同制定了中心招标采购项目廉政承诺书制度。

（2）条件处积极配合中心权力运行监督机制建设，注重廉政风险防控教育学习，公开明示项目、业务管理权运行流程。按要求每月在中心内网上填写发布采购权运行情况公示表和国有资产处置、管理权运行情况公示表。

5. 应急演练任务。2013 年 8 月初我处参加了中心的卫生应急演练任务，较好的配合了兄弟处室的工作，提高了我处在应对突发疾控事件中的设备物资保障的实战能力。

6. 项目督导检查工作。PR 采购部按照工作计划，于 10 月至 11 月完成了对山西、重庆、湖北、广西和贵州五省（直辖市）进行了全球基金项目物资管理情况的督导检查工作。

7. 文档管理。2013 年设备条件处收文 774 件，各类请示报告 236 件；发文 41 件，便函 78 件。向中心领导提交书面请示、合同、付款等文件 451 件。所有文件档案齐全，接收和接办的文件和事情做到件件有着落，事事有结果。

（王茂武、王强）

实验室管理

【扎实做好常规工作】

1. 强化人员培训。为强化实验室工作人员安全意识，提高安全技能，面向中心直属各单位及全国各省级疾控机构，有针对性地开展各项培训。2013年累计培训8期，约640人次。

2. 严格监督检查。组织专家对中心各有关直属单位进行定期的季度实验室监督检查和不定期的抽查。同时，积极组织相关直属单位迎接卫计委、北京市卫生局等外部机构的检查。

3. 举办第七届实验室安全周。2013年4月22—26日组织开展了主题为“强化风险意识　提高管理质量”的第七届实验室安全周活动。中心实验室管理处统一制作了安全周主题宣传画；于4月22日组织了全中心范围的安全周活动启动会。在实验室安全周活动期间，各直属单位在中心的统一部署下，结合实际开展了内容丰富、形式多样、各具特色的活动，如应急演练、安全知识竞答活动、实验室安全知识讲座、科室优秀评选、召开交流座谈会以及安全检查等。

4. 积极做好病原微生物运输审批及运输相关协调工作。依据《可感染人类的高致病性病原微生物菌（毒）种或样本运输管理规定》进行跨省运输至中心的高致病性病原微生物菌（毒）种运输审批工作，2013年共办理121个运输准运证书，涉及十余种病原。

依据《关于加强医用特殊物品出入境管理卫生检疫的通知》要求，2013年共办理了64个医用特殊物品出入境申请，其中出境44个，入境20个。

积极协调民航总局、地方民航管理部门、国航、南航、海航等机构，圆满解决海南、吉林两省航空部门无感染性物质运输资质的问题。

5. 深入开展实验动物管理工作。2013年实验动物中心加强内部建设，完善各项规章制度，组织开展应急演练等。共签订实验动物饲养协议36份，涉及实验项目43个。实验室处作为中国疾控中心实验动物福利伦理审查委员会秘书处，为直属单位开展动物实验伦理审查15个。完成了中国疾控中心动物实验楼设备配置项目（2012年度）中兔负压饲养设备（预算金额580万元）的招标采购工作。完成了中国疾控中心动物实验楼二期工程建设业务需求的制定及论证工作。

6. 认真开展科学研究。申请并获得中美新发再发传染病合作项目子项目九“传染病实验室管理能力建设”。按计划推进卫生行业基金子课题“实验室生物安全战略与规划研究”“生物实验中的人兽共患病安全问题及其对策研究”及重大专项子课题“污染监测预警标准化体系的验证”的项目执行工作。

7. 其他工作。组织协调完成中心及直属单位2013年度病原微生物实验室工作人员健康体检工作，其中中心机关46人。深入推进实验室信息管理系统（LIMS）的应用。完成实验室化学安全DVD培训教材现场拍摄任务。组织专家对新址二期建设中有关部分进行认真研讨论证。开展实验室网络、实验室管理等方面的调研。面向全国疾控机构提供感染性物质运输审批、实验室安全与质量管理等方面的业务咨询。

【积极推进重点工作】

1. 积极推动 BSL-3 实验室启用工作。积极协调科技部、国家卫生与计划生育委员会、中国合格评定国家认可委员会、北京市卫生局等，组织传染病所、病毒病所和性艾中心 BSL-3 实验室完成了建设项目审查、实验室生物安全认可、高致病性病原微生物实验室活动资格审批及活动的审查等工作。9 月 10 日，中心举办新址 BSL-3 实验室启用研讨会，14 个新 BSL-3 实验室正式投入使用。

此外，为规范中心 BSL-3 实验室管理，实验室处组织编写了《中国疾病预防控制中心生物安全三级实验室运行管理办法》，制作展板及宣传册，宣传我中心 BSL-3 实验室工作。

2. 积极发挥技术支撑作用。组织有关专家对 H7N9 流感病毒的危害程度和实验室活动要求等相关实验室生物安全管理问题进行了评估论证，评估论证意见为国家病原微生物实验室生物安全专家委员会论证提供了有力的技术支持。

针对中国农业科学院哈尔滨兽医研究所科研团队有关人工合成病毒传播能力研究涉及的生物安全潜在隐患和科研管理问题，实验室处组织国内实验室生物安全有关专家研讨提出建议，供卫计委决策参考。

作为国家病原微生物实验室生物安全专家委员会秘书、原卫生部病原微生物实验室生物安全评审专家委员会秘书处，承办第二届国家病原微生物实验室生物安全专家委员会第一次全体会议（11 月 20 日，北京）及原卫生部病原微生物实验室生物安全评审专家委员会研讨会（7 月 2—5 日，吉林延边）。

此外，对疾控机构实验室网络建设进行调研，梳理现状，配合卫计委疾控局编制疾控机构实验室网络建设方案、“十三五”全国疾控实验室网络建设方案，为卫计委疾控局提供技术支持。

3. 大力开展援疆、援藏工作。10 月 27—31 日，在乌鲁木齐举办新疆疾控系统实验室生物安全师资培训班，培训师资 37 人。

2013 年 9 月 3—5 日，在拉萨组织召开了西藏自治区实验室管理培训班暨业务工作座谈会，共 50 余人参加了业务培训。在此后的座谈会中，针对西藏的实际情况，专家有针对性地提出了工作建议。

4. 扩大对外交流。积极开展国内相关部门间的业务交流。2013 年 8 月 19—22 日，与中国动物疫病预防控制中心和中国人民解放军军事医学科学院在哈尔滨联合召开了全国病原微生物实验室管理研讨班，全国业内共 200 余人参加。2013 年 12 月 11—12 日在海南琼海组织召开了实验室质量管理工作研讨会，进一步总结和交流各地疾控机构实验室质量管理工作的经验。此外，组织接待了国家安全部、3M 公司代表的来访。

积极开展国际交流。3 月 4—5 日，接待加拿大公共卫生署及国家微生物实验室二位专家来访。7 月底，高福副主任率队，对加拿大相关机构进行了回访，并访问了美国疾病预防控制中心，与对方建立起良好的业务联系。获得了加拿大刚刚发行的 Canadian Biosafety Standards and Guidelines（CBSG）第 1 版中文版权。

5. 撰写培训大纲。自 2013 年 5 月开始，组织国内实验室生物安全专家编写《病原微生物实验室生物安全培训大纲与指南》，目前试行版已初步完成，进入审核阶段。

（王子军、赵赤鸿、李思思）

离退休人员管理

【认真学习贯彻落实党的十八大精神，加强离退休干部思想政治建设和党支部建设】

1. 中心历来重视老干部工作，把此项工作纳入党委重要议事日程。认真贯彻落实老干部工作的方针政策，及时传达学习党的十八届三中全会精神，梁东明书记在两次召开直属单位老干部学习讨论会和征求意见座谈会，讲解十八大精神，及时传达刘延东副总理和李斌主任来中心视察的重要指示。与老同志一起就学习和大家关心的话题进行热烈讨论。座谈会上，梁东明书记和总支梁晓峰书记，广泛征求意见，认真听取和记录老同志的发言，及时解决提出的问题，并鼓励大家继续关心、支持中心的建设和发展，积极建言献策。

2. 把老干部思想政治建设和党支部建设抓到实处。总支书记梁晓峰、副书记王健重视加强对离退休党支部的管理，离退处积极配合帮助支部开展活动。支部书记和委员们积极参加中心党委组织的各项活动，根据离退休党支部的结构分布、居住状况，按照有利于服务管理、有利于参加组织活动、有利于发挥作用的原则，坚持统分结合、就近便利、注重实效，创新活动方式。定期组织学习座谈、交流讨论、知识讲座、观看录像等活动。为帮助离退休党支部学习好、活动好，全年订阅发放了《新党章》《学习习近平总书记重要讲话》等报纸杂志600多份，对长年因病不能参加活动的老同志，我们将学习书籍采取邮寄、托人带或送到家门的方式，为支部和党员的学习提供方便条件。

【认真落实“两项待遇”，做好老干部服务管理工作】

1. 认真落实老干部政治待遇，做到重要会议及时传达，重要工作及时通报，重要文件及时学习。逐步完善了向老同志通报情况、传达文件、参加重要会议、走访慰问等制度。春节前夕，组织召开老干部春节团拜会，王宇主任通报工作，中心领导带队走访慰问老党员、老干部；106位老同志积极参加学习党的十八大和健康知识有奖问答活动；加强老干部活动室建设，老干部活动室设有专人管理负责，全年开设了11期学习、健康知识专栏，为老同志的学习和娱乐创造了条件。

2. 认真落实老干部生活待遇。离退处在走访慰问时和老同志沟通思想，接待来访时听取老同志的诉求和意见，为老同志办实事，帮助解决实际困难。

(1) 为保障老同志报销药费的安全、顺利，报销药费由原来当天领取现金改为打入工资的规定，受到老同志欢迎，全年共接待600多人次。

(2) 为23位老同志庆贺生日，送上生日礼物和祝福。

(3) 为25名老同志选择和变更定点医院办理相关手续。

(4) 有96位老同志进行年度健康体检。

(5) 对重病住院、行动不便的老同志到家中看望，关心他们的病情和生活，对有特殊困难的老同志给予关心和帮助，逐步建立困难帮扶机制。

(6) 对去世的老同志，在第一时间到医院看望，协助家属做好善后工作。

(7) 2位孤寡老同志因突发急病需要住院，家中又无人照料，为他们送去支票，陪同到医院看病、拿药、报销，老同志深受感动。

【开展多种形式的活动，丰富老同志的晚年生活】

1. 为关心离退休人员的生活，发挥老同志老有所为，老有所乐，在新春团拜会上，老同志自编自演了节目。

2. 广泛征求老同志意见，结合离退休人员特点，在春季和重阳节组织参观游览了北京园博园和爨底下村。

3. 为响应低碳环保的要求，开展了主题为“勤俭节约、变废为宝，低碳生活、保护环境”的手工兴趣小组活动，先后60多人次参加活动。

4. 全年有700多人次参加中心老干部合唱队活动。

5. 推荐2人次到兄弟单位授课，传授知识。推荐1位老同志参加卫生计生委老年舞蹈队。推荐机关老干部排练的舞蹈到卫生计生委演出，受到了委领导和老干部的好评。

6. 协助召开《以史为镜　光照未来》丛书编委会、征稿定稿会、各小组组稿会，与作者沟通联系、征集稿件、整理编印等工作，做好经费的使用和管理。

7. 认真完成中心离退休干部数据库的统计工作。

【加强老干部工作队伍建设，不断提高服务管理水平】 中心重视和支持老干部工作，面对着中心离休干部整体进入高龄期，退休干部数量越来越多、居住越来越分散、离退休干部需求差异化，以及离退休干部诉求多元化、多样化的情况，为离退休干部过一个幸福、安宁的晚年提供更好的保障，提供更多精细化、个性化管理和服务，老干部工作任务更加繁重。中心把热爱老干部工作、对老干部有感情的同志充实到了老干部工作的队伍中来，优化了结构、增强了活力。中心定期上会研究部署，及时解决老干部工作遇到的困难和问题。老干部工作领导小组充分发挥组织、协调作用，离退处也认真履行职责。与有关各部门沟通协调，密切配合、相互支持，形成工作合力，在中心营造关爱老干部、支持老干部工作的良好环境，顺利完成了工作任务。

（田占平）

安全保卫管理

【综合治理工作】 在中心党委的直接领导下，中心内建立了“社会治安综合治理委员会”“稳定领导小组”“防火安全委员会”等安全组织，保卫处在各委员会的领导下，组建了义务消防队，制订紧急情况预案，积极开展综合治理工作，落实社会治安综合治理责任制，全年未发生任何刑事、治安案件和火警事故，维护单位、社会稳定，保障正常工作秩序，较好地完成了上级交给的各项任务。

【全力做好党和国家领导人来中心视察的安全保卫工作】 4月份，国务院总理李克强、副总理刘延东来中心视察。保卫处在时间紧、任务急、人员少的情况下，积极协助中央警卫局，精心组织，圆满完成了党和国家领导人来中心视察的安全保卫工作。

【加强消防安全教育，开展消防安全工作】

1. 加强消防安全教育。为提高中心职工的安全意识，保卫处在深入宣传消防四个能力建设的基础上，5月23日，聘请消防专家举办了消防知识讲座，组织中心义务消防队、保安、物业人员，进行了消防水枪喷水演练。11月9日，组织举办了消防知识有奖问答活动，中心机关全体职工进行了消防知识测试。通过举办上述活动，扩大了消防安全工作的影响，提高了职工消防意识和处置初期火灾的技能。

2. 开展消防安全工作

（1）建立健全安全防火制度。建立了检查机制，设计制作了中心安全检查工作记录表，每月不定期的组织有关人员开展安全大检查，及时堵塞漏洞、消除安全隐患。

（2）组织安全督导、检查。在元旦春节等重大假日、全国“两会”等重要敏感时期，以及秋冬火险高发季节保卫处组织相关处室对直属单位进行安全督导，开展专项检查，及时消除各类安全隐患21处。

（3）维修消防器材。5月份，对中心园区、南纬路的消防器材进行维修保养，更换700余具灭火器。

（4）11月份，完成了昌平园区所有中控室的设备更新改造工作，有效提成了园区整体安全防范水平。

【交通安全管理】

1. 加强职工交通安全教育，特别是驾驶人员，强化安全意识，提高自觉遵守交通规则的自觉性。

2. 按照地方交通安全委会要求，国家、地方重要活动期间，做好车辆限行工作。

【加强节假日，重大活动期间的安全保卫工作】 认真贯彻上级有关指示，提高广大职工的安全意识，对于国家卫计委及地方政府有关加强重大节日、重大活动期间安全保卫工作会议精神和指示我们及时向各直属单位、有关部门和广大职工进行传达，并开展安全生产督导检查，确保迅速贯彻落实。

（陈峰、侯惠亭）

后勤管理与园区运营

【行政管理工作】 新址管理办公室逐步承担了后勤管理处的工作，截至2013年9月，后勤处已将全部工作移交新址办承担。

1. 中心公共国有土地、房产、车辆的资产管理。3月份，后勤管理处移交了中心机关公有车辆的资产管理工作，对中心73辆公车的资料进行了规范整理，并配合规财处多次为卫生计生委上报车辆资产情况。为中心病毒病所、辐射所、营养食品所、职业卫生所等单位办理了车辆申报工作；为机关实验室管理处、应急中心、新址办等处室的老旧车辆办理了报废手续。8月份，后勤管理处移交了中心公共国有土地、房产的相关证件，并进行了登记管理，完成2012年度土地房屋决算汇总工作。

2. 中心职工公有住房档案管理。职工公有住房档案管理方面，针对职工已购公有住房上市、住宅产权人姓名变更情况，进行了审核上报工作。完成了中心产权17栋楼889户职工住房的维修资金账表编制、信息录入工作；完成中心产权职工住房上市、过户前的相关手续审核工作。

3. 职工物业费、供暖费管理。8月份，后勤管理处移交了中心机关职工住房供暖费、物业费报销前的审核工作。自9月份开始，承担了机关职工住房供暖费、物业费报销前的审核工作，共为152名职工审核供暖费、物业费单据304份。

4. 献血与计划生育管理。办理计划生育服务证15份，独生子女补助费发放手续16份，独生子女父母一次性奖励费发放手续4份。组织中心机关及直属各单位完成2013年向贫困母亲献爱心捐款工作，总计捐款25 403元。顺利完成2013年北京市献血中心分配给中心的5人无偿献血的组织工作。

5. 医疗管理。承担中心在职及退休职工的医药费审核工作，每月受理报销医药费职工约80余人次，审核药费清单约600张。6月份，开展了中心领导体检工作；8—9月份，完成了机关职工共计520人的体检工作。

协调管理园区医务室工作，多次与传染病所研究讨论解决方案，为调动医务室人员的工作积极性出谋划策，保证了医务室的正常运转。

6. 人防及节能减排管理。在雨季来临前6—8月份，提前做好了中心的防汛工作。对中心昌平园区进行了防汛沙袋的准备和人员培训。针对病毒所、辐射所、南纬路办公区、潘家园办公区人防工程的特点，与中心主管领导一起进行了督导检查，针对发现的问题，提出了整改意见和建议，保证了2013年中心人防工程管理及防汛工作平稳有序。

汇总和审核中国疾病预防控制中心能源资源消耗统计数据，并定期报送国家卫生和计划生育委员会。开展节能宣传工作，采取有效的节能措施，配合北京市发改委和统计局完成节能监测工作和“碳排放”报送工作。

【应急保障工作】 3月份，部分省份发生了H7N9病例，作为一种新发传染病，中心高度重视并成立防控领导小组，作为后勤保障组的组长单位，全力以赴为防控工作做好后勤支撑。4—6月，处室每天均有人在单位值班，从餐饮、住宿、通勤等多方面，保障H7N9防控工作的顺利开展。

7月份，接到中心在8月初到张北进行卫生应急拉练的任务后，作为营地建设与保障组、生活保障组的组长单位，全处同志齐动员，在保障处室常规工作的同时，加班加点开展各项保障工作。为保证拉练的顺利进行，多次前往拉练现场查看地形、布置现场，从营地建设、现场生活方面保证了拉练工作的顺利开展，得到卫生计生委应急办领导的好评。

【园区运转工作】

1. 工程运行工作。园区给排水系统、供电系统、空调系统和电梯等系统运转正常，完成了热水和蒸汽锅炉更换、主楼和动物楼配电室电容更新、中央空调系统初效和中效过滤器更换、冷却塔填料更换、抢修蒸汽管道、应急演练等工作。楼宇自控系统、安防和消防系统保持良好状态，系统运行值班制度严格执行，维护工作正常开展。冬季供暖系统运行正常，保证实验室蒸汽和生活热水的供应。全年共计接听报修电话3326次，其中维修2954次。

2. 通勤运行工作。租用通勤班车18辆，结合中心自有班车15辆，聘用14名驾驶员，承担昌平园区通勤运行工作。截至2013年年底，总计出车10 997万余次，接送乘客41.9万人次，安全行驶80.57万公里。

根据班车4年来运行的实际情况，结合职工的意见和建议，开展了班车线路优化工作，现已对南纬路、西经路等5条线路进行了优化。同时，从细节上加强了班车安全行驶的规范管理。

3. 餐厅运营管理工作。2013年，完成了餐厅供货商的招投标工作，进一步修订和完善了餐厅各种管理制度和工作流程，达到了人员管理规范化，餐厅经营程序化，在保持了以往品种的基础上，对今年的所有菜品都进行了成本核算。较好的保障了职工正常用餐及会议餐供应，全年未发生安全生产及食品安全事故。

在饭菜品种方面，增加了面食的品种，在计量上也同时考虑到学生、男女职工的差异，分出大份儿和小份儿，以满足职工不断增加的需求。

4. 公寓、会议室及洗衣房管理工作。规范管理，严格要求，狠抓员工的培训教育，强化员工队伍素质，不断提高服务水准，得到职工广泛认可和好评。专家公寓共销售10 907间，接待境内外宾客1.4万人次，外宾达40人次；会议服务1665场次，共接待内外宾客2.9万人次，大型会议110次，茶歇20次；洗衣房洗涤公寓及餐厅布草3.5万件。客房日使用率平均为45%以上，较去年同比上升5%。

5. 保洁运行工作。加强业务培训，提高从业人员职业道德和职业素质，圆满完成了中心综合楼、动物实验楼、公寓楼、后勤楼、餐厅、外围园区、性艾中心办公楼、病毒病所办公楼、传染病所新楼等日常保洁工作，及实验室垃圾清运工作。

6. 园区绿化工作。完成园区绿化环境养护招标工作，制订详细的日常养护计划并依照执行，养护工作平稳而有序。根据园区的生态环境制定了相应的绿化应急预案；根据人工湖水质情况投入鱼苗，改良人工湖水质环境；规划并开始实施园区防风林的种植，更换园区枯树，改造园区部分绿化环境。

7. 邮件收发工作。每月平均收发各种文件，材料，报刊信函约7000件，承担卫生部及各附属单位文件交换往来约2万余件，无不良投诉及反映。

【其他工作】 全力完成中心办、党办、纪检监察室、政研中心等各个部门安排的各项工作，积极参与工会的各种活动，严格办公室内部管理。

（谭吉宾、杜光、杜娟、王晓雪）

党 群 工 作

【党委工作】

一、宣传贯彻十八大和十八届三中全会精神，推进学习型党组织建设

1. 落实党委理论中心组学习计划。做好举办领导干部素养和能力建设培训、教育实践活动培训会、干部推进医改工作培训班等，组织举办了学习党的十八大精神、深化医改、群众路线教育和强化党风廉政建设等主题的4次中心组学习扩大会。

2. 落实以会代训学习会，研讨重点工作。1月，召开2013年中心党建工作会暨十八大精神学习讨论会，传达了中央国家机关工委和原卫生部的党建会议精神，部署了2013年中心党建工作。12月，组织召开党的工作会议，深入学习贯彻党的十八届三中全会精神，研讨2014年党建重点工作，以党委书记梁东明同志导学、17名党务干部及党员代表畅谈心得的形式，深入学习《决定》内容，并结合新形势和新任务畅谈了2014年的重点工作和创新设想。

3. 加强党务干部学习与培训。按季度定期召开4次党办主任会议，利用共同交流的平台，学习党的十八大精神、PPT制作流程与技巧、时间管理、新闻写作等知识。组织中心党员干部职工参加中国共产党新闻网“学习党的十八大报告和党章知识竞赛”、中央国家机关工委组织的“我与十八大”征文等活动，发挥党员干部的引领示范作用，提高中心广大职工的学习热情。

二、落实“学习党的十八大精神，谱写中国梦疾控篇章”系列活动

1. 寓教育于党的各项活动中。6月25日落实党委工作安排，组织120名各级党员干部代表开展“走进清华校园　坚定理想信念”主题党日活动，参观清华大学校史馆、倾听清华大学马克思主义学院副院长肖贵清教授题为“《共产党宣言》与中国梦”的主题讲座。

2. 读书谈心得，共筑中国梦。7月，组织举办了约100人参加、24名选手角逐的“读书谈讲心得”演讲比赛活动，强化了善于学习和思考的习惯。在此基础上，12月，邀请北京医院、中日友好医院、中华医学会、人才交流中心、人口宣教中心、人口出版社和北医三院等7个兄弟单位和中心共10名选手同台交流读书心得，畅谈工作感受。

3. 分片区交流，增进学习效果。组织中心在京10个直属单位和机关一、二总支分成三组开展分片区互动式学习。截至11月底，共有9个单位围绕“诚信为本，提高科研水平”“突发公共事件与媒体沟通管理”“科技传播中的写作技巧”等多个主题开展理论专题讲座和学术研讨，累计共779人次参加了学习培训。

三、落实党委工作部署，夯实组织基础

1. 落实“两个代表”“两位委员”推荐选举工作任务。11月，按照国家卫生计生委直属机关临时党委关于第一次党代会选举工作的相关部署和中心党委的要求，顺利推选出125名代表，召开中心党代表会议，选举产生21名中心出席国家卫生计生委直属机关第一次党代会代表，并完成中共卫生计生委第一届直属机关党委委员（12名）和纪委委员（10名）推荐提名任务。

2. 落实处级干部培训班计划。动员党员干部积极报名参加卫生部党校一年两期处级干部培训班学习，并明确注意事项和交接工作要求，保证了参训干部能够认真学习政治理论，又能兼顾重要工作不受影响。

3. 落实基层党组织建设任务。指导帮助性艾中心党委顺利完成了党委、纪委换届选举工作，就报告、选举办法、程序、可能出现的问题等等，多次研讨商议，并会同人资处对拟任干部进行考察，顺利选举产生了性艾中心新的委员会和纪律检查委员会并通过党内选举配齐了领导班子。

4. 落实在救灾防病一线建立党组织工作。四川雅安地震发生后，及时帮助在一线建立了临时党支部，发挥党组织的战斗堡垒作用，带动了一线队员积极靠拢党组织，积极主动完成灾区救灾防病工作任务。

5. 加强组织日常管理。严格按照党内制度，收缴、使用和管理党费。加强党内统计工作，在规定时间内完成全部信息统计和报表上报工作。严格控制党员发展质量，2013 年共发展党员 7 人，预备党员转正 32 人。

四、做好疾控分会秘书处工作，发挥思想政治工作的作用

1. 对会员单位进行了重新登记，筹备召开了疾控分会常务理事会和二届二次理事大会，讨论通过了新入会的 13 个会员单位、变更的 26 名理事、调整变更的 3 名副会长名单，审议通过了调整的 11 名常务理事名单。邀请黑龙江农垦管理干部学院院长逄金明作“历久弥新的北大荒精神”的报告，安排 9 家基层文化建设特色突出的疾控机构作大会交流。

2. 组织落实各会员单位“学习贯彻党的十八大精神　提高思想政治工作科学化水平”的主题征文活动，收到 377 篇论文，组织评出一等奖 12 篇、二等奖 65 篇、三等奖 88 篇，优秀奖 212 篇，“优秀组织奖”单位 7 个。

五、抓住机遇，扩大宣传

1. 抓住对外宣传机会。依委直属机关临时党委推荐、中央国家机关的要求，中心参加“为民、务实、清廉”典型事迹报告会演讲者的竞争，在工委宣传部和委直属机关临时党委领导的指导下，寻求健康报社记者、中央团校演讲专家的具体帮助，按要求提供了简介、先进事迹、相关照片、演讲稿、展示电子版等 5 个材料并参加网上展示，获得了中央国家机关工委典型事迹报告会 8 个入场券之一。

2. 扩大宣传渠道。把握与工委宣传部同志讨论修改演讲稿的机会，介绍我中心自非典以来成功应对各类突发事件，在重大自然灾害的救灾防疫工作中所发挥的重要作用。促成了中央国家机关工委宣传部与人民网•中国共产党新闻网联合开展“切实转变作风、密切联系群众”系列报道，于 2013 年 11 月 21 日在人民网•中国共产党新闻网和群众路线网同时刊登走进被称为“人民健康卫士”的中国疾控中心。

3. 做好疾控工作先进事迹报告会的准备和会务。利用疾控分会平台，挖掘先进典型代表，并借鉴中宣部举办先进人物事迹报告会的形式，邀请了山西省、河北省唐山市疾控中心的代表讲“大山深处的防疫员—王元林”和“四十年春秋疾控情—姚祥”，帮助中心病毒病所王大燕、免疫中心尹遵栋作“捕获病毒的猎手，人民健康的卫士—病毒病所”及援非和援疆工作的所做所想所感等 4 个主题报告，弘扬了疾控战线干部职工爱岗敬业、无私奉献的精神。

六、强化法制观念，切实加强精神文明建设

结合疾控业务开展多种形式的普法教育活动，并进行了“六五”普法中期自查考核工作。年底，对照国家卫生计生委文明办提出的“五个一”创建内容，组织直属各单位对照中央国家机关文明单位创建工作要求进行检查，并上报了审核表和自查材料。

七、坚持走访慰问，维护单位和谐稳定

做好重大节日、重要活动的维稳工作，组织安排稳定值班200人次；落实节日走访慰问困难党员、老党员、老干部工作。

【纪委工作】

一、组织学习贯彻上级会议精神

2月份，召开了中心纪委第一次扩大会议，传达学习十八届中央纪委第二次全会和2013年全国卫生系统纪检监察暨纠风工作会议精神，并在学习基础上，结合工作实际，制订年度工作计划。中心直属各单位党委（总支、支部）在不同会议上组织党员、干部学习讨论，相应提出本单位工作措施，并认真抓工作落实。7月底，在驻委组局召开的部分司局、直属单位上半年工作会议上汇报工作，李熙组长对中心纪检监察工作给予了肯定并作出重要批示。

二、组织开展反腐倡廉教育活动

1. 组织开展对领导干部的廉政教育。7月11日，借中国疾控中心干部培训会之际，邀请朝阳区检察院反贪局部门领导向中心与会处级以上干部作了以“预防职务犯罪”为题的警示教育专题讲座。中心纪委重视抓干部廉政法规的学习，坚持每年不定期提供学习读本和材料，如，12月份，为每位处级干部提供了《卫生计生系统党员干部廉政手册》学习读本。各直属单位也重视领导干部的学习，辐射安全所继续将《廉政准则》等党内主要法规作为今年所各级干部学习的重点，并开展贯彻执行《廉政准则》情况专项检查。

2. 抓好廉洁从业学习教育活动

（1）学习贯彻《事业单位工作人员处分暂行规定》。4—5月份，先后组织了《暂行规定》知识答题和知识竞赛两项活动。全中心2022名干部职工参加了答题活动，参与率达97%。其中，副处级以上干部的参与率为100%，在各单位组织学习答题的基础上，中心纪委牵头，组织直属各单位及机关第一、二总支组成12支参赛队，开展知识竞赛。李熙组长对中心的做法给予肯定，批示驻委监察局编印工作简报专刊进行宣传推广。

（2）制定《中国疾病预防控制中心工作人员行为规范（试行）》。根据驻委组局和中心领导的指示与要求，在《疾病预防控制系统专业技术人员行为规范》（代拟稿）基础上，广泛征求意见，并对其内容、文字反复讨论修改，经中心主任办公会议审议通过，2013年12月下发实施。

（3）抓好常规性的学习、宣传、教育工作，持续为各直属单位发放《党风廉政建设》等学习资料；坚持办好中心OA“廉政教育”专栏和《中国疾控中心报》廉政专栏。各直属单位、机关各处室也重视抓廉洁从业学习教育工作，职业卫生所针对廉洁从业教育材料所列事例，开展学习讨论活动。中心传染病防治处、应急中心定期组织处内职工集中学习有关反腐材料、观看廉政视频。信息中心将廉洁从业教育纳入新职工培训工作中。

3. 抓好纪检监察干部自身学习。选派纪检监察干部参加驻委组局和监察卫生分会举办的三期纪检监察业务培训班；选派纪监干部参与全球基金项目的督导检查；应邀参加业务部门、直属单位有关会议，了解熟悉中心各项业务工作，介绍中心纪检监察工作及其成果，开展反腐倡廉宣传教育工作。

三、协助党委改进工作作风

1. 贯彻落实“八项规定”。及时公开举报电话；转发中办、国办、中央纪委有关中秋国庆和元旦春节等节日期间严禁公款宴请、购买各种节礼等重要文件，组织中心各级党的组织

学习有关文件精神，认真做好中央“八项规定”的落实工作。各直属单位认真贯彻落实“八项规定”，寄生虫病所3月份开展厉行节约、反对浪费自查工作、5月份组织公务接待公款宴请自查工作和公务用车自查工作，9—10月组织中秋国庆落实廉洁自律和厉行节约自查工作，通过开展一系列专项自查以确保八项规定落到实处。

2. 开展会员卡专项清退活动。6月份召开第二次纪委书记扩大会议，学习贯彻驻委组局有关会议精神，并组织自查自纠，在规定时间内完成《清退情况报告表》填报工作，全中心43名纪检监察干部作出了零持有报告。

四、履行监督检查职能

1. 领导班子执行“三重一大”事项集体讨论决定制度情况。中心各级领导班子高度重视“三重一大”制度的贯彻落实，并将落实“三重一大”集体决策制度作为加强党风廉政建设的重点，在思想上认识到位，制度上加以保证，严格程序，抓好落实。今年，中心及各直属单位研究“三重一大”集体决策事项160余项。会议都形成会议纪要，同时在本单位内网公开，接受职工监督。

2. 严格执行党风廉政建设责任制。据统计，2013年，中心两级领导班子集体研究反腐倡廉工作次数50多次，党政主要领导部署反腐倡廉重要工作50多次，班子成员组织分管单位、部门研究部署反腐倡廉工作30次。为落实新修订的《中国疾病预防控制中心党风廉政建设责任制实施方案》(以下简称《责任制实施方案》)，在年初召开的中心工作会议上，中心王宇主任、梁东明书记在工作报告中对各级党政干部职责范围内所担负的党风廉政建设责任给予强调和明确，要求直属各单位认真落实《责任制实施方案》。各直属单位领导坚持逐级签订责任书的做法，将各自分管科室的业务工作和廉政建设一起抓，践行“两手抓、两手都要硬”和“一岗双责”的规定。传染病所对年度考核不合格的部门负责人，纪委以“建议书”的形式，建议所党委或所务会，在所内通报批评，并取消该部门和部门负责人在本年度的评先评优资格。环境所制订了《〈建立健全惩治和预防腐败体系2013—2017年工作规划〉具体分工方案》。改水中心制订了《改水中心2013年党风廉政建设和纠风工作任务分工意见表》，妇幼中心结合本单位实际修订了《妇幼中心党风廉政建设责任制实施办法》和《妇幼中心党风廉政建设责任分解及任务分工安排》。

3. 坚持廉政谈话制度。完成全年对新提拔的中心管理干部的任职廉政谈话工作。按照干部选拔任用监督工作的有关规定，认真做好在党委常委会讨论前向干部人事部门书面反馈纪检监察部门意见工作。各直属单位坚持谈话制度，开展任职谈话及诫勉谈话51人次。

4. 认真做好对招标采购工作的监督

(1) 会同设备条件处，今年在招标采购中实施三方签署廉政承诺书制度。2013年7月，与中心设备处合作，在中金招标有限责任公司举行招投标三方签订廉政承诺书仪式，并作了制度性规定。现在，签订三方承诺书做法已在各项公开招标活动中推行。李熙组长对中心的做法给予肯定，并作出重要批示。

(2) 坚持做好现场监督工作。2013年，中心本级纪检监察部门参与抽取专家、开标、评标200余次，完成采购项目85项，中标金额约1亿元人民币。中心设党委、纪委的直属单位均设立了监察审计室，在招标采购监督方面，审计部门与监察部门加强配合，结合工作实际，研究探索招标采购监督管理畅销机制，传染病所针对试剂耗材使用量较大和品目较多、较为分散、难以集中采购和监管等难题，建立《科研试剂耗材及相关服务采购管理信息平台》，对入围供应商进行公开招标，采购过程和价格公开、透明，并具有比价和竞价功能，以提高监察、审计、设备条件等部门对采购环节的监管力度。性艾中心、营养食品所、改水中心梳理政府采购监督管理工作中存在的薄弱环节，并针对薄弱环节采取了相应的完善措施。

5. 进一步推动廉政风险防控工作

（1）开展学习调研。2013 年 3 月，组织中心办、财务、人事、性艾中心等部门和单位负责人，赴山西晋中第一人民医院学习调研，结合学习调研和中心实际，在调研报告中提出进一步推动中心廉政风险防控工作的建议。

（2）进一步完善直属单位权力目录和权力运行流程图。上半年，对 11 个直属单位报送的《权力运行流程图》对照其《权力明晰表》进行多次审核，进行整理、比较，为便于监控操作，下发《关于对直属单位权力明晰表调整意见的通知》，对有关废止权力、相同或相近权力的名称、廉政风险等级的调整等进行工作指导。9 月份，经中心主任办公会审核通过，各直属单位权力明晰表与权力运行流程图批复下发。

（3）制定了《中国疾病预防控制中心权力运行公开与监控暂行规定》（以下简称《暂行规定》），已于 2013 年 9 月下发实施，并组织各直属单位监审室主任和非独立法人单位负责人对《规定》进行逐条解读与集中学习。各直属单位积极推进廉政风险防控工作，分别在所长（主任）办公会、中层干部会议上学习、宣传《暂行规定》，指定各科室信息发布人员，有内网条件的直属单位如辐射安全所、改水中心已将《权力明晰表》及权力运行流程图公开在内网上，逐步推进 A 级权力网上公开。环境所制订了《环境所权力运行公开与监控工作手册》，并组织权力运行信息管理员专题培训。病毒病所制订了《病毒病所权力运行公开与监控实施细则》，落实各处室开展相关工作。结核病预防控制中心制定《职工工作手册》，研发《结控中心办公软件平台》系统，用“制度＋科技”规范权力行使。

6. 开展中心惩防体系建设检查。为进一步推动中心惩防体系建设，10 月份，以中心纪委名义下发通知，结合各直属单位、非独立法人单位和机关处室的工作实际，明确了具体检查内容，制作下发了内容各异的自查统计表。督促中心各单位在 11 月底完成了自查工作。至 2014 年 1 月中旬，根据直属单位召开群众路线教育实践活动民主生活会计划安排，中心纪检监察室牵头组织中心办、党办、人资处组成的联合检查组，采取召开座谈会、问卷调查、查阅文件资料、实地察看 A 级权力公开运行情况等方式，对中心各单位惩防体系建设等工作作了比较全面的检查。

【群工工作】

一、工会工作

中心工会结合党的十八大报告中对群团组织的要求，以学习贯彻中国工会十六大精神为契机，加强中心民主管理建设，组织开展健康有益的文体活动，帮扶困难职工，反映职工合理诉求，创建和谐工作环境。

1. 完成 2096 名在职会员的重新登记审核；统计中心 12 名全国劳模荣誉称号获得者基本情况；完成了 2013 年度基层工会组织统计报表工作。

2. 组织 1980 名会员参加了学习党的十八大精神知识问答活动。组织直属各单位 11 名工会干部参加卫生部干部培训中心职工民主管理培训；组织 9 名直属单位工会主席参加国家卫生计生委直属机关工会中国工会十六大精神培训班学习。

3. 开展2012年度职工评家自查工作，7个单位达到了合格职工之家标准；考评直属单位工会主席，均在称职以上。

4. 指导营养食品所和机关两个工会组织开展委员增补、换届选举等工作。

5. 慰问生病住院、一线挂职锻炼、献血、家庭困难等情况职工共计52人次；为6名职工申请中央国家机关阳光助学金3万元；向8名特困职工发放中央国家机关补助金慰问1.7万元；向15名院士、全国劳模、一线挂职锻炼干部、失独家庭和去世职工家属发放慰问金或慰问品1.4万元。

6. 反映职工合理诉求，向有关职能部门反映职工餐厅、班车、体检、职工带薪休假制度落实等意见和建议。

7. 3月，联合广西疾控中心共同举办了全国疾控系统“八桂杯”太极拳邀请赛，26支参赛队伍，140人参赛；9月，依托中心羽毛球协会平台，举办2014年度中心羽毛球比赛，两天预决赛约有260人参加了团体和个人赛；组建中心乒乓球队参加国家卫生计生委直属机关第一届乒乓球比赛，信息中心付罡获男子单打第二名，中心获团体第三名成绩；中心朱炳立等6名羽毛球爱好者代表国家卫生计生委参加中央国家机关“公仆杯”比赛获优异成绩。组织机关职工新春联欢会、三八妇女节风采展示活动、六一儿童节亲子活动、职工暑期休假游活动、八一军转干部慰问活动，以及慰问当年退休职工等一系列活动。

8. 推荐李黎同志获第七届首都民族团结进步先进个人，推荐改水中心获“中央国家机关模范职工之家”称号，推荐王瑜同志获中央国家机关优秀工会积极分子。

9. 开展学习党的十八大“书香三八”征文活动，16名女职工分获中央国家机关和卫生计生委奖项；组织969名女职工参加《女职工特殊保护条例答题》；开展了在国家机关女干部职工中开展“职工转变，改进作风 深化改革”献计献策活动，27名女职工参与献计献策，7名女职工获奖；在中心昌平园区设立“母爱十平方”母乳喂养室。

二、共青团工作

中心共青团工作围绕中心，服务大局，结合青年特点，组织活动，凝聚人心，搭建青年成长舞台，推选身边榜样，激励他们本职岗位建功立业。

1. 以庆祝建团91周年为契机，举办“青葱梦 疾控情”我与中心共奋进主题团日活动，10名青年演讲我的疾控青葱梦，自编自演10个节目庆祝五四青年节，组织160名团员青年进行登山比赛。

2. 组织13名中心团委委员和直属各单位团组织负责人进行团的十七大精神培训；完成2012年度共青团统计报表工作。

3. 从中心13名青年中推荐病毒病所副研究员田婵参选“全国青年岗位能手”，申报中心团委评选“中央国家机关五四红旗团委”。

4. 举办主题鲜明团日活动。以“小手拉大手”为主题，开展捐助河北涿鹿下洪寺村小学志愿服务活动；通过设立感恩墙、回收废旧手机等活动增强机关团总支活力；支持2个学生团支部开展缅怀革命先烈等活动。

5. 推荐结控中心赖钰基参加中国梦座谈会，推荐慢病社区处高欣赴安徽阜阳参加关爱贫困女孩活动，组织5名青年志愿者参加“你在他乡还好吗”公益活动，承办国家卫生计生委直属机关临时团委走进“疾控中心”主题团日活动，来自新组建的卫生计生委直属机关70余名团干部参加了活动。

三、统战工作

协助民主党派基层组织自身建设；推荐九三学社疾控支社马冠生主委参加中央国家机关民主党派党的十八大精神学习培训班，推荐病毒病所董小平作为侨眷代表参加中央国家机关第三届归侨侨眷代表大会；完成143名统战人员信息资料更新。

四、职工民主管理

12月17日，中心召开第一次职工代表大会，审议并通过中心工作报告和财务工作报告，听取中心园区一期和二期工程建设报告，通过了《中国疾病预防控制中心职代会工作制度》，选举产生了主席团成员，成立了中心职代会维权工作委员会、评议监督委员会和提案审查委员会，开启了中心民主管理新篇章。

（孟宪平、曾彦、白雪平、田申、李新焕、刘海龙）

第三部分　直属单位工作概况

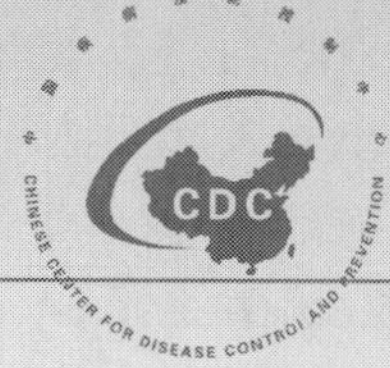

传染病所

【疾病控制工作】

1. 与时俱进，在继续做好46种细菌性传染病实验室检测技术储备的同时，积极拓展新领域的探索研究，提高新发、突发传染病的应对能力。

我所承担46种细菌性传染病的相关疾控任务和媒介生物控制工作，2013年继续开展实验室检测技术储备日常工作，完成全国监测工作菌种复核及监测报告撰写、数据分析、监测技术评估等，为不断完善疾病监测网络提供技术支持。同时继续在罕见病原、新病原、动物源性病原体的监测工作方面开展探索性研究。全所相关专家共同完成《疾病预防控制60年》十个章节、《传染病控制手册》细菌性传染病部分的撰写。

2. 认真做好卫生应急保障工作，积极参与各项国家卫生应急队伍演练以及重大的防病救灾工作。

(1) 完成应急储备物资更新和轮储。根据我所工作任务及细菌性传染病的疫情特点，完成编制《传染病所2013年应急储备物资更新和轮储》目录，配合应急中心完成了集中采购专家论证工作，目前招标工作正在进行中。

积极配合中心完成国家应急队伍建设项目传染病控制类设备采购工作，目前所有传染病控制类仪器已采购完毕，部分完成安装调试工作。

(2) 积极参与各项国家卫生应急演练。作为传染病控制的主要技术支持力量，我所全程参加了中国疾控中心国家卫生应急队伍演练的前期准备、方案制定和事后评估，派出三个移动实验室方舱、相关保障人员和实验室技术人员共计11人参加了8月5—7日的张北演练；派出移动实验室参加了9月26日的国家卫生计生委国家卫生应急队伍演练。

(3) 及时有效地处理突发公共卫生事件。一年来，我所及时派员参加了四川雅安地震、甘肃定西岷县和漳县地震防病救灾工作，参与了云南登革热疫情处置工作。

四川雅安地震，我所阚飙副所长作为四川芦山地震救灾防病第二批协调组组长奔赴芦山灾区现场，开展卫生应急防疫。“7•22”甘肃岷县地震，我所派出王多春研究员作为传染病防疫队员，于次日到达受灾最严重的岷县，协助当地CDC建立了针对腹泻、呼吸道等病原为主的传染病病原分子快速检测技术，对检验人员进行了培训（培养分离和核酸检测）。2013年我国登革热疫情严重，全国报告病例近5000例（本地病例约占90%）是2012年的10

倍。我所媒介生物控制室相关工作人员作为国家卫计委专家组成员，分别到广东中山市、云南省西双版纳州景洪市、勐腊县和勐海县、德宏州瑞丽市参与了登革热疫情处置。我所先后共派出9人次到达一线，参与完成9项应急处置方案，开展了登革热媒介预防控制技术、登革热媒介伊蚊孳生地入户调查技术与技巧等培训，共培训1520人次。

【科教、外事工作】

1. 增强科研能力，改进科研管理，为疾控工作的开展提供强有力的技术支撑。

（1）科研项目及科研经费保持良好增长势头。2013年，全所在研课题102项，新申报课题44项，中标课题34项。2013年申请获批科研经费约为7100多万元，到位科研经费约为6900万元。获得成果奖励3项，分别为中华医学科技奖三等奖1项，兰州市科学技术进步奖一等奖1项，福建医学科技奖（恒瑞杯）三等奖1项。

（2）高质量的学术论文不断产生。科研水平逐渐提升。2013年我所共发表论文210篇，其中发表英文120篇，被SCI收录117篇，影响因子合计约为472.695。出版论著2部。分别为《常见传染病知识问答》（主编：徐建国，科学出版社）和《鼠疫实验室技术手册》（主编：夏连续、海荣，北京出版社），获得发明专利授权8项。

具有代表性的高质量的科研论文不断产生。徐建国院士在国际权威期刊《The Lancet》发表了《关闭具有活禽的农贸市场，预防大城市发生人感染H7N9禽流感》的评论文章，对我国H7N9禽流感防控策略进行了深入探讨。人兽共患病室在《PLoS Pathogens》上发表了《蝙蝠是汉坦病毒的宿主》的学术论文，并被作为该期刊的封面论文。传染病诊断室在《Helicobacter》杂志上发表了学术论文，《中国医学论坛报》对此做了整版介绍。以及结核病室与其他单位合作在《Nature Genetics》发表了论文，揭示结核分枝杆菌耐药新机制。科研水平的不断提升，为疾控工作的开展提供了强有力的技术支撑。

（3）改进科研管理，倡导诚信科研。2013年我所成立了伦理委员会，并制定完成了《传染病所伦理审查委员会工作章程》及《传染病所伦理审查委员会工作程序实施细则》，改进了我所科研课题的管理。积极倡导诚信科研，开展科研诚信教育，提高学术道德。

2. 进一步做好教育培训工作，加强研究生规范管理。2013年我所在读研究生76人，其中博士研究生26人，统招学术型硕士研究生29人，全日制MPH硕士生17人，在职MPH硕士生3人，协和公卫硕士生1人。2013年共录取各类研究生23人，其中博士生7人，统招学术型硕士生9人，全日制MPH硕士生7人。2013年取得博士学位9人，硕士学位14人，MPH学位8人；招收外校联合培养研究生19人。2名博士生（白向宁、徐嘉良）获得优秀毕业生，赵红庆、周妍妍2人分别获得中国疾控中心优秀博士学位论文三等奖，完成北京市重点学科验收总结工作，出站博士后2人。

组织申报2014年国家级继续医学教育项目8项，举办国家级继续医学教育项目6项7次，举办非继教项目1项。

接收各类进修人员68人。其中中心进修项目人员11人，西部之光访问学者2人，援疆人员5人。

为加强研究生规范管理，实现研究生“自我教育、自我管理、自我服务、自我约束”的思想意识。我所于2013年12月组建了中国疾病预防控制中心学生会传染病预防控制所学生分会。

3. 国际合作交流不断深入，主动搭建国际化的疾控交流平台。2013年我所共办理出访

30批42人，外宾来访4批10人次。2013年我所成功举办首届猪链球菌的国际会议，气候变化与健康国际研讨会，以及传染病应对团山论坛第六届学术年会共3项大型国际学术会议，主动搭建国际化交流平台。

全球超级耐药细菌发现者 Timothy Walsh 教授等19名国外著名学者受邀出席第六届团山论坛，为传染病防控工作提供了大量成功经验与优秀模式。并且传染病应对团山论坛从2008举办第一届至今，已经逐渐发展成为国际交流的品牌会议，逐步建立成为传染病预防控制领域交流、分享、提高的学术大平台。

猪链球菌国际学术会议是猪链球菌的首次国际会议，全世界从事猪链球菌研究的实验室均有参加，具有重要的里程碑意义。

气候变化与健康国际学术研讨会"邀请了多个国家从事气候变化脆弱性与人类健康研究的72名代表参加。其中外宾18人，就当前气候变化面临的问题及在各自领域开展脆弱性评估的方法技术等进行了交流研讨。

【实验室管理工作】

1. 继续加强BSL-3实验室的管理工作。2013年新址5套BSL-3实验室完成认可，分别获得了开展结核、布病、炭疽、立克次体、SARS的活动资格条件。

鼠疫、炭疽和SARS BLS-3实验室完成第二次监督评审，并且严格按照整改意见，对实验室门禁系统加装紧急解锁装置，修改实验室送风机故障时自控系统程序，以满足人员安全撤出要求。协助实验室完成鼠疫风险评估手册的修订，增加了6项风险识别和控制。

对新址BSL-3实验室10套不间断电源（UPS）系统进行彻底检测和维修。

2. 开展生物安全周及生物安全检查工作。2013年开展了主题为"强化风险意识　提高管理质量"的实验室安全周活动，并开展"我为生物安全提建议"的主题征文活动。开展实验室主任座谈、全所各实验室自查和组织专家检查等多种形式的进行生物安全检查工作。对新进入实验室工作的职工和学生进行集中的实验室生物安全操作专业培训，并对实验室意外事故处理、消防逃生等进行应急演练。接受昌平区卫生监督所检查1次，中心实验室管理处检查3次。

3. 加强生物安全培训，强化实验室安全责任意识。全年开展了BSL-3实验人员培训，实验动物从业人员岗位培训，新职工安全培训，组织参加中心室主任安全员培训及全国微生物运输管理培训班。组织多项专题讲座对全所开展生物安全培训。邀请军科院生物安全专家，进行现场考核和指导。设计和制作新标识系统，规范实验室安全操作技术。

4. 统一菌毒种的运输、出入境管理。2013年共办理高致病性菌毒种入境3份，出境7份，合计菌株224株；国内运输16次，合计981株。

5. 组织本年度职工体检工作。组织全所职工323人进行健康检查，并对实验室工作人员保留本底血清。对采集的血液样品进行分离血清，并设立专门冰箱进行保存，实验室工作人员连续第6年保存血清。

6. 规范实验动物管理。编写了实验动物伦理委员会工作章程和程序，2013年办理4份实验室申报使用实验动物中心的伦理审查。

【设备管理工作】

1. 进一步加强科研仪器设备和试剂耗材采购的管理，建立网络化采购管理平台。2013年度完成了1520.75万元的科研试剂耗材及基因测序服务的实物交接及出入库工作；完成了147瓶CO_2管道气体、6340升液氮等的供应工作，确保了实验室工作的正常开展。

为解决科研试剂耗材使用量较大和较为分散、难以集中招标采购和实施监管等难题，进一步加强对科研试剂耗材及相关服务的采购管理工作，2013年我所与首都医科大学开展合作，开发建立了《传染病所科研试剂耗材及相关服务采购管理信息平台》，实行网络化采购管理，并制订了配套的管理办法。率先对全所2014年度入围供应商进行了公开招标，35家供应商取得入围资质并签订年度服务协议。全部科研试剂耗材及基因测序服务的采购工作须通过该网络平台进行，并与项目课题挂钩，便于科研课题预算执行和审计管理。采购过程和产品价格公开、透明，并具有比价和竞价功能，既便于实验室用户选购，也满足了纪检监察、审计、财务和设备条件等管理部门对采购环节监管工作的要求。

2. 完成《2014年实验室仪器设备购置项目》预算编制，及科研设备招标采购。在《2013—2015年实验室仪器设备购置工作规划》的基础上完成了《2014年传染病所科研仪器设备购置项目》的编制工作，预算金额为2923.90万元，评审结果为1313.83万元，2014年执行预算为550万元。

据招投标采购管理规定和工作程序，以公开招标、网上竞价、竞争性谈判等方式组织完成了2700万元科研项目的仪器招标采购工作。

【宣传工作】

1. 认真做好门户网站宣传工作。为迎接我所成立60周年，及时推出了全新改版的网站。制作了建所60周年的网上博物馆，将我所60年的发展历程在展厅实体展示的同时，实现了网络并轨宣传。及时完成建所60年开展的传染病研究高峰论坛和老干部回所座谈2次大型活动新闻宣传稿，所网站、中心网站和中心报均进行了报道。尤其《庆祝传染病所成立六十周年暨"传染病研究高峰论坛"举行》新闻稿，中心报作为头版头条进行了大篇幅报道。

所网站全年发布专题报道4篇，工作新闻20篇，科研新闻5篇。科研动态是网站改版后新增加的一项栏目，虽然新闻数量不算多，但反馈效果良好。近年来随着我所科研能力的提升，学术论文产出良好，网站关于5篇科研论文的报道，在所有栏目中点击率最高，每篇报道的浏览人数至少都在600人以上，有的甚至达到了近千人。

制定完成了《传染病所网站管理办法》，成立了网站工作领导小组及网站管理办公室，明确了职能分工。完成了所门户网站信息发布的审核员和通讯员名单，建立了网站信息发布的运转机制。管理办法的出台，从制度上保障了我所各项网站工作的健康开展，为今后的集中化管理迈进了一步。

2. 逐步建立媒体沟通机制，推进媒体沟通专家库工作。2013年媒体关于我所的工作报道一共21次（原始报道，不包含转载）。其中《健康报》关于团山论坛发布的《超级耐药细菌发现者向中国发出防控建议——筛查入院病人有助加固阻击防线》，《新京报》、《中国科学报》关于SARS十年回顾发布的《疾控之变，直报疫情》和《中国疾控中心：遭遇应急阵痛》，均反映良好，被多家媒体广泛转载。2013年12月，我所徐建国院士光荣当选医药卫生界30年"生命英雄"，《中国新闻网》、《健康报》、《人民政协报》3家媒体相继报道，影响轰动。

2013年共承接媒体采访邀请4项，均认真组织相关专家进行了媒体沟通。完成了《2013年媒体关于传染病所工作报道汇编》及《2012—2013年传染病所承接的媒体采访条目汇编》，为逐步建立媒体沟通专家库奠定了基础。

【党群、纪检工作】

1. 贯彻落实党的十八大工作精神，深入开展群众路线教育实践活动，充分发挥党委政治作用，促进疾控工作的科学发展。我所成立了传染病所教育实践活动领导小组及办公室，制定《传染病所深入开展党的群众路线教育实践活动的实施方案》。组织全所党员和职工开展多种形式的教育实践活动，加强学习、增强党性修养。召开民主座谈会，民主生活会，以多种形式征求党员和群众的意见建议。反复查摆梳理"四风"方面存在的突出问题，共收集意见 80 条，领导班子逐一进行认真分析，查找问题根源，研究制定整改措施。

深入开展谈心谈话活动，班子成员之间、班子成员与分管部分负责同志之间，分别进行开诚布公的谈心谈话，深入查找领导班子和个人身上存在的"四风"问题，班子成员撰写对照检查材料，进一步提高党性修养，着力加强作风建设。

顺利完成卫生计生委直属机关第一次党代会，中心党代会的代表选举工作，并按时上报了选举结果。完成我所党支部换届选举工作，并且支部的划分把业务科室和行政管理科室融合在一起，有力地促进了业务科室和行政管理人员的沟通与融合。助力党的群众路线教育实践活动。

2. 全面推进纪检监察审计工作，建立完善多项廉政制度，为疾控工作健康发展保驾护航。组织学习十八届中央纪委二次全会精神和 2013 年全国卫生系统纪检监察暨纠风工作会议精神。组织观看廉政教育片：《忠诚与背叛》、《坚决反对特权》、《家财莫为子孙谋》和《联中廉》；开展示范教育、警示教育和岗位廉政教育；在纪检监察干部中开展会员卡清退活动；修订并签订《传染病所党风廉政建设责任书》；制定《传染病所权力运行与监控实施细则》。确定各部门权力运行与监控信息上传工作信息员，拟开展权力运行与监控工作。制定《传染病所经济合同统一管理暂行规定》，以及开展经济合同内部审计工作。通过建立完善多项廉政制度，为我所的疾控工作健康发展保驾护航。

3. 组织开展多种文体活动，丰富职工生活。我所工会按照年初的工作计划，结合自身特点，充分调动职工的积极性，组织了"迎国庆健康长走比赛"、组织会员参加"建功十二五、迎接十八大"书法展和中心羽毛球比赛等活动，在一定程度上丰富了职工们的生活。与此同时，还与人事处等部门，不定期对老党员和离退休老同志进行走访慰问活动，所里主要领导亲自带队慰问困难党员、老党员、优秀党员 20 余人，共送去慰问金及慰问品 4348 元，进一步密切了党群干群关系，为党建工作赢得了更多支持。

4. 严格执行计划生育政策。坚持计划生育基本国策和稳定现行计划生育政策不动摇，2013 年我所政策生育率 100%，出生统计准确率达到 100%，避孕节育措施落实率 100%，独生子女优惠政策落实率达到 100%。

【人事工作】

1. 人员管理。截至 11 月底，全所共有职工 266 人，其中行政系列 21 人，专业技术 199 人，工勤 46 人。博士 76 人、硕士 45 人、本科 48 人、专科及以下 97 人。研究生学历人员占全所职工的 45.5%，本科及以上学历人员占全所职工的 63.5%。2013 年，根据工作需要，经干部选拔任用程序，批准任命 7 人为科室正副主任，免去 2 人的室主任职务。组织 197 名应届毕业生进行求职考试及面试，共录用 10 人，其中博士 6 人，硕士 2 人，本科 2 人。2013 年我所调出 4 人，所内流动 5 人，办理退休手续 5 人，返聘 6 人，外聘、续聘 10 人。办理 43 人次出国政审。组织了 28 人参加职称晋升社会评审，其中 14 人通过材料初评并已在网上公示。组织7人参加国管局考工委的工人技术等级考试。对8名符合条件的人员进行考核给予专业技术任职资格认定。

2. 工资管理。完成2013年全所职工在2012年考核合格的基础上，上调一级薪级工资的工作；完成全所252名在职职工2012年岗位聘任后，127名职工岗位工资及福利待遇调整补发。为24名离休及退休人员发放13月工资约5万余元。2013年全所全年共发放高风险补给约59万元。

【财务管理】

1. 开发完成科研项目资金预算管理系统，实现了科研经费的精细化管理。2013年完成了科研项目资金预算管理系统的上线运行，使科研人员、财务人员、有审批权限的领导能够实时查询项目或课题经费各明细预算科目执行情况，使经费执行以课题预算为导向，确保经费执行结果符合批复的预算要求。通过系统对支出实时控制，有效提升了科研经费的精细化管理水平。

2. 各类经费执行良好。从开展的业务工作来看，2013年度又是一个经费收入和支出的高峰年度，年度各类收入合计超过亿元大关，达到1.37亿；各类支出合计1.35亿元。各类经费执行情况良好。

（徐建国、李新威、冯岚）

病毒病所

【工作概况】 2013年，病毒病所在卫计委、中国疾控中心统一领导和安排部署下，在病毒病所党政班子和全所职工的齐心协作、共同努力下，营造积极向上的工作氛围，圆满地完成了H7N9禽流感等病毒性疾病的疫情监测、检测和处置工作，科研成果获得突破、拓宽了国际合作内容和领域，实验室管理渐成体系，在重大病毒病监测与防控、突发公共卫生事件应急处理和实验室技术支持等方面有了长足进步。

【疾控应急工作】

一、按照监测方案要求顺利开展重大病毒病常规监测与防控工作

病毒病所按照流感、禽流感、脊灰、麻疹、脑炎、狂犬病、出血热、发热伴血小板减少、登革热、肝炎、病毒性腹泻、朊病毒病等疾病监测方案及防控工作的要求，积极开展了监测、标本复核、试剂提供、技术指导、培训和督导等各项工作。

1. 疾病监测和常规疾病控制工作

(1) 季节性流感和禽流感监测工作。季节性流感监测工作。开展了常规的季节性流感病毒复核、鉴定工作，并进行抗原性，基因特性和耐药性分析。同时，为全国流感监测网络实验室提供常规流感实验室检测所需的标准检测试剂、技术培训、督导和考核工作。

禽流感病原学监测。截至12月5日，2013年共从全国流感监测网络实验室收检送检的A型流感病毒核酸检测阳性环境标本1532份，经复核其中A型复核阳性标本882份，165份标本为鸡胚病毒分离血凝实验阳性，结果显示中国活禽相关环境中存在多种亚型流感病毒的污染，其中以H5N1和H9N2为主要污染亚型。

截至12月13日，共从地方CDC接收2012—2013监测年度职业暴露人群血清标本12 795份。完成2013年3月之前收到的初检（SRH或HI）H5N1抗体阳性血清90份HI试验复核工作（其中1份复核阳性）。

2013年从我国贵州H5N1禽流感病毒感染病例中分离的A/Guizhou/1/2013（H5N1）因其抗原性与目前该分支中的病毒存在较大差异，已向WHO推荐并被选为新的禽流感病毒疫苗候选株。

完成青海湖地区环境样本禽流感监测项目中共计4098份环境标本的病毒分离工作，共检测到81份HA阳性样本。已检测到H4N6、H13N8、H3N2、HxN6、H5N1、H9N2等6种不同亚型的禽流感病毒。

全国流感监测网络实验室流感病毒核酸检测能力评估。2013年8月对全国408家流感监测网络实验室进行了流感病毒核酸检测考核，406家网络实验提交结果，结果均正确的有386家。

免疫血清的制备。制备完成6株H5N1疫苗株雪貂抗血清，1株H9N2病毒雪貂抗血清，3株H4N6病毒雪貂抗血清及1株H7N9病毒雪貂抗血清。

流感流行病学监测。负责流感/ILI疫情的常规监测及数据分析工作，更新我国病原学及流感活动情况数据库，不定期撰写疫情分析报告；每周向WHO的Flunet网络报告中国流感监测数据；每周搜集整理各省流感监测周报；流感监测信息系统三期测试。

（2）脊髓灰质炎。2013年国家脊灰实验室和全国脊灰实验室网络运转情况。完成了2013年全国脊灰实验室网络各省级疾控中心送检脊灰毒株的型别鉴定及复核工作，目前共完成128例AFP、接触者和健康人共计201株脊灰病毒的鉴定，送检环境中脊灰病毒共完成400余株，此项工作仍在持续；完成了2013年细胞敏感性的常规监测工作，结果显示细胞敏感性均在正常范围内波动；完成了WHO发放的2012年度职能考核标本鉴定工作，顺利通过本年度职能考核；2013年6月组织全国31个省级脊灰实验室（包括国家脊灰实验室）进行2012年度盲样标本分离和鉴定的职能考核，2013年8月19—25日顺利通过WHO专家对国家脊灰实验室和进8个省级脊灰实验室（新疆、北京、广东、广西、黑龙江、宁夏、河北及四川）的现场认证考核，全部通过认证。

脊髓灰质炎野病毒及其潜在性感染材料的封存工作。2013年WHO专家组对脊灰封存工作的现场考核顺利通过。对实验室野病毒感染性和潜在感染性物质的国家封存清单进行了更新。完成了中国脊灰封存第一阶段工作的总结报告。

（3）手足口病。2013年对来自11个省市的共863份毒株和临床标本进行实验室检测；对来自云南、湖南、辽宁、重庆、青海的共483株HFMD病例的分离株进行鉴定。

（4）综合征出血热（HFRS）、发热伴血小板减少综合征（SFTS）、登革热、基孔肯雅热等病毒性出血热。常规监测工作。完成2012年全国肾综合征出血热监测点检测情况总结。向省疾控中心提供检测试剂，包括检测SFTS病毒、汉坦病毒、登革病毒和基孔肯雅热病毒等的血清学和核酸检测试剂。

监测试剂评价。完成肾综合征出血热IgG抗体检测试剂盒临床试验评价，相关试剂由万泰公司报国家药监局审批。完成SFTS病毒特异性IgM、IgG检测试剂盒临床试验评价。

（5）乙脑/病毒性脑炎。新疆西尼罗病毒调查。2013年6—9月，连续在新疆喀什地区采集蚊虫标本9210只，鸡血330份，在7个病例报告单位共采集急性期病例标本270例，恢复期病例标本18份，相关检测正在进行中。

我国乙脑病毒及蚊传虫媒病毒病原学监测。2012—2013年分批处理7个省（云南、甘肃、山西、河南、陕西、山东、新疆）的媒介标本分离病毒，经鉴定存在乙脑病毒、盖塔病毒、版纳病毒、库蚊黄病毒、辽宁病毒、浓核病毒和部分未鉴定病毒株。

标本采集。2013年在我国4个省（广东、黑龙江、湖南和河北）采集蚊虫标本19 501只。病毒分离工作正在进行中。

（6）狂犬病。2013年，对山东、甘肃、内蒙古、山西等省CDC送检的标本进行了狂犬病病原学特异性检测确认。完成狂犬病疫情信息汇总及分析。

（7）病毒性肝炎。全国急性乙肝规范性检测项目标本检测。完成全国16个省约1700份标本的检测工作。新接收山东、浙江、广东标本约500份，正在开展整理检测工作。

完成新疆克拉玛依市公共服务类从业人员血清标本1000余份、工具刷洗液标本约400份的检测，协助河北CDC完成1100余份CHO乙肝疫苗免后14—16年人群血清标本的检测工作。

完成四种国产戊肝体外诊断试剂盒的评价，以及万泰与新加坡MP戊肝抗体诊断试剂比较。

（8）病毒性腹泻。参比实验室。本年度按要求完成“WHO西太区轮状病毒参比实验室”的职能，组织了全国网络实验室进行轮状病毒检测及分型的盲样考核；每半年将我国轮状病毒监测网络的数据总结上报至WHO西太区；参与WHO西太区组织的参比实验室质量控制会议。

腹泻监测网络。2013 年 1—10 月共收到 5 岁以下腹泻住院患儿粪便标本及个案表信息共 2325 份，进行了检测分析。6 月，全国 17 个省轮状病毒监测点接受了 WHO 轮状病毒检测及分型的盲样考核，结果 16 省通过，1 省未通过。

标本复核工作。对 2012 年度 17 个省腹泻病毒上送标本进行复核。结果显示轮状病毒 G 分型复核率为 90%，轮状病毒 P 分型复核率为 96%；杯状病毒复核率为 71%；星状病毒复核率为 83%；腺病毒复核率为 74%。

（9）麻疹、风疹、腮腺炎等。国家麻疹实验室和全国麻疹实验室网络建设和运转工作。2013 年整个实验室网络检测可疑麻疹 / 风疹病例标本超过 7 万份，分离麻疹病毒 2200 余株，风疹病毒 108 株；2013 年 8 月，麻疹室成功通过 2012—2013 年度 WHO 的现场认证和考核；完成麻疹、风疹的血清学抽样复核工作：2013 年，共检测来自 31 个省级麻疹实验室上送的麻疹、风疹病人血清复核标本共计 1680 份。

网络职能考核工作。向全国 31 个省级麻疹实验室转发了由 WHO 制备的麻疹、风疹血清盲样考核标本，均顺利通过；2013 年 8 月 21—24 日分别对北京、广东、广西、河北、黑龙江、宁夏、四川和新疆 8 省份进行了现场考核认证，全部通过。

麻疹、风疹和腮腺炎病毒的分子流行病学研究。共鉴定麻疹毒株 2200 余株，其中 13 株为疫苗相关株，47 株为 D9 基因型，37 株为 D8 基因型，其余均为 H1a 基因型；从 14 个省共分离到 108 株毒株，分离株属于 1E 和 2B 基因型，1E 基因型风疹病毒仍是我国的优势流行基因型；腮腺炎：对送检 103 株腮腺炎毒株进行基因型别鉴定，结果为基因型 F 和 G，基因型 F 是我国的优势流行株。

（10）克—雅氏病。截至 2012 年 11 月 30 日，全国共报送克—雅氏病监测病例 268 例；其中散发型克—雅氏病病例中：临床诊断病例 95 例、疑似诊断病例 22 例；遗传型克—雅氏病 8 例；致死性家族型失眠征 3 例；不支持克—雅氏病病例 115 例；暂不支持克—雅氏病病例 25 例。报送的样本中脑脊液样本 259 份，血液样本 256 份。

（11）其他。继续进行急性呼吸道感染病人中常见病毒病原的核酸检测与分析。以人冠状病毒及常见呼吸道病毒为主，扩展到人疱疹病毒与人细小病毒的排查检测；检测了 321 份广西疾控中心送检的 2003—2004 年采集的 SARS 疑似病人血清标本，均未检出 SARS-IgG 抗体阳性标本。

2. 起草和制定多项技术性文件，为我国疾控工作提供技术支持

（1）作为病毒学的研究专家，侯云德院士被国务院任命为“艾滋病和病毒性肝炎等重大传染病防治重大专项”专职技术总师，领导总体专家组制定了传染病重大专项，降低三病二率，提高传染病防控能力建设的顶层设计，和落实十一五及十二五 2011，2012 和 2013 年研究课题的制定。参与多个国家级疾病预防控制相关文件的起草和制订。

（2）多名专家参与《疾控六十年》疾控工作纪实丛书编写，负责病毒病病部分的编写和修改。

（3）参与起草 2013 年计划免疫工作总结中 AFP 监测工作实验室总结部分。

（4）起草我国监测到国外输入麻疹病例的分析报告 2 次。

（5）参加修订《全国麻疹监测方案》；《麻疹诊断标准》。

（6）制定中国麻疹风疹网络实验室标准操作规程。

（7）流感病毒技术文件。包括：一系列方案、编写日报和周报、编写一系列操作手册、撰写疫情分析报告、撰写年度总结报告、拟定发文通知、撰写工作报告等。

（8）参与完成“国家狂犬病监测方案”（2013版）起草和修改工作，并负责实验室相关内容的撰写。

（9）撰写修订中国疾控中心《中东呼吸综合征冠状病毒（MERS-CoV）实验室检测技术指南》。

（10）参与修订卫生部新型冠状病毒感染防控技术文件（新型冠状病毒感染病例诊疗方案；新型冠状病毒感染疫情防控方案）。

（11）参与制订《SARS冠状病毒标准作业指导书》《猴痘病毒标准作业指导书》《中东呼吸综合征冠状病毒》《SARS BSL-3实验室安全手册》《生物安全三级实验室操作病毒的风险评估》和病毒分类名录。

（12）克—雅氏病监测信息表的重新修订；克—雅氏病宣传手册制定。

二、卫生应急能力建设

病毒病所高度重视卫生应急队伍能力建设，努力着手于人员、技术和物资等方面的储备。对突发急性传染病实验室检测能力进行了调查和梳理，建立和完善检测技术。卫生应急能力不断提高。

病毒病所在卫生应急工作中的表现得到国家和国际社会的认可。4月8日，国务院副总理刘延东看望我所应对疫情一线工作人员。4月28日，国务院总理李克强来到国家流感中心考察人感染H7N9禽流感防控工作，详细了解病毒检测、基因序列分析等情况，并向大家致以劳动节问候。

1．应急队伍建设。在前期我所应急队伍建设的基础上，参加中心组织的应急队员培训达20余人次，并多次派应急队员参与卫生应急处置，在实践中加以锻炼和提高。

2．疫情应急处理工作

（1）H5N1高致病性禽流感疫情。2013年2月贵州省CDC对疑似病例呼吸道标本初检为H5N1流感病毒核酸阳性，经复核后确认为H5N1流感病毒核酸阳性，完成鸡胚病毒分离和病毒全基因组测序和分析，确认为H5N1病毒。

（2）H7N9禽流感疫情。病原确认、病例检测及病原溯源。完成首例H7N9感染病例的病原确认。完成包括11个省（区、市）首例复核确认在内的69例病例呼吸道样本和血清样本共计200余份的核酸检测、病毒分离或者血清学检测检测工作，共从44例病例中分离毒株49株，通过血清学确诊感染病例（核酸检测为阴性）1例。完成上海、安徽、湖南、山东等地送检的病例相关环境样本200余份的核酸检测，共分离H7N9毒株3株。

血清学检测。2013年4月23—27日，对上海、浙江、安徽和江苏2012年职业人群血清进行检测，结果显示7份血清血凝抑制（HI）抗体疑似阳性，微量中和实验（MN）复核均为阴性；分别对河南、江西、湖南及河北送检的职业暴露人群血清（145份）及一般人群血清（2545份）进行HI试验初筛，对HI抗体≥20的样本进行微量中和实验复核，均未检测到H7N9中和抗体；分别对河南、江西、湖南、浙江、福建、山东、安徽、河北、广东送检的病例—对照及病例密接人群进行H7N9抗体检测，进行HI试验初筛和微量中和实验复核（HI抗体≥20），除山东1例病例—对照中和抗体阳性外，其余均未检测到H7N9中和抗体；先后派遣技术专家5人次去上海、江苏、浙江等地参加H7N9疫情现场应急工作的协调或技术支持工作；参加并完成了卫生部和中国疾控中心联合组织的为期4天的卫生应急演练任务。

（3）H10N8禽流感病毒感染个案疫情。从病原学上确认了一例H10N8感染病例，完成呼吸道标本的病原检测、病毒分离和全基因组序列测定。

（4）登革热疫情。2013年，云南西双版纳、德宏等地区出现了较大规模的登革热疫情暴发，我所专家赴西双版纳参与现场处置，并提供技术和物质支持。

（5）发热伴血小板减少综合征疫情。2013年9月，山东蓬莱报告1例发热伴血小板减少综合征疑似病例，之后陆续接到报告8名疑似病例，均经实验室检测确诊。我所专家参与山东省CDC一起开展了现场调查分析，明确为人—人接触传播的聚集性疫情，采取妥善处理措施后，疫情得以迅速控制。

（6）甘肃岷县抗震救灾。受卫生计生委疾控局委派，病毒病所专家组，于2013年7月31日至8月6日赴甘肃岷县地震灾区参与抗震救灾。

（7）参与了十八届三中全会的生物安全保障工作。

3. 应急技术与物资储备

（1）针对可能出现的“中东呼吸综合征冠状病毒”检测，建立和熟悉六种HCoVs核酸检测方法，以及基于假病毒技术的MERS-CoV中和抗体检测方法。共为全国发放试剂数千人份。

（2）完成包括引起肺综合征出血热、克里米亚—刚果出血热、利夫特谷热、鄂木斯克出血热，科萨努尔森林病，黄热病、埃博拉出血热、马尔堡出血热、阿根廷出血热、巴西出血热、委内瑞拉出血热、拉沙热等病原体快速核酸检测技术以及血清学检测技术的储备工作。

（3）建立了定位超薄切片技术，完善微波快速制样技术平台。

（4）建立了鉴定狂犬病病原的直接免疫荧光法（DFA）及快速免疫组化法（DRIT），经评价显示其敏感性和特异性良好。成功建立狂犬病毒中和抗体的荧光抗体病毒中和试验（FAVN）。

（5）开展了脑脊液14-3-3蛋白7种异构体在脑脊液中的检测和血液PRNP基因多态性的检测。

（6）完成第二代高通量测序技术平台的整合，初步建立了针对呼吸道标本和脑脊液标本中的不明原因新发传染病病原的检测、分析方案。

（7）建立了麻疹风疹双通道荧光定量方法单管同时鉴定麻疹和风疹病毒。

三、督导及疾病防控业务培训工作

1. 督导及调研。多次赴现场指导登革热等病毒性出血热相关疫情和常规监测工作，参与病毒病相关重大应急事件的处理。

先后派出5人次参加流感督导和调研工作：黑龙江省流感网络实验室的督导；江苏和辽宁两省禽流感监测工作调研；河北和广东两省禽流感监测工作调研；上海和山东两省禽流感监测工作调研；广西和海南两省禽流感监测工作调研。

12月6日，赴陕西省宝鸡市进行乙脑等急性脑膜炎/脑炎疾病监测点现场督导工作。

11月26日，对北京市海淀区监测医院医务人员进行了克—雅氏病监测的培训，参加人员包括北医三院、空军总医院、海军总医院等8家医院共20人。

1月5—19日，赴江苏和安徽进行病毒性腹泻监测工作的督导。

1—7月，多次到广西人民医院进行鼻咽癌疫苗临床研究指导工作。11月到广西苍梧鼻咽癌防治所指导鼻咽癌现场普查工作。

2. 会议与培训

10 月 29—11 月 2 日，在北京举办了 2013 年全国克—雅氏病监测网络实验室检测技术培训班（第四届），参加培训的人员包括监测点及哨点医院共有 18 人。

4 月 8—10 日于四川成都举办“2013 年狂犬病实验室监测培训班”。来自省（自治区、直辖市）级疾病预防控制中心狂犬病监测相关负责人和实验室工作人员 70 余名相关人员参加了此次培训。

4 月 11—12 日在四川成都举办“2013 年中国狂犬病年会”。狂犬组课题组所有成员与来自美国、世界动物保护协会、我国台湾地区、我国公共卫生、畜牧兽医、工作犬管理等领域的专家共 200 余人参加了会议。

11 月 11—15 日，在北京举办“2013 年全国虫媒病毒病监测技术培训班”，此次培训班主题“媒介传播疾病与公共卫生健康”。来自全国 28 个省市自治区的 70 名学员参加了本次培训班。

7 月 30 日—8 月 2 日，国家流感中心在北京举办了流感实验室检测技术培训班。对来自 12 个省级流感监测网络实验室的 25 名实验室技术人员针对省级流感参比中心工作职责相关内容进行了手把手培训。

11 月 14—15 日，举办由卫生部亚专资资助的 H7N9 禽流感病毒实验室检测技术国际培训班，分别对来自菲律宾、泰国等 7 国人员进行 H7N9 血清学培训工作，培训方式为理论授课和手把手培训。

7 月，召开流感监测哨点医院 HIS 系统收集 ILI 数据的效果评价方案专家讨论会。

2 月底，组织召开“全国新型冠状病毒实验室检测技术培训班”；参与培训人员来自中国疾控中心与各省市疾控中心及不明原因肺炎网络实验室管理与技术人员 100 余人；并发放检测试剂数千人份。

8 月 26—30 日，在广西壮族自治区疾控中心举办了《轮状病毒检测及分型技术培训班》，全国 6 个省疾控中心的 15 名业务骨干参加了此次培训。

4 月 22—25 日，在苏州市胥城大厦主办全国病毒性腹泻监测工作总结会议，全国 19 个省市疾控中心 70 人参加了会议。

【科研培训与国际合作工作】

一、科研项目管理工作

1. 承担多项国家级课题。2013 年我所申请各级各类课题 80 项，其中作为承担单位申报 49 项，作为参加单位申报 31 项；获准课题 48 项（部分项目还在评审过程中），其中承担课题 25 项，参加课题 23 项；在研课题 91 项，其中承担 49 项，参加 42 项；

2. 多领域研究取得重要进展。初步建立了常见 / 罕见病原体核酸、抗原和抗体的组合检测体系，未知病原体高通量筛查鉴定技术，形成了有效应对新生突发传染病疫情的能力，并在 H7N9 突发流感疫情的处理中发挥了重要作用。

验证了多载体疫苗联合及重复免疫在猴体内可长期维持高水平特异性免疫；开展了国内第一个治疗性艾滋病疫苗临床试验；建立了 HIV 中和抗体筛选技术平台；正在研制具广谱中和活性的 HIV 抗体基因疫苗。

初步获得了 2013 年度监测地区五大症候群病毒性传染病的病原谱及流行规律，以及部分重要病毒在我国代表省份的基因型别特点，病毒传播和变异规律。

收集目前我国 BSL-3 实验室建设过程中存在的问题，并提出 BSL-3 运行保障建议；制定有效的 BSL-2 实验室运行及监管策略；并提出我国菌毒种保藏机构设置模式和运行机制，完善菌毒种保藏机构运行管理体制。

3．完善规章制度，科研管理和服务水平得到提高。为进一步规范我所科研经费和科研内容、成果对外发布的管理，根据财政部和有关部门科研经费管理相关政策，结合我所和合作单位的科研协作经费管理实际情况，2013 年 2 月制定《病毒病预防控制所科研协作经费管理规定》、《病毒病预防控制所发表论文管理规定》。

完成了在国家科技重大专项、863 课题、973 课题、国家科技支撑计划项目、国家自然科学基金项目、卫生行业专项基金、北京市自然科学基金、中国疾病预防控制中心课题日常管理，保障了科研工作顺利进行。

4．伦理审查管理工作。伦理审查委员会于 2013 年度审理伦理项目 32 项，获得审批项目 32 项，其中会议审理 17 项，函审 9 项，快捷审理 6 项；2013 年 3 月 7 日参加卫生部科教司在重庆举办的“卫生行业专项科研项目伦理审查培训班”；2013 年 9 月完成美国伦理委员会网站更新注册。

5．所内学术交流活动。2013 年 2 月 27—28 日在北京昌平园区中心二层多功能厅召开 2012 年度科技学术年会。

二、科研成果取得更大突破

1．重视科研成果申报工作。2013 年组织并完成北京市科学技术成果申报工作 1 项、中华医学科技奖 1 项、中华预防医学科技奖 3 项。完成 2014 年度国家科学技术奖推荐项目的征集工作。

2．科研成果。2013 年我所申报的“新发传染病发热伴血小板减少综合征及其病原研究”和“我国虫媒病毒分布及其与疾病关系研究”2 个项目荣获中华预防医学会科技奖一等奖，“我国维持无脊髓灰质炎状态十年间疫苗衍生病毒的研究”项目荣获中华预防医学会科技奖二等奖。

2013 年，取得授权专利 10 项，申请新专利 11 项；发表专著 5 本。发表中文论文 99 篇；发表英文论文 125 篇，被 SCI 收录 112 篇，共计影响因子 655.866，其中是第一完成单位、是通讯作者、SCI 收录 86 篇、影响因子 508.316，是第一作者、非通讯作者、SCI 收录 11 篇、影响因子 41.618，非第一作者、是通讯作者、SCI 收录 5 篇、影响因子 56.504，非第一作者、非通讯作者、SCI 收录 10 篇、影响因子 49.428，非 SCI 收录 13 篇，最高影响因子 51.658（3 篇）。

三、国际合作

1．外事管理。根据《外交部、中央外办、中央组织部、财政部关于进一步规范省部级以下国家工作人员因公临时出国的意见》（中办发〔2013〕16 号）最新要求，制定《病毒病预防控制所因公出国（境）任务审批管理规定》。

2．外事出访和接待工作。2013 年，我所短期 30 天（含）以下出访 80 余人次，其中参加国际会议 73 人次，学术交流 7 人次；30 天（不含）以上合作研究人员出访 7 人次，其中合作研究 5 人次，长期出访研究 2 人次。

2013 年我所完成外事接待近 20 次。包括英国 NIBSC 科研人员就流感疫苗株平台建立相关技术指导；荷兰 Crucell 公司 Wilfred Marissen 博士等就抗狂犬病病毒单抗中和试验等相关内容的交流和讨论；中国香港理工大学卫生技术与信息学系教授流式细胞仪分选技术理论知识培训及科研合作；美国疾控中心专家对流感疫苗株平台建立相关技术指导；世界卫生组织总部专家 Ousmane Diop 及西太区专家 Youngmee Jee 博士、美国 CDC 专家 Steven Oberste，对国家脊髓灰质炎实验室进行现场认证；世界卫生组织总部专家 Ousmane Diop 及西太区专家 Youngmee Jee 博士、美国 CDC 专家 Steven Oberste 对 8 个省级脊灰实验室进行现场认证；LAMP 技术发明者日本科学家 Notomi 博士等一行 4 人到中心实验室访问，讨论 LAMP 技术的最新进展；韩国 Celltron 公司 ShinJae Chang，PankYeom Kim 等就体外及体内检测其公司生产的抗狂犬病病毒单克隆抗体效率的合作内容进行了交流和讨论；接待世界卫生组织派出专家组对脑炎室作为乙脑地区级参比实验室的评估。

古巴政府生物技术代表团，就肝炎疫苗研发与合作进行学术交流；美国得克萨斯大学 San Antonio 健康中心孟祥芝博士进行学术交流；英国牛津大学 Sarah Gilbert 教授就流感大流行新型疫苗研发进行学术交流。美国俄克拉荷马大学科研人员进行地理信息学的学术报告，并讨论科研合作；英国伦敦帝国理工大学免疫系教授 Charles Bangham 进行学术会谈和交流；英国帝国理工大学免疫系主任 Charles Bangham 教授来访。

3．举办或承办国际会议。完成 WHO 年度流感实验室诊断技术、乙型脑炎、麻疹、脊灰、轮状病毒监测和基因分型手把手培训班工作。

举办“2013 年中国狂犬病年会”，来自狂犬组课题组所有成员与来自美国、世界动物保护协会、我国台湾地区、我国公共卫生、畜牧兽医、工作犬管理等领域的专家共 200 余人参加了会议。

承办了由卫生部组织的《东盟国家 HFMD 技术培训班》，来自东盟 8 个国家的共 17 名学员参加培训；

举办第 9 届肾综合征出血热、汉坦病毒肺综合征及汉坦病毒国际会议；“第十届麻疹实验室网络研讨会”、第 5 届国际杯状病毒会议；第 7 届流感监测和国家流感中心会议、东盟及中国周边亚洲国家流感实验室技术培训班、中日传染病课题汇报等国际会议。

4．国际科研合作。

在研项目：共计 17 项。荷兰 Crucell 公司 1 项、中美新发和再发传染病合作项目 5 项、美国 NIH 合作项目 3 项、中美 CDC 合作项目 2 项、WHO 合作项目 2 项、中日合作项目 2 项、美国俄克拉荷马大学合作项目 1 项、美国瑞典合作项目 1 项、美国辛辛那提项目 1 项、盖茨基金项目 1 项。

新增项目：共计 5 项，其中 WHO 双年度项目 1 项、美国 CDC 项目 1 项、EID 项目 1 项、亚专资合作项目 1 项、其他合作项目 1 项。

四、研究生培养和国家继续再教育工作

1．研究生培养管理工作。完成了 2013 年研究生招生命题、阅卷、复试、录取等工作。今年共招收各类研究生 44 人，其中博士生 11 人，统招学术型硕士生 11 人，全日制 MPH 硕士生 6 人，联合培养研究生 16 名。按照《2014 年接收免试攻读硕士学位研究生招生复试录取工作的规定》，录取 1 名免试攻读硕士学位研究生。目前在读研究生共 93 人，其中博士生 38 人、硕士生 50 人、在职 MPH 硕士生 4 人、外招博士 1 人。

按照研究生培养要求，审核了 2012 级 12 名博士研究生开题报告；2011 级 16 名硕士研究生在各科室完成开题报告；完成了 2011 级 16 名硕士、11 名博士研究生中期考核；完成了 2010 级 11 名博士研究生、16 名硕士研究生、4 名 MPH 研究生预答辩；完成了 2010 级 16 名硕士研究生，12名博士，4名在职MPH论文答辩。

多方位开展研究生思想教育，加强日常管理。举办“诚信为本，提高研究生科研水平”、“科研伦理知识”、“法律教育”等系列专题讲座，召开了病毒病所研究生代表大会。通过了病毒病所研究生会的工作方针、组织架构、工作职能和研究生会章程，任命了病毒病所研究生会成员。

我所培养的研究生获得殊荣。我所2010级博士研究生的论文《自噬系统在朊毒感染过程中的变化规律及机制研究》获得中国疾控中心优秀博士论文一等奖；《等温扩增技术检测手足口病病原的研究》获得中国疾控中心优秀博士论文二等奖。我所2名硕士研究生荣获中国疾病预防控制中心优秀研究生。顺利通过北京市教委审核，获得北京市支持中央在京高校共建项目经费20万元。

扩大了研究生招生宣传，分别赴重庆医科大学及第三军医大的公共卫生学院、厦门大学公共卫生学院开展了招生宣传。发放了《病毒病所招生画册》，介绍了病毒病所概况、研究生培养方向及招生情况。

2012年我所新增硕士研究生指导教师1名，新增博士研究生指导教师1名。

2．国家继续医学再教育项目管理。2013年获得国家继续医学再教育项目批准11项（新项目3项，备案项目7项，基地备案项目1项）；组织完成2013年国家继续医学再教育项目9项和国家继续医学再教育基地项目1项。

2013年8月，我所举办了“2013年全国高级病毒学培训班”，来自全国各省、市、自治区疾病预防中心、武警疾病预防控制中心，中国疾病预防控制中心职工以及病毒病所在读研究生等从事病毒病学相关研究人员约145人参会。

五、学术出版工作

1．病毒学报。2013年《病毒学报》共出版6期，均超页出版，《病毒学报》2012年度发表文献在2013年度的引证下载结果显示大幅度提升。在2013年度中国学术期刊引证基础医学排名第三，再次获得CSCD证书。完成2013年《病毒学报》发行和网络数据库入编等。

2．中华实验和临床病毒学杂志。2013年度，共出版6期，共发表文章172篇。本刊继续保持双效期刊、核心期刊的荣誉；继续被MEDLINE数据库等收录。获中华医学会2012年审读工作两个优胜奖——论文设计与统计优胜奖和文字表达优胜奖。2013年中国科技核心期刊（中国科技论文统计源期刊）。

【实验室管理工作】

一、实验室生物安全管理已成体系

1．多种形式做好生物安全常规培训。为了增强研究生、联合培养研究生、外聘人员、进修生和短期培养人员的生物安全防范意识，2013年10月完成110人新进所人员实验活动防护要点现场培训、对45人临时来所进修、学习人员开展以教学光盘形式实时培训和考核，考核合格者（80分以上）方可进入实验室工作。

以人感染H7N9禽流感疫情为契机，坚持实验室生物安全始终为传染病的疫情防控和科研服务的理念。对禽流感的一般生物学特性、感染途径、实验活动的评估、预防等几个方面进行培训，进一步加深职工和学生对实验室生物安全和禽流感知识的深入了解。共计179人参加培训。

组织相关人员参加中心举办的病原微生物运输管理培训班、实验动物从业人员岗位培

训班、实验动物从业人员岗位培训班、实验室主任和安全员培训班等专项培训 4 次并取得相应证书。

为配合 BSL-3 实验室认可，2013 年 2 月对全体 BSL-3 工作人员进行了培训，共有 58 人参加了培训。

为使大家尽快掌握 BSL-3 实验室的使用规范，2013 年 3 月对 BSL-3 工作人员进行了全员培训，共有 47 人参加了培训。

为配合国家卫计委对实验室资格和实验活动的评审，2013 年 7 月对 BSL-3 实验室工作人员进行了为期 2 天的强化培训共 42 人参加了培训。

为使大家能熟练应对在开展实验活动中可能发生的意外事故，2013 年 3 月 8 日 7 个实验室对在实验过程中可能发生的如感染性物质溅洒和意外划伤等意外事故进行了应急演练；2013 年 7 月 24 日 7 个实验室再次对突发火灾等应急逃生进行了演练。

2．日常生物安全工作。组织完成全所生物安全自查 3 次。接受卫计委、北京市卫生局和中国疾病预防控制中心等单位检查 6 次。

在中心第七届实验室安全周活动的总体安排下，开展了第九届生物安全周活动。以人感染 H7N9 禽流感疫情为契机，确定了实验室生物安全—禽流感防控工作的坚实保障活动周主题，开展了宣传、检查指导、培训等系列活动。

新址实验室使用以来，仍然存在实验室温度和压力不稳定的现象，部分办公区域与实验室毒种库共用空调系统，存在严重安全隐患。为进一步了解问题所在，再次对新址 10 个实验室 48 个房间进行压力、温度等各项参数测量、汇总、分析，并协调中心基建处、新址办和后勤处，做好实验室安全的维护工作。全年我所共检测和维护 BSL-2 实验室压力表 140 块。

毒种库实行 24 小时视频和红外线实时监控。建立毒种库冰箱温控报警系统，定期对毒种库冰箱进行运转维护。每天巡视毒种库的情况，发现和解决问题 20 余次。建立了毒种库日常检查流程，定期清扫毒种库、滤网，做好出入库登记。

BSL-3 实验室严格按照要求对设施、设备进行了调试、维修和年检，每周对实验室开启运行一次，定期对实验室进行检查，发现实验室有异常问题立即解决；BSL-3 实验室监控设备有专人负责管理；共向 7 个 BSL-3 实验室发放了《病毒标准作业指导书》和《生物安全三级实验室安全手册》共计 208 册，所有发放的文件都加盖受控章并有唯一编号。对生物安全体系文件进行受控管理；配备防护用品，用以保障 7 个实验室开展实验活动的需要；配备了血压计、氧气钢瓶、便携式氧气罐、急救箱等应急用品

3．感染性材料尤其是高致病性材料、医疗废弃物、废弃化学品的管理。根据《可感染人类的高致病性病原微生物菌（毒）种或样本运输管理规定》制定了病毒病相关感染性材料尤其是高致病性病毒标本运输流程。今年已成功运输了人感染 H7N9 禽流感样本、克—雅氏病样本、AFP 样本等标本。2013 年共计接收感染性样本 274 次，15 507 份。其中疑似禽流感样本 15 次，计 1164 份；禽流感环境样本 19 次，计 9917 份；疑似脊灰样本 60 次，计 476 份；疑似 CJD 样本 13 次，计 21 份；疑似不明原因肺炎 7 次，计 248 份；疑似麻疹、风疹样本 25 次，计 745 份；疑似人感染 H7N9 禽流感样本 22 次，计 325 份；疑似流行性脑炎样本 6 次，计 515 份；流感监测血清样本 1 次，计 849 份；疑似季节性流感 61 次，计 507 份；疑似甲型 H1N1 流感样本 11 次，计 157 份；其他样本 45 次，计 583 份。

完成对外提供毒株及所内接受国内外毒株手续 48 余次，包括人感染 H7N9 禽流感样本

16份，分别提供给美国疾病预防控制中心、英国国家医学研究所、日本国立感染症研究所和澳大利亚维多利亚感染性疾病参比实验室等9个国家；乙型肝炎DNA样本99份，提供给美国疾病预防控制中心；轮状病毒样本144份，提供给美国疾病预防控制中心；发热伴血小板减少综合征样本6份，提供给美国国立卫生院；从荷兰EMC接收中东呼吸道综合征冠状病毒3份；从英国生物制品研究所接收疫苗和抗体42管；从荷兰接收脊灰样本2管等等，并且从其他国家和单位进出口重配疫苗株和人血清等100余份，加强了和世界各地兄弟单位的合作。

今年请有资质的北京金隅红树林环保技术有限公司处理新旧址废弃危险化学品各2次，废化学试剂和空化学试剂瓶共计302.12kg，其中剧毒化学品处理1.725kg。

按照我所的生物安全管理规定，完成了职工体检、临时进所和离所人员血样整理保管工作。2013年度计取血样384人次，计768人份，并将这些血样分科室、分类别登记、粘贴条形码，-80℃保存，以备对照。

二、BSL-3实验室建设

1．新址BSL-3实验室获得认可。我所自搬迁至新址工作区后即开始筹备7个BSL-3实验室（病毒性出血热BSL-3实验室，病毒性脑炎BSL-3实验室，艾滋病（HIV）BSL-3实验室，SARS BSL-3实验室，禽流感BSL-3实验室，脊髓灰质炎BSL-3实验室，不明原因疾病BSL-3实验室）的认可工作。

2012年11月我所向中国合格评定国家认可委员会递交实验室认可申请，2013年3月6—8日中国合格评定国家认可委员会评审组对我所7个BSL-3实验室进行了现场初次评审，评审后对我所7个BSL-3实验室分别提出了整改要求。

BSL-3实验室认可小组根据GB 19489：2008《实验室生物安全通用要求》和CNAS-CL05：2009《实验室生物安全认可准则》和初审整改要求，对原有生物安全管理体系文件进行了换版。对设施、设备进行整改，在完成全部整改工作后，编写了7个实验室的整改报告。

2013年6月评审组对我所7个BSL-3实验室进行了现场复评审，对提出的整改要求评审组逐一进行了查验，评审组认为我所7个BSL-3实验室符合《实验室生物安全通用要求》（GB 19489—2008）和《生物安全实验室建筑技术规范》（GB 50346—2011）的要求。2013年7月8日中国合格评定国家认可委员会向我所颁发了7个BSL-3实验室的认可证书。

2．BSL-3实验室获得实验室活动资格得到批准。在获得中国合格评定国家认可委员会颁发的认可证书后，我所向北京市卫生局提出了实验室资格评审的申请。2013年7月26—27日国家卫计委科教司和北京市卫生局组成的评审组对我所BSL-3实验室进行了现场评估论证，经评审组评审，我所7个BSL-3实验室获得了卫计委和北京市的实验室活动资格和活动准许。

在取得实验室资格证书基础上我所于2013年9月2日向北京市卫生局递交了7个BSL-3实验室拟从事的20项高致病性病原微生物实验活动申请，北京市卫生局于9月10日对我所颁发了准予开展实验活动的批复文件。

我所7个BSL-3实验室已全部取得实验室认可证书、实验室资格证书和实验活动的批复文件，标志我所BSL-3实验室已具备使用资格。

3．旧址BSL-3实验室获得国家认可委员会认可。2013年5月我所对旧址BSL-3实验室进行了内审；2013年6月8—10日中国合格评定国家认可委员会监督评审专家组对我所旧址 BSL-3 实验室进行第二次监督评审。专家组认为旧址 BSL-3 实验室符合实验室生物安全认可准则的要求，一致认为我所 BSL-3 实验室遵守认可规定，情况良好，维持认可资格。

三、实验动物伦理审查管理工作

依据国家和地方有关实验动物福利伦理的法规、文件和伦理委员会，分别对出血热室、麻疹室、流感室、肝炎室、朊病毒病室提出的动物实验进行了伦理审查。

【内部管理和保障工作】

一、事业单位分类和职能梳理工作

1. 根据《中共中央　国务院关于分类推进事业单位改革的指导意见》《国务院办公厅关于印发分类推进事业单位改革配套文件的通知》及《中央编办　财政部　人力资源和社会保障部　关于做好中央国家机关所属事业单位分类工作的通知》精神和中心要求，成立了病毒病所事业单位分类工作组，结合我所的实际情况，对照分类工作的政策依据，起草了我所事业单位分类报告。

2. 根据卫计委职责和中心具体要求，对我所的职能进行了梳理。

3. 设立后勤管理处、旧址综合管理办公室、纪检监察审计办公室等机构。

二、队伍建设工作

1. 按照卫计委、中心干部选拔任用要求，经公开招聘、资格审核、竞聘答辩、无记名投票及公示等程序，聘任后勤管理处副处长 2 名、聘任流感室等 4 个专业科室副主任各 1 名、纪检监察审计办公室负责人 1 名。

2. 通过召开了留学回国人员竞聘报告会，对申请来所工作的英国邓迪大学、中国香港中文大学、加拿大安大略省公共卫生实验室三位同志进行了面试、考核和评审，引进了 3 名留学归国人员。

3. 经报名、笔试、资格验证、面试、体检、考核、公示等程序，录用了 8 名毕业生。

4. 公开招聘了 BLS-3 实验室、流感室、科技处和财务处编制外工作人员。

5. 按照《国家卫生计生委人事司关于开展 2013 年度委直属联系单位专业技术资格评审申报工作的通知》精神，认真开展相关工作。经过初步审核、公示、交叉互审及卫计委专家组评审，我所 21 人通过评审，其中：正高职 7 名（破格 1 名）、副高职 6 名、中级职称 8 名。现在网上公布、公示。

三、预算管理和审计监督工作

1. 预算管理工作。合理编制预算。根据基本经费预算上一年度预算批复数，结合我所实际开支类别、项目预算新增、大购项目等情况编报了 2014 年预算。

采取系列措施确保预算执行。继续坚持预算执行情况的通报制度，每月按项目提供收、支、余报表给部门以及分管领导，通报经费的执行进度和存在的问题，帮助各个业务科室的负责人和项目负责人及时掌握执行进度；为使各项预算得到事前控制和规范执行，同时也能使各课题负责人随时掌握各项目的余额，今年我所配置一套预算控制软件系统，目前运转正常。

预算执行水平提高。2013 年我所财政性预算资金收到经费 3409.63 万元，其中基本经费为 2207.63 万元，项目经费 1202 万元。2013 年我所科研及疾控经费收入为 1.32 亿。截至 12 月 20 日，财政性经费支出为 3266.34 万元，经费结余 66.29 万元（为行业基金结余），预算执行率为 96%。科研及疾控经费支出为 1.17 亿元。

2. 财务检查和审计监督管理工作。按照国家卫生计生委财务司的要求，认真组织完成了财务、资产管理和采购等方面的自查工作，并将自查结果及时上报中心。

先后接受了卫计委规财司委托中心审计处，科技部、卫生部委托的会计师事务所对"十二五""863""973"等课题验收的审计。对审计中发现的财务管理薄弱环节进行了改进。

按照《病毒病所经济合同审计管理规定》要求，2013 年共完成 60 余份合同的审计。完成西经路基建修缮项目预结算审计。

针对库存现金、银行存款、财务印鉴、票据等内部控制管理情况对我所财务管理内部控制情况进行 2 次检查，对固定资产进行了账账核对和部分固定资产的盘点。对会计凭证进行了 4 次监督检查工作，对多份经济合同的付款进行了审核，对发现的问题进行了及时纠正。

四、采购、后勤保障等工作

1. 完成仪器设备、试剂等的采购工作。为总体提高我所突发、新发病毒病疫情的应急处置能力和病毒病预防控制相关的研究水平，有效提高我国在病毒病的诊断、鉴别诊断、病因和流行规律的鉴别能力，2013 年积极组织大型仪器的申报工作经过组织申报、中心评估、卫计委评估、财政部评估，批复 550 万元经费，用以引进和购置国内外先进高尖端的仪器设备。

按照病毒病所采购管理办法，选择合理采购方式，完成 3 万以上仪器、试剂、办公设备等项目的采购和免税工作。2013 年通过网上竞价采购 34 次，合计 310 万元，通过竞争性谈判完成预算管理信息系统和流感的序列管理分析软件的采购工作。签订外贸合同 3 份。2013 年新增仪器 43 台。

2. 完成来访接待工作。3 月 19 日，卫计委李斌主任视察了病毒病所，听取了李德新所长的工作汇报，并看望了病毒病所工作人员。重点了解了国家流感中心在我国及全球流感防控中所发挥的作用及相关工作机制的有关情况汇报。

4 月 24 日，国家卫生计生委直属机关党委常务副书记、直属机关工会主席姚晓曦同志和工会常务副主席鹿文媛同志代表委直属机关党委和工会来到病毒病所，看望和慰问工作在防控人感染 H7N9 禽流感疫情一线的工作人员，并送来慰问信和慰问金。

11 月 22 日，全国政协科教全国政协科教文卫体委员会委员前来中国疾控中心调研，重点考察了我所国家流感中心。国家流感中心主任舒跃龙向各位委员介绍了我所的疾控科研工作及国家流感中心的工作情况。

3. 日常管理工作。参照《无烟中国疾病预防控制中心管理规定》，制定下发了《无烟病毒病预防控制所管理规定》。10月1日实行全面禁烟。

2013 年共发文 364 件、处理来文 1300 余件。保证协同办公平台正常运转，实时监控文件运转情况，保证了所有文件的及时处理。

按要求完成了档案管理、新闻宣传、保密工作。全年立卷档案 57 卷，完成 26 人次 55 卷的档案借阅查询工作；协调安排各媒体采访相关事宜 14 项，对我所相关采访内容进行追踪收集归档 35 件。

保证了网站的良好运行，2013 年，网站发布各类信息 100 余条。

强化安全保卫责任意识，落实了人防技防措施。

完成了全所年度体检、供暖费和物业费的收取和报销工作，审核测算发放了职工住房补贴，完成固定资产的登记造册和预算上报工作。

解决新址2—6层幕墙办公区冬季寒冷问题，对研究生宿舍、旧址保洁、西经路2号院宿舍楼冬季供暖实行了物业化管理。

完成了实验室日常服务工作，保障了旧址工作人员的食堂就餐。

五、西经路宿舍楼修缮工程和二期扩建申请工作

1. 西经路2号宿舍楼是20世纪50年代建造的木质结构楼体，因年久失修存在严重安全隐患，2012年由中央财政部拨款300万元预算资金进行大型修缮。经多次专家会论证，在有限工程款情况下，尽最大可能解决防火安全问题。该项工程于2013年5月正式开始施工，在纪检审计等多部门配合监督下，经过4个月的施工于9月份竣工验收合格。

2. 由于我所目前空间制约了病毒病疾控和科研工作。为有序高效开展病毒研究工作，避免交叉污染、确保实验室生物安全，根据疾控建设标准的基本要求、现有编制人员、疾控和科研的工作量，开展了二期扩建申请相关工作，经中心评估、中元公司测算、卫计委评估，上报了建设规模为9235平方米和毒种库面积5000平米的二期扩建申请材料。

【发挥党委政治核心作用，推进党建工作科学发展】 病毒病所党委在中心党委的正确领导下，坚持开拓创新、求真务实，充分发挥政治核心作用，最大限度地调动广大党员和干部职工的积极性，为实现党建工作和业务工作的相互促进、协调发展，提供了强有力的思想政治和组织保证。

一、深入学习贯彻党的十八大精神，加强学习型党组织建设

所党委将学习型党组织建设与促进单位全面发展紧密结合，采用多种形式引导党员加强学习，树立正确的价值观，提高党员纯洁性修养。

1. 认真组织学习党的十八大和十八届三中全会精神。2013年是全面贯彻落实党的十八大精神的开局之年，所党委紧密围绕疾控工作，深入学习贯彻落实党的十八大精神，充分利用中心组学习、专题培训等多种形式，分别从党支部、离退休人员、统战人士等多层面多角度展开学习贯彻党的十八大和十八届三中全会精神的活动在掌握精神实质上下功夫，确保学习贯彻活动落到实处、取得实效。

认真按照中心党委“学习党的十八大精神，谱写中国梦疾控篇章”系列活动要求加强党建工作：组织各支部开展读书谈讲心得活动，从党费中下拨专项经费给予支持；与科技处联合举办了专题讲座，邀请所内专家从励志方面和业务工作方面作报告，并邀请其他单位共同参加，激励广大职工提升专业素养的同时修身律己，为人民健康事业作出更大贡献。

2. 加强宣传报道，强化学习交流。紧紧围绕中心工作，通过所网站、中心报、新旧两址大厅宣传栏等载体，加大宣传力度，完成了生物安全、H7N9疫情应对、控烟、学雷锋志愿活动等系列专题宣传，对所内抗震救灾、疫情应对突出事迹以及重要学术会议进行宣传报道，激发职工的责任感使命感及爱岗敬业意识。2013年，共上传所网站四十余条文档内容和六十余张图片；向中国疾控中心报全年投稿26篇。

3. 积极开展各具特色的主题党日活动。为纪念建党九十二周年，进一步增强党员意识，展示党员风采，发挥共产党员先锋模范作用，所党委组织党员干部、职工近百人奔赴革命圣地西柏坡开展主题党日活动。同时，各支部也组织开展各种形式的主题党日活动：二支部组织参观了由国家博物馆主办的《复兴之路》展；八支部开展了“爱上读书”主题党日活动，倡导大家读本好的课外书，给自己的心灵充充电，等等。通过举办形式多样、各具特色的主题党日活动，进一步提升了广大党员干部的政治觉悟和党性修养，增强了凝聚力和战斗力。

形式多样、丰富多彩的思想教育工作也进一步增强了组织的吸引力和向心力，2013 年，我所共吸收预备党员 4 名，转正党员 3 名，目前入党积极分子共有 19 人。

二、深入开展党的群众路线教育实践活动，切实强化党员干部队伍建设

扎实开展党的群众路线教育实践活动。为切实加强对开展党的群众路线教育实践活动工作的领导，我所及时成立了病毒病所教育实践活动领导小组，由党群工作处和人力资源处作为下设办公室落实活动的各项日常工作，为活动的顺利开展提供有力的组织保障。制定了《病毒病所深入开展党的群众路线教育实践活动实施方案》，并印发各处室、各支部，切实为开展好活动提供了具体指导。

组织教育实践活动领导小组成员集中学习，并撰写心得体会；组织全体党员职工认真学习各类文件和简报，在所网站设立了党的群众路线教育实践活动学习专栏，方便广大党员干部进行学习。

在新、旧两址大厅设立了意见箱，并向广大职工公布了专线电话和电子信箱，安排专人管理，负责记录、收集群众反映的问题和意见。分别召开了在职职工、民主党派人士和离退休职工教育实践活动征求意见座谈会，广泛征求广大职工对领导班子及成员作风建设的意见和建议，共有各处室离退休职工代表 67 人参加座谈，征求意见总计 23 条。

所领导班子和班子成员认真对照检查，开展了谈心活动，撰写了对照检查材料，为开一场高质量的专题民主生活会奠定基础。

三、开展反腐倡廉宣传教育活动，防控廉政风险

1. 为了不断提高广大党员干部廉洁自律意识，采用多种方式开展反腐倡廉宣传教育活动，提升领导干部拒腐防变能力。

采用中心组学习、支部学习、科室学习等方式，组织学习《王岐山同志在第十八届中央纪委二次全会上的工作报告》《李熙同志在 2013 年全国卫生系统纪检监察暨纠风工作会议上的报告》。

组织学习《事业单位工作人员处分暂行规定》，开展知识答题活动，为事业单位及其工作人员依法履行职责起到了积极推动的作用。

组织所领导、中层干部、支部观看电影《忠诚与背叛》《坚决反对特权》等廉政教育片，提高了广大领导干部自觉防腐的能力，加强了党员干部理想信念教育，使党员干部的党性修养不断增强，自身履职能力得以提高。

利用网站设立了纪检监察栏目，开辟了廉政文化园地，不定期发布廉政文化新观点，增强廉政文化氛围，利用网络受众面广、便捷高效的优势开展廉政文化教育，弘扬新风正气。

2. 贯彻"三重一大"事项集体讨论决定制度。自在 2007 年制定了《病毒病预防控制所党委关于重大事项必须经集体讨论决定的实施意见》以来，经过几年来的努力，"三重一大"制度已经成为本所的一项基本工作制度，凡是有关"重大决策、重要干部任免、重大项目安排和大额度资金使用等"都经所务会集体讨论后决定并做好会议纪要，上报中心，同时在本所内网公开，做到主动接受监督。

3. 落实党风廉政建设责任制。为了增强领导干部责任意识，按照中心纪委统一要求，认真开展党风廉政建设责任制活动。为更好的贯彻落实党的十八大精神，根据中共中央、国务院印发《关于实行党风廉政建设责任制的规定》和中心《党风廉政建设责任制实施办法》，领导班子成员及各处室负责人全部签订了《党风廉政建设责任书》，确定了所领导班子承担反腐倡廉建设主体责任，提高了领导干部的责任意识。

4. 认真执行廉洁自律“八项规定”。按照《卫生部贯彻落实〈十八届中央政治局关于改进工作作风、密切联系群众的八项规定〉实施办法》的要求，在所党委、所纪委的领导下病毒病所实施了一系列的反腐倡廉具体措施。减少了会议次数，精简了会议内容和形式，调整了会议地点，节约了经费。在全所范围内开展“小金库”自查自纠工作，认真开展会员卡专项清退活动，公布贯彻执行八项规定及实施细则监督举报电话、举报信箱、举报邮箱，所领导班子成员填报《关于领导干部报告个人有关事项规定的统计表》。

5. 推进廉政风险防控体系建设。按照中心统一部署和要求，广泛宣传《中国疾病预防控制中心权力运行公开与监控暂行规定》，制定了《病毒病所权力运行公开与监控实施细则》，并将《暂行规定》长传本所内网上。目前，我所在内网设立《权力监控》专栏，下分“相关政策”、“权力目录”、“工作情况”。初步实现了权力透明运行，主动接受广大干部职工监督。

认真执行《中国共产党党内监督条例（试行）》规定的各项制度，完善监督制约机制，把党组织的监督、群众监督、法律监督、舆论监督有机结合起来，强化监督的措施和手段，改进监督的方式和方法，通过设立干群联系箱、接待受理群众来电来信来访等措施，畅通信访渠道，认真听取群众的呼声和意见。

根据《中华人民共和国政府采购法》《卫生部政府采购工作实施细则（试行）》、中国疾病预防控制中心及病毒病所关于政府集中采购目录以外及限额标准以下采购工作管理办法（试行）等有关规定，结合我所实际情况针对政府集中采购目录以外及限额标准以下的采购项目、我所西经路2号院修缮竣工验收工作、旧址及西经路2号院冬季供暖服务和新址加装暖气现场论证会等项目进行了全程监督。

四、发挥群团组织桥梁纽带作用，促进单位和谐稳定发展

广泛开展文体活动，组织工间操活动，提高职工身体素质；积极组织职工参加中央国家机关工委举办的羽毛球比赛，取得了混双第一名的好成绩；参加中心举办的职工羽毛球比赛，取得了男单第一名、混双第一名、女双第二名的好成绩。所工会先后组织开展了包括乒乓球、踢毽子、跳绳、长走等单项、集体项目职工趣味健身活动，简单易行，职工参与度高，加强了职工交流，提升了团队合作意识，达到了全民健身的效果。

继续开展常态化的学雷锋志愿活动。3月5日组织召开了“雷锋纪念日座谈会”，5月22日组织志愿者到“天使之家”孤儿寄养点做义工，并为那里的孤残儿童带去了病毒病所全体职工和学雷锋志愿者的问候和爱心。继续开展废旧电池回收和过期药品回收活动，并为保洁和保安人员义务开展了生物安全知识培训。

为职工排忧解难，解决了加强新旧址门禁管理、学生宿舍洗澡问题、设立母婴室等实际问题。在春节、“七一”等重大节日期间广泛开展慰问送温暖活动，为老专家、老党员、长期生病党员和困难党员送去单位的关怀。

做好维护内部稳定各项日常工作。认真落实重大节日、重要活动的稳定值班和思想维稳工作。做好防范邪教组织的工作，严防邪教组织的渗透。做好群众来信来访工作，及时发现不稳定因素，排查各类矛盾纠纷，维护疾控发展稳定大局。

五、加强服务，全方位做好离退工作

建立月走访工作制度，每月坚持走访5位以上危重住院、生活困难等情况的离退休职工，全年共走访60人次。召开离退休职工座谈会，认真听取他们对病毒病所发展提出的宝贵建议；解决离退休职工最关心的体检问题，今年将离退休职工体检医院变更为协和医院。组织了离退休职工春游和重阳节活动，继续开展手工编织组及老同志说唱团活动，全年共开展手工编织组活动26次，540人次，老同志说唱团活动26次，650人次。全年共接待来访14人次，电话询问42人次。

（武桂珍、苏晓婷）

寄生虫病所

【疾病控制工作】

1. 配合国家卫生计生委和中国疾控中心，做好技术支持。派专家参加全国政协、中央统战部、国家卫生计生委等组织的包虫病、血吸虫病、疟疾等专项调研，提出相关疾病的防治工作建议。开展川滇两省血吸虫病传播阻断达标风险评估，为湖北省传播控制达标考核提供技术指导，加强湘鄂两省省部联动联系点督导，修订《血吸虫病控制和消除标准》、《全国晚血救助路径方案》。开展输入性血吸虫病及其中间宿主调查，研讨传播风险。开展消除疟疾工作调研和督导，修订《消除疟疾考核评估方案》，编制《输入性疟疾聚集性疫情调查与处置技术指南》，配合召开我国疟疾临床救治指南编制研讨会，推动全国消除疟疾工作。整理分析汇总数据，完成《全国包虫病流行情况调查报告》，制定《藏区包虫病防治工作方案》，参与藏区包虫病防治工作。编写抽样调查方案，完成全国第三次重点寄生虫病流行病学调查论证工作，举办全国肝吸虫病防治策略研讨会。参与东南5省丝虫病防治协作组工作会议。开展蜱虫、蚊虫、白蛉和螺类调查，了解媒介分布情况及其传播作用，组织曼氏血吸虫病在我国流行风险的快速评估。组织撰写《中国寄生虫病防治现状白皮书》、参与国家卫生计生委组织编写《疾控60年》。

2. 开展重点寄生虫病监测，完善监测预警体系。开展全国血吸虫病、疟疾、土源性线虫病、广州管圆线虫病监测工作，发布年度监测报告4份。举办血吸虫病监测技术培训班，开展血吸虫病监测点查病质量评估，修订重点水域哨鼠监测方案。开展消除疟疾监测专项调研，研讨消除后疟疾监测工作。下发土源性线虫病监测器材，召开全国土源性线虫病监测会议暨培训班。增设2家广州管圆线虫病监测哨点医院，设立3家媒介生物监测单位。在四川、新疆开展包虫病监测试点工作，在广西、黑龙江开展肝吸虫病监测点试点工作。

初步建成监测预警实验室，构建寄生虫病监测预警信息管理系统、舆情监测系统、样本采集管理系统、突发疫情应急指挥系统，升级全国寄生虫病防治信息管理系统，完善监测预警体系。定期向国家卫生计生委、中国疾控中心、上海市卫生计生委提供重点寄生虫病疫情情况，分析疫情趋势，评估风险，提出防控建议。累计完成急性血吸虫病和疟疾疫情监测周报各52期、消除疟疾进展月报表、包虫病和黑热病疫情月报各12期、国内外热带病与寄生虫病舆情监测周报49期，防治工作年报表3份。

3. 推进参比实验室网络与防治基地建设，提升防控技术能力。继续完善全国寄生虫病参比实验室网络建设。整合人才、技术资源，完成国家寄生虫病参比实验室专家评审和挂牌。开展血吸虫病省级及省级以下诊断网络平台培训和室间比对活动，组织第三批省级血吸虫病诊断网络实验室评审。对13个省级疟疾诊断参比实验室开展业务培训和技术指导，新增6个省级疟疾诊断参比实验室。制定包虫病参比实验室建设手册，启动包虫病参比实验建设工作。继续推动湖北江陵、四川甘孜、安徽池州、广西横县、云南腾冲等5个防治研究实践基地建设，培训带教多名防治基地骨干，选派3名青年骨干分赴云南腾冲、广西横县和四川甘孜现场驻点工作6个月以上，协调安排项目经费，开展相关应用性防治研究项目。

继续组织全国寄生虫病防治技能竞赛，全国32个代表队128名专业人员参赛，以赛代训，提升全国寄生虫病防治技术能力。根据全国寄生虫病防治工作需求，提出技术储备需求计划，建立疾控技术储备SOP，围绕监测预警、诊断检测等防治关键科学问题，立项疾控项目11项。

4. 加强应急体系建设，及时处置突发疫情。选派14名技术骨干作为国家传染病卫生应急队员。成立由流行病学、实验室检测、后方保障等人员组成的寄生虫病所46人应急梯队，开展了应急培训，选派人员参加食品安全应急流调、突发公共卫生事件风险评估、自然灾害卫生应急管理与人道主义救援等培训，派员参与国家疾控中心组织的应急演练，更新应急药品物资储备，完成重要寄生虫病突发疫情应急处置案例分析，加强应急体系建设。每季召开消除疟疾疫情分析视频会商会议，参与中国疾控中心突发公共卫生事件月度风险评估。

2013年全国寄生虫病疫情继续处于历史低位，共处置突发疫情4起，有效保障了人民群众的身体健康。4月20日芦山地震发生后，紧急抽调人员设备奔赴灾区，开展震区重点寄生虫病风险评估，确保震后无大疫。6—8月，多次组织专家赴广西上林县，指导当地应急处置输入性疟疾暴发疫情，避免二次传播。11月，处置湖南岳阳洞庭湖施工人员疑似血吸虫病感染事件，获施工单位表扬。

【科学研究工作】

1. 开展基础平台建设，积极申报科研课题。按计划完成寄生虫虫种资源、抗寄生虫药物、生物技术等平台建设，新入库12种寄生虫虫种资源，入库样本202份；新建4种药物筛选模型，在研药物新剂型4项；拓展免疫学、细胞学、蛋白质、核酸、动物模型和生物信息学等研究平台，开展重要寄生虫病基础与应用研究。

依托基础平台，积极争取科研经费，2013年共申请课题58项，撰写项目建议书7份，获批课题12项，其中国家自然科学基金3项。

2. 强化过程管理，提高课题执行质量。在研项目共37项，包括：传染病重大专项滚动3项（牵头1项，承担子课题2项），卫生公益性行业科研专项2项（牵头1项，承担子课题1项），科技支撑计划1项，国家自然科学基金7项，科研院所技术开发研究专项1项，上海市优秀学术带头人1项，上海市公共卫生优秀带头人1项，部市共建课题3项，上海市自然科学基金1项、中国疾控中心青年科研基金3项，上海市卫计委课题6项，上海卫计委海外人才培养项目5项，国际合作项目3项。严格执行课题规章制度，督促课题完成年度总结与中期考核总结，做好结题验收和资料归档。

6月，国家卫生计生委刘谦副主任来所考察，对寄生虫病所在学科发展和寄生虫病防治方面的贡献表示充分肯定。

3. 推动科研项目产出，积极转化科研成果。全年发表论文150余篇，其中SCI论文59篇（以第一作者或通讯作者名义发表SCI论文41篇）。7项专利获授权，制修订寄生虫病标准2项，作为第二执行单位，获上海市自然科学奖一等奖、中华预防医学会2013年科学技术奖三等奖各1项。主编专著1项，摄制健康教育科普片1部。“日本血吸虫中间宿主—湖北钉螺景观遗传学研究取得系列成果”当选为2013年度中国海洋湖沼学会十大科技成就。

积极转化科技成果，推动科技成果在疾控现场应用，完成2个诊断试剂条转让，正在实质性洽谈2项药品新剂型转让，还有部分试剂转让正在前期沟通中。

4. 规范实验室质量管理，完成认证认可扩项申请。举办第八届实验室安全周活动和生物安全培训，每月开展1～2次生物安全检查，确保实验室安全。组织513人次参加实验室管理培训，规范实验室质量管理。经精心准备，顺利完成实验室认证认可监督评审和扩项现场评审，共通过66项实验室认证认可项目，其中2013年新增40项。扩大消杀灭等产品测试及媒介生物检测等实验室认证认可项目的社会化服务，较2012年增加30%。

【国际合作与交流工作】

1. 履行世卫组织合作中心职责，优化国际合作网络。召开中非合作控制消除疟疾和血吸虫病研讨会、疟疾项目监督和评估培训班、疟疾快速诊断工具咨询会、第二次东南亚国家蠕虫病诊断技术工作组会议等4次国际会议和培训，累计100余人参加。优化CHINA NDI、RNAS+等国际合作网络，提高我所国际影响力。

2. 推动中非合作控制和消除热带病，传播我国成功经验。赴桑给巴尔、坦桑尼亚考察中非合作控制消除血吸虫病和疟疾，撰写中非合作控制消除血吸虫病和疟疾项目建议书，赴博茨瓦纳参加第四届中非卫生合作国际研讨会。经多方推动，8月，中非部长级卫生合作发展会议发布北京宣言，将血吸虫病、疟疾列为中非公共卫生合作项目。11月，成功申请英国国际发展部资助的中英全球卫生支持项目两项，总结推广我国疟疾、血吸虫病等热带病成果经验，争取成为卫生发展援助核心机构。此外，还积极派专家赴巴布亚新几内亚、蒙古等国参与全球寄生虫病防治工作。

3. 加强与国际知名机构合作，促进人员技术交流。继续保持和世卫组织、英国国际发展部、加拿大国际发展研究中心、澳大利亚国际发展署等机构的双边、多边合作关系，与伦敦卫生和热带医学院、香港浸会大学计算机科学系分别签署合作谅解备忘录和战略合作框架协议。严格按照国家出国有关规定，申报40批60人次出访任务，实际出访16个国家32批46人次。接待15个国家和国际机构专家17批35人次来访。

4. 开展海峡两岸寄生虫病合作。4月，在南京举办第三届海峡两岸寄生虫病学术研讨会，海峡两岸78名寄生虫学专家学者参会，形成每两年举办一次的机制。

【教育培训工作】 主办所内学术讲座21次，完成《中国寄生虫学与寄生虫病杂志》《国际医学寄生虫病杂志》及国际学术期刊“Infectious Diseases of Poverty”编辑出版发行，其中《中国寄生虫学与寄生虫病杂志》获国家卫生计生委首届优秀期刊奖、中华预防医学会系列杂志优秀期刊一等奖。继续做好中华预防医学会寄生虫学分会和上海市寄生虫学会工作，举办全国热带医学与寄生虫学学术研讨会，完成上海市寄生虫学会换届改选工作，发布热带病学术热点追踪报告5期，为从事热带病与寄生虫病科研、防治、教学的国内外专业人员提供学术交流平台。

提升硕士生、博士生培养质量，强化博士后培养力度。新增博士生导师1名，录取硕博士研究生11名。毕业硕博士研究生12名，其中2名被评为中国疾控中心优秀研究生。博士后出站8名(含4名非洲博士后)，进站3名。

全年接受疾控、检测、媒介控制、药物、分子生物学技术等方面的联合培养、进修人员达42名。接受西部之光访问学者1名。完成5项国家传染病基地继续教育项目，培训全国疾控专业人员300余名。

【文化建设】

1. 推进文化建设，凝聚正能量。建立两支志愿者队伍，开展专题培训，服务严格规范，其中寄生虫病媒介标本馆志愿服务项目获上海市卫生系统优秀志愿者服务项目。出版首部所志（1950—2010 年），立史存照，激励后人。

发挥工青妇、退管会作用，积极向灾区捐款，帮扶困难群体，冬送温暖，夏送清凉，所领导班子带头走访慰问离退休人员 59 人次，开展丰富多彩的离退休职工文化活动，退管会获“上海市卫生系统 2011—2013 年优秀退管会”称号。组织职工年度体检，办理职工住院补充医疗保障。举办本所“三项能手”综合技能比武和 OA 系统操作技能竞赛，组织职工冬季趣味运动会，参加上海卫生计生委、瑞金街道运动会，所工会获“上海医务工会 2013 年度先进基层工会”称号。

修订精神文明建设考核办法，每季开展文明考核。保持“上海市文明单位”称号。1 名青年职工参加国家卫生计生委、中国疾控中心举办的“读书谈讲心得”演讲比赛，两获一等奖。

2. 开展健康传播，扩大影响力。建立宣传通讯员队伍，建立网上寄生虫病标本馆，运用内外部各种宣传平台，走进社区乡村，宣传政策方针、传播健康知识，展示工作进展及职工风采。在中心网站、中心报报道新闻数均位居中心各单位前列。按照中心统一部署，组织开展无烟寄生虫病所活动。

【行政管理工作】

1. 完善职能定位，加强制度建设。围绕刘延东副总理提出的中国疾控中心集疾控、应急、科研、教育工作“四位一体”的职能，对照国家卫生计生委疾控局血地处等处室职责，梳理完善本所职能，找准自身定位，申报本所为公益一类事业单位，明确今后全所发展改革方向。根据国家、中心有关规定，结合本所实际情况，制修订 6 项规章制度。结合群众路线教育实践活动，梳理问题，为 2014 年建章立制打下基础。获 2010—2012 年度上海卫生计生系统院务公开民主管理先进单位。

2. 完善财务管理，加强审计监管。对各部门经费预算执行率逐月考核通报，严格执行中央八项规定，厉行节约，反对浪费，开展经费使用月度审计工作，确保经费使用规范。内部挖潜力，外部争取政策，努力提高职工待遇。2013 年财政资金预算执行率达 98%。

3. 加快硬件建设，做好后勤保障。开展实验室设备配置需求调研，组织各类招标 14 次，采购 372 台件设备和 611 批次化学试剂耗材，经费总计 2362 万余元，采购需求满足率为 100%。认真清查固定资产，及时处置报废设备，落实应急措施，大型设备完好率为 96.5%。实施四号楼大修工程，基本完成工程项目施工。发放职工住房补贴 167 万余元，获“上海市健康单位先进”称号。

4. 强化安全意识，确保生产安全。落实责任制，每月开展消防检查，每季召开安全生产例会，举行消防演练，做好重大节日、重大活动期间安全生产，全年未发生责任事故。保持“上海市平安单位”和“上海市治安安全合格单位”称号，获黄浦区“治安保卫先进集体”。

5. 完善人才培养，加强人才队伍建设。至 2013 年 11 月底，全所在册职工 190 人（其中待退休 3 人，长病假 1 人）。专业技术人员 171 人（其中高级岗 46 人，中级岗 66 人，初级岗 55 人，未聘人员 4 人），管理人员 6 人，工勤 13 人。今年高校毕业生 11 人，其中博士 4 人，硕士 7 人。博士后进站 2 名。自然减员 5 人，解除工作关系 4 人。至 11 月底，我所派遣员工 2 人，外聘保安 7 人，外聘保洁工 5 人，外聘司机 2 人，外聘食堂临时工 2 人。返聘高级专家 1 人。

（1）部门人员聘用情况。多渠道、多方式聘用引进人才，录用新职工 13 名（其中海外人才 3 名），返聘高级专家 1 人，新聘派遣员工 1 名。推动部门间人员流动，4 个部门 6 名职工进行岗位交流。为适应我国寄生虫病和热带病防控国际合作需要，组建国际合作处。开展部门设置和人员岗位摸底调研，为优化部门设置、合理配置人力资源奠定基础。

（2）人才培养情况。8 个团队（3 个人才团队和 5 个 PI 团队）通过年终考核，1 名高层次人才培养对象通过验收。引导鼓励人才在实践中成长，共选派 14 名人员分赴国家和上海市卫生计生委、世界卫生组织、国际著名科研机构及寄生虫病所防治基地借调工作或驻点锻炼。做好职工在岗培训，启动新职工传帮带工作。4 名职工参加在职学位学习，2 名中层干部参加卫生管理专题培训。

（3）干部任免情况。5 位中层干部通过试用期满考核，3 名中层干部岗位交流。制定中层后备干部培养方案，经民主推荐考察，18 位同志被列入中层后备干部，4 位同志被列入上海市卫生计生委系统处级后备干部。

（4）职称考核情况。2013 年 3 人取得研究员任职资格，1 人取得副研究员任职资格，7 人取得助理研究员任职资格，4 人取得主管技师任职资格，新职工考核定职 10 名（其中 2 名中级）。2013 年全所 179 人参加年度考核，优秀 32 人，其他均为称职。

（5）奖惩情况。2013 年 1 名专家获第三届“中国女医师协会五洲女子科技奖”基础医学科研创新奖（全国仅 5 名）；1 名专家获国务院政府特殊津贴；3 名同志获第六届卫生标准专业委员会先进个人。

【委市合作共建工作】

1．推动“中国热带病研究中心”挂牌审批。4 月，挂牌方案经原卫生部报中编办审批。9 月，国家卫生计生委提出将名称改为“中国热带病研究中心”。11 月，世界卫生组织总干事长陈冯富珍女士就加快中国热带病研究中心建设致信李克强总理。

2．落实建设用地选址，启动基建立项。经中国疾控中心同意，并报国家卫生计生委规划司，10 月 24 日，我所和上海国际医学园区集团公司签署“中国热带病研究中心”落户上海国际医学园区意向书，规划用地 68 亩。《基建项目建议书》也报至原卫生部和上海市卫生局。

3．完成上海市公共卫生体系建设三年行动计划任务。初步建成“监测和预警实验室”、“急性虫媒传染病检测实验室”和“寄生虫病诊断检测中心”，提升了上海市热带病诊治与监测能力、突发疫情快速应急处置能力。建立虫媒传染性疾病病原与媒介分子数据库、实物库、快速鉴定与检测技术研究平台、图像识别鉴定网络系统，形成覆盖 20 省的寄生虫病监测网络以及重点热带病预警指挥系统。完成寄生虫病感染检测与咨询约 1.2 万人次，水产品寄生虫检测 500 余件。

4．加强与上海市有关单位合作。与上海市 22 家医院合作，建立寄生虫病诊断网络联盟。在嘉定区疾控中心设立科研教学基地。

【实施本所“十二五”发展规划】 组织专家完成我所“十二五”发展规划中期评估，顺利通过上海市卫生计生委组织的中期评估考核。根据中期评估建议，经多次征求各部门意见，组织修订后三年任务指标。修订后共 109 个指标，其中核心指标 13 个。

各部门认真学习后三年任务指标，紧紧围绕指标落实各项具体措施，扎实推进本所“十二五”发展规划。一年来，各项指标特别是 13 项核心指标完成情况均较为良好。

（周晓农、王汝波、陶苾颖）

性艾中心

【工作概况】 性病艾滋病预防控制中心（性艾中心）承担艾滋病防治、丙肝防治和性病的健康教育与干预工作任务。

2013年，艾滋病防治工作按照《中国遏制与防治艾滋病“十二五”行动计划》《国务院关于进一步加强艾滋病防治工作的通知》要求，紧紧围绕“减少艾滋病新发感染、降低艾滋病病死率”，积极开展以扩大检测、扩大治疗、扩大干预为主的一系列防治措施，圆满完成防治工作任务。2013年共检测1.11亿人次，较2012年增加了9.7%；新发现病例90 119例，较2012年增加了9.3%；疫情估计结果表明，截至2013年底，估计中国存活艾滋病病毒感染者和艾滋病病人81万人，全人群艾滋病病毒感染率为0.60‰，全国艾滋病疫情保持低流行态势，部分地区流行严重；HIV/AIDS人数增幅放缓，新发感染人数保持在较低水平；艾滋病发病人数明显上升，全死因死亡人数增加；经性传播为主要传播途径，男男同性传播增加明显。通过在全国范围内推动治疗即预防策略，在云南、广西等9省开展检测治疗“一站式服务”试点，超额完成扩大治疗工作任务，2013年新增治疗病人70 360人，比2012年增加了26.0%，抗病毒治疗比例达到86.9%，与2012年持平；通过强化综合干预，美沙酮维持治疗在降低吸毒人群艾滋病新发感染方面继续发挥重要作用，2013年运转美沙酮维持治疗门诊763个，累计治疗人员41.2万人，参加美沙酮治疗的吸毒者艾滋病新发感染率由2012年的0.2%下降到0.13%；起草《艾滋病病毒职业暴露认定办法》，《支持社会组织参与艾滋病防治工作基金管理办法（草稿）》、《关于对艾滋病机会性感染病人实施医疗救助的意见》等，充分发挥作为国家卫生计生委的参谋助手作用；通过开展常规监测工作，男男性行为人群HIV抗体阳性率持续上升，吸毒人群的感染率继续保持下降趋势，但使用新型毒品者HIV抗体阳性人数有上升迹象。低档暗娼和高年龄组暗娼HIV抗体阳性率、安全性行为及有效干预比例略有增加。HIV抗体阳性率各地区差异大，疫情严重地区范围没有明显扩散。

性病防治工作与艾滋病工作有机结合，依托自愿咨询检测门诊和美沙酮门诊开展性病干预服务，依托艾滋病监测哨点开展了梅毒监测。

丙肝防治工作在河北等5省开展丙肝数据报告质量核查，结果提示丙肝病例报告率偏低，仅44.3%；在黑龙江等8省组织开展了丙肝危险因素现场调查，提示吸毒史、1999年前输血史、不安全性行为、乡级以下医疗机构注射史、创伤性美容史、针灸史及口腔诊疗史均为HCV感染的危险因素；哨点监测结果表明：丙肝主要在吸毒人群和肾透析人群中流行。

承担中国全球基金艾滋病项目、联合国人口基金艾滋病项目、联合国儿基会艾滋病防治项目、中美艾滋病防治合作项目、中国—默沙东艾滋病合作项目、中国—比尔·梅琳达盖茨基金会艾滋病延期项目均按计划执行。

【艾滋病、性病及丙肝防治工作进展】

一、艾滋病防治工作进展

1. 全国艾滋病疫情形势。根据国家卫生计生委要求，性艾中心组织全国31省（区、市）疾病预防控制中心开展了2013年中国艾滋病疫情估计。经组织多次专家讨论，并经国家卫生计生委疾病预防专家委员会艾滋病与性病分委会专家论证，以及与联合国艾滋病规划署、世界卫生组织驻华办事机构和美国疾病预防控制中心全球艾滋病项目专家沟通、讨论后，确定了截至2013年底我国艾滋病的流行现状。即：截至2013年底，估计中国存活艾滋病病毒（HIV）感染者和艾滋病（AIDS）病人81万人（64万～97万人），女性占32.1%；全人群艾滋病病毒感染率为0.60‰（0.48‰～0.72‰）。在81万存活艾滋病病毒感染者和艾滋病病人（PLWHIV）中，经异性传播占46.9%，经男男同性传播占20.3%，经注射吸毒传播占25.7%，经既往有偿采供血、输血或使用血制品传播占6.0%，经母婴传播占1.1%。疫情估计结果表明我国艾滋病疫情呈现：全国艾滋病疫情保持低流行态势，部分地区流行严重；HIV/AIDS人数增幅放缓，新发感染人数保持在较低水平；艾滋病发病人数明显上升，全死因死亡人数增加；经性传播为主要传播途径，男男同性传播增加明显等四个特点。

2．监测、检测

（1）哨点监测。2013年，组织全国调整、设立艾滋病/丙肝哨点1970个。其中艾滋病哨点1883个，覆盖8类监测人群，包括吸毒者、男男性行为者、暗娼、性病门诊男性就诊者、男性长途汽车司乘人员、男性流动人口、孕产妇和青年学生；丙肝哨点87个，覆盖5类监测人群，包括无偿献血人群、单位体检人群、医院侵入性诊疗人群、肾透析人群和计划生育门诊就诊人群。完成问卷调查896 718人，其中完成HIV抗体检测896 162人。

近几年的哨点监测显示：男男性行为人群HIV抗体阳性率持续上升，吸毒人群的感染率继续保持下降趋势，但使用新型毒品者HIV抗体阳性人数有上升迹象。低档暗娼和高年龄组暗娼HIV抗体阳性率、安全性行为及有效干预比例略有增加。HIV抗体阳性率各地区差异大，疫情严重地区范围没有明显扩散。高危人群梅毒抗体阳性率高于HIV抗体阳性比例。丙肝在吸毒人群和肾透析人群中抗体阳性率较高。

（2）咨询检测。全国各地积极开展咨询检测工作，加强医疗机构扩大检测，并结合外展干预等扩大检测与咨询。2013年全国开展HIV抗体检测111 055 628人次，新报告HIV/AIDS 90 119例，分别较2012年增加了9.7%、9.3%。近3年新发现病例数与检测人次数的比例基本维持在0.08%。

（3）实验室网络化建设。全国艾滋病检测实验室建设持续加强，特别是检测点数增加迅速。截至2013年底，全国共有艾滋病检测确证实验室417个（包括确证中心实验室35个、确证兼筛查中心实验室290个、确证实验室92个）、艾滋病检测筛查实验室23 043个（包括筛查中心实验室448个、筛查实验室10 625个、检测点11 970个），覆盖了96.8%的县区。全国所有省份都已具备CD4细胞和HIV病毒载量检测能力，其中具备CD4细胞检测能力的实验室481个、具备HIV病毒载量检测能力的实验室131个。

针对全国艾滋病检测实验室网络开展了血清学、病毒学、免疫学、耐药、丙肝等检测项目的能力验证工作；并积极参加国际能力验证，具体包括：血清学检测能力验证、CD4细胞检测能力验证、病毒载量检测能力验证、耐药及婴幼儿早期诊断检测能力验证，考核结果均为满意或优秀；完成2013年全国HIV抗体诊断试剂临床质量评估工作。

（4）全国HIV分子流行病学调查。“我国低流行地区及重点人群HIV新发感染核酸技术检测试点调查工作”计划在2013、2014两年内完成天津、海南、深圳男男同性恋及广西柳州老年人HIV新发感染核酸技术检测试点调查。2013年已完成天津、广西柳州老年人及深圳男男同性恋的部分样本的检测。

3．艾滋病病毒感染者/病人的随访管理。通过开展全国性培训、日常工作调研和技术支持、督导相结合，促进了随访管理工作深入开展。2013 年，各项随访管理考核指标较 2012 年均有明显提升。截至 2013 年 12 月底，艾滋病病毒感染者 / 艾滋病病人随访检测比例由 2012 年的 80.4% 上升到 88.0%；艾滋病病毒感染者 / 艾滋病病人的配偶 / 固定性伴 HIV 检测比例由 2012 年的 89.6% 上升到 91.0%；既往报告 HIV/AIDS 接受结核病问卷筛查的比例由 2012 的 99.3% 上升到 99.6%。

4. 重点人群干预。2013 年，重点人群干预继续以扩大干预覆盖面、扩大高危人群检测和提高干预质量为工作重点，开展了技术支持与督导。组织召开了 6 期美沙酮门诊专业人员培训，赴云南、新疆、四川、广西等 15，省份就维持治疗工作的工作质量、服药人员 HIV 新发感染、与抗病毒治疗衔接等进行了现场技术支持与专题调查。工作进展如下：

（1）经吸毒传播途径的干预

1）美沙酮维持治疗。截至 2013 年，全国 28 个省份开展了美沙酮维持治疗工作，设有 763 个门诊，29 辆流动服药车，门诊数比 2012 年增加了 7 个。全国累计参加治疗人数 412 675 人，在治人数 201 723 人，全国在治人员年保持率为 80.0%，比 2012 年降低了 0.4%。门诊平均在治人数为 264 人，门诊平均在治人数在 200 人以上的省份有 15 个，占 53.6%。

2）清洁针具交换工作。针具交换作为社区药物维持治疗工作的补充，继续在社区药物维持治疗工作难以覆盖的地区发挥作用。2013 年，全国月均 898 个针具交换点开展针具交换工作，覆盖 529 个县（区），月均参加针具交换人数为 41 761 人。广西、云南、四川、新疆、贵州、湖南、广东和江西等 8 省份参加针具交换人数占全国的 93.3%。

（2）经性传播途径的干预

1）暗娼干预。2013 年，暗娼人群干预以扩大检测和安全套推广为主要措施，全国月均干预暗娼 551 511 人，月均干预覆盖率为 83.7%。检测 1 346 765 人次，发现 HIV 阳性 1127 人，均与 2012 年基本持平。外展干预发放宣传材料约 1039 万份，发放安全套约 4603 万只。

2）男男性行为人群干预。2013 年，全国月均干预男男性行为者 207 290 人，月均干预覆盖率为 73.5%。月均干预人数较去年同期减少 17.9%，月均干预覆盖略有下降。检测男男性行为者 477 089 人次，报告 HIV 检测阳性 10 933 例，检测人次数比去年提高 11.5%，检测发现阳性人数与去年基本持平。

5. 抗病毒治疗

（1）抗病毒治疗比例与规范化程度。2013 年，全国 31 省份 2312 个县（区）的 3733 所抗病毒机构累计治疗病人（含成人和儿童）281 529 人，正在治疗成人病人 223 962 人。2013 年新增治疗病人 70 360 人，比 2012 年增加了 26.0%。抗病毒治疗比例为 86.9%，其中成人治疗比例 86.9%，儿童治疗比例 85.5%。

（2）抗病毒治疗规范化程度继续提高。接受抗病毒治疗病人按要求完成随访比例为 96.7%，CD4 检测比例为 86.5%，病毒载量检测比例为 92.4%，除病毒载量检测比例外，随访和 CD4 检测比例较 2012 年略有下降。2013 年继续对新疆、河南、云南、湖南、广西、四川等治疗重点省份进行技术支持，以提高治疗质量、扩大治疗覆盖面。

（3）儿童抗病毒治疗。截至 2013 年，全国 30 个省份的 682 个县区开展了儿童艾滋病抗病毒治疗工作。累计有 4449 名儿童艾滋病患者接受了规范的儿童抗病毒药物的治疗，比去年增加 907 人。目前在治的艾滋病儿童 3527 人。

（4）一站式服务试点。2013 年重点推动云南、广西、河南、广东、四川、贵州、重庆、湖南和新疆等 9 个省 12 个县区开展的“一站式服务”试点工作，并适时提出继续采取措施扩大抗病毒治疗覆盖面、推动扩大复方新诺明预防、落实机会型感染政策，提高医务人员诊疗能力和重视合并感染所导致的死亡（TB，乙肝，丙肝）的政策建议。

（5）耐药监测：2013 年主要开展三个方面的耐药监测工作：应用耐药警戒线监测方法，在北京、浙江杭州、河南、湖南长沙、广西南宁、广西柳州、四川凉山、四川成都、云南德宏、新疆伊犁共 10 个现场（当年新报告年龄小于 25 岁的感染者）开展艾滋病病毒耐药毒株传播的监测工作；在河南省新蔡、确山及尉氏三个县开展艾滋病病毒耐药检测在抗病毒治疗临床应用中的效果评估，了解二线药物更换 6 和 12 个月后的病毒和免疫学情况；在云南、新疆、江苏、湖南、湖北、广东、四川等地区，开展单阳治疗配偶人群的耐药情况监测。

6. 艾滋病综合防治示范区（下称示范区）工作。相继赴河南省（夏邑、平舆）、湖南省（武陵区）等 10 省 14 个示范区进行技术指导。各示范区进一步加强监测检测能力建设，完善艾滋病、性病和丙肝综合监测和实验室检测网络，积极开展医务人员主动提供的艾滋病检测咨询（PITC）、艾滋病自愿咨询检测（VCT）、感染者配偶检测以及哨点监测工作，提高检测服务的可及性和质量，及早发现更多的感染者，相关工作质量考核指标均达到或高于全国水平，按照《2013 年全国艾滋病性病防治主要措施落实质量考评方案》要求，评选确定了 67 个全国艾滋病综合防治示范区优秀实践案例。

7. 国际合作项目。执行的国际合作项目包括：中国全球基金艾滋病项目、中国—比尔•梅琳达盖茨基金会艾滋病防治合作项目、中国—默沙东艾滋病合作项目、中美艾滋病防治合作项目、联合国儿童基金会艾滋病防治项目、第七周期中国—联合国人口基金艾滋病防治与生殖健康服务合作项目。

8. 监督与评估。为保证国家艾滋病防治数据信息质量，结合当前艾滋病防治需要，继续开展了艾滋病病例报告、哨点监测、感染者 / 病人管理、自愿咨询检测、抗病毒治疗、社区美沙酮维持治疗和高危行为干预相关工作的数据质量的全面评估。完成了对吉林、安徽、北京、广西、河南、湖北、湖南、辽宁、青海、陕西、上海、浙江共 12 个省（自治区、直辖市）的 37 个县（区）进行了国家级数据质量核查，改善了数据质量方面存在的问题，促进了全国艾滋病防治数据整体质量的进一步提高。核查结果显示艾滋病防治数据信息质量可靠。

9. 国家卫生计生委重点工作联系点技术支持。2013 年度，共派出 9 人长期驻点云南省德宏州、四川省凉山州和新疆伊犁州国家卫生计生委艾滋病防治重点联系点，同时委托安徽医科大学派出 9 人长期驻点广西壮族自治区省部共建联系点提供支持；派出约 255 人次的工作人员为联系点提供短期技术支持。

二、性病防治工作进展

在 2013 年艾滋病哨点监测中，开展了梅毒感染情况监测，79.6% 的哨点检出梅毒抗体阳性者，共有 895 746 人接受梅毒抗体检测，检出阳性者 22 729 人，粗阳性率为 2.5%。梅毒抗体阳性率在男男性行为人群中较高，其他人群稳定在较低水平，孕产妇等其他人群哨点梅毒抗体阳性率一直在 1% 以下。

三、丙肝防治工作进展

在河北、河南、湖北、广东和云南等 5 省开展丙肝数据报告质量核查并组织实施现场调查，形成《2013 年丙型肝炎数据质量核查报告》，结果提示丙肝病例报告率偏低，仅 44.3%，已报告病例的分类正确率低仅 25.4%、抗 -HCV 阳性者的 HCV-RNA 检测率较低。

在黑龙江、河北、江苏、河南、湖北、广东、云南、江西等8省组织开展了丙肝危险因素现场调查，在对调查数据进行统计分析的基础上形成了《丙肝危险因素调查报告》，结果提示吸毒史、1999年前输血史、不安全性行为、乡级以下医疗机构注射史、创伤性美容史、针灸史及口腔诊疗史均为HCV感染的危险因素。

哨点监测结果表明：64.5%（1270/1968个）的哨点检出HCV抗体阳性者，894 906例接受HCV抗体检测人中，检出抗体阳性者49 227人，粗阳性率为5.5%。HCV主要在吸毒人群和肾透析人群中流行，吸毒人群HCV抗体总阳性率为38.4%，肾透析人群为6.0%，其他人群均低于1%。

开展了丙肝疫情突发事件的处置，针对安徽、辽宁发生的丙肝聚集性疫情，组织流行病学、临床及实验室等领域的专家，赴现场提供技术支持，起草《丙肝聚集性疫情现场调查及处置工作指南（征求意见稿）》。

对开展全国乙型、丙型肝炎血清流行病学调查的必要性进行论证，制定全国乙肝丙肝流调工作方案框架。

【科学研究】 2013年新获准国家自然科学基金项目2项，传染病重大专项3项（合作研究）共5项，经费611.26万元。分别为：艾滋病抗逆转录病毒治疗的成本、疗效和预防作用的比较研究，HIV-1和HCV在中国注射吸毒人群中传播瓶颈的研究，艾滋病国产化诊断试剂的研发—多种检测试剂评价，中医药延缓HIV感染者发病、促进免疫重建及降低耐药的临床研究，联合应用疫苗和药物ART的艾滋病治疗策略的研究。

2013年在研的科研课题21项（合作研究4项），总经费达16 360.14万元。其中，国家自然科学基金项目10项，传染病重大专项8项（合作研究4项），中疾控青年基金3项。分别为：基于AEM的艾滋病疫情趋势预测和防治效果评估研究，免疫保护机制的系统疫苗学研究及其在HIV疫苗研究中的应用，HIV感染不同阶段外周血单核细胞亚群的表型特征和功能变化及其与宿主疾病状态的关联性研究，HIV RT连接区新型耐药突变对病毒复制适应性的影响及其作用机制，HIV准种变异程度对3TC耐药性产生的影响研究，HLA介导的表位特异性CTL功能特征和HIV病毒逃逸研究，HIV-1感染NK细胞调节免疫压力的机制研究，靶向衣壳蛋白的抗病毒抑制剂对中国重组HIV流行株的敏感性和耐药性研究，利用系统进化方法研究北京MSM人群的HIV传播关系，中国艾滋病病毒感染者心脏脂肪变性流行病学研究，我国艾滋病流行趋势、疫情评估和预测数学模型研究，儿童艾滋病适宜治疗策略研究与应用，艾滋病高危人群的综合干预技术研究，预防性艾滋病疫苗研究，我国HIV主要毒株的流行趋势、基因变异、耐药逃逸和评估预测研究，HIV感染者的疾病进展与临床转归的关键生物学指标及新药靶的研究，HIV感染者疾病进展与临床转归的关键生物学标志研究，艾滋病、病毒性肝炎、结核病及其他新发突发传染病实验动物的研究，痘苗病毒载体HIV疫苗与李斯特细菌载体HIV疫苗联合免疫研究，HIV感染者体内广谱中和抗体的分离和鉴定，影响暗娼哨点HIV抗体阳性率的因素研究。

国际合作课题主要包括美沙酮维持治疗关怀项目，艾滋病结核病多学科应用培训项目，艾滋病检测与治疗一站式服务探索试点研究，HIV相关性神经认知障碍项目分别为HIV/AIDS传播和疾病进展的数学模型研究，男男性行为人群降低HIV感染的集成性预防研究，中国评价赛宝松在阿片依赖性静脉吸毒人群中预防HIV感染项目，中国艾滋病病毒感染者心脏脂肪变性流行病学研究，不同抗病毒治疗方案对HIV相关性神经认知障碍的预防作用比较研究，TDF+3TC+EFV 治疗 HIV/HBV 合并感染的疗效和安全性研究。

所承担的科研课题《中国艾滋病重大疫情与关键技术研究及应用》获中华医学科技奖二等奖，《我国 HIV 耐药监测技术平台的建立及推广应用》获中华预防医学会科技奖二等奖。

【教育培训】 性艾中心现有在读研究生 85 人，其中博士 31 名，全日制硕士 41 名，在职 MPH 和协和公卫共 13 名，其中 13 年新招博士 10 名，硕士 12 名研究生　协和公卫免试推荐研究生 1 名。2013 年毕业博士研究生 10 名、硕士研究生 14 名，应用型研究生（MPH）位及 3 名协和公卫学院学生 3 名均获得相应学位。出站博士后 1 名，进站 1 名。

成立了《性艾中心研究生分会》加强对研究生的管理和自我管理。承办并完成中国疾控中心研究生课程《社会医学与健康促进》《艾滋病预防控制》《免疫学》的教学组织工作任务。开设研究生专业课《艾滋病预防控制》《专业英语》。

完成 5 项 2013 年国家继续教育项目及 2 项国家继续教育基地项目，新申请 2014 年国家继续教育项目 3 项和国家继续教育基地项目 3 项。

【交流与合作】 办理个人因公出国 / 出境 41 批次，67 人次，访问国家和地区 14 个，共上交回国汇报及学习体会 41 份；接待外宾来华 29 批次，72 人次；接待外宾访问团 2 批次，共约 60 人次。

聘请外国专家 5 人。其中 2013 年办理新聘用长期在性艾中心工作的外国专家申请 1 人，续聘 1 人，停聘 3 人。并按外国专家局和中国疾控中心国际处的要求上报了本年度外国专家自检报告，本年度无涉及外专的违法、违规、纠纷或安全、政治、宗教事件发生。

重要活动：2013 年 11 月 18—22 日，性艾中心 5 名专家参加了在泰国召开的第十一届亚泰地区国际艾滋病大会，并成功举办中盖艾滋病项目卫星会议。2013 年 11 月 11—12 日，由国家卫生计生委国际合作司和联合国艾滋病中国专题组共同主办，性艾中心承办的中国艾滋病防治国际合作项目经验交流会在北京举办，会议回顾了中国艾滋病防治国际合作的发展历程，对未来中国与国际社会在艾滋病防控领域的合作情况进行了研讨与展望。

【实验室安全】 实验室按照 CNAS-CL01《检测和校准实验室认可准则》（ISO/IEC17025：2005）、CNAS-CL05《实验室　生物安全通用要求》（GB19489—2008）管理运行，对管理体系 263 个文件的编写、审修，经管理体系的内部审查、管理评审、及有计划的监督评审，维持 CANS 质量及安全认可资格。完成仪器设备强检 188 件（台），2 次实验室安全员及 91 人次安全培训，配合疾控中心及北京市卫生局的实验室管理检查，积极进行整改，全年无生物安全事故发生。

性艾中心两套生物安全三级（BSL-3）实验室通过中国国家合格评定认可委员会（CNAS）安全认可及卫计委活动资格评审，取得从事高致病性病原微生物活动的资格，为中国疾病预防控制中心昌平新址新建实验室中第一个获得国家主管部门批准的 BSL-3 实验室，并于 5 月 15 日正式投入使用。

【重要会议及培训】 2 月 28 日—3 月 1 日，由性艾中心主办的全国艾滋病性病丙肝防治工作会议在云南昆明召开，会议全面总结了 2012 年全国艾滋病、性病、丙肝防治工作进展，学习了《性病防治管理办法》等文件，交流了各地在扩大治疗、扩大检测、社会组织参与艾滋病防治工作、综合防控、高危人群干预等方面的工作经验，明确了 2014 年工作要求。

2 月 27 日，中国卫生部—盖茨基金会艾滋病防治合作延期项目（简称“中盖艾滋病延期项目”）启动会在云南省昆明市召开，延期项目目的在于开展男男性行为（MSM）人群 HIV

检测及感染者随访关怀有效衔接的模式探索，为政策制定与倡导提供依据。

3—12 月，性艾中心举办 2 期为期半年的省级人员艾滋病防治能力培训班，系统培训了 15 名基层艾滋病防治工作人员的理论知识与实践工作经验。

11 月 11—12 日，性艾中心承办，国家卫生计生委国际合作司和联合国艾滋病中国专题组共同主办的中国艾滋病防治国际合作项目经验交流会在北京召开。会议回顾了中国艾滋病防治国际合作的发展历程，对未来中国与国际社会在艾滋病防控领域的合作情况进行了研讨与展望。中国全球基金艾滋病项目总结会、中国—盖茨基金会艾滋病项目工作总结会、中美艾滋病防治合作项目十年总结会同期召开。

（吴尊友、刘玉芬）

慢病中心

【工作概况】

一、慢性病监测工作

1. 中国慢性病及其危险因素监测工作。2013 年慢病中心开展了第四次现场调查，同时开展了全国脑血管流行病学调查，精神卫生流行病学调查及口腔健康流行病学调查。2013 年中国慢性病及危险因素监测由原来 162 个监测点扩大到 302 个监测点。由于 2013 年医改重大专项经费下达较晚，为了不影响工作进度，对原监测点和新增监测点分两批进行准备和现场调查。对原 162 个监测点举办了三期培训班，共培训 382 人次。10 月举办两期新增监测点慢病监测培训班，对各省和新增监测点的骨干开展了培训，共培训 495 人。培训内容包括问卷调查、身体测量、实验室检测、数据录入等。慢病中心派出专家 20 人次对 8 个省的培训工作进行了督导和技术指导，发现问题及时纠正，提高了培训质量。截至 2013 年底，原 162 个监测点中 152 个监测点完成了现场调查工作，10 个监测点现场调查正在进行中。完成现场调查的监测点正在进行数据录入。140 个监测点已经将血样运送至检验机构，并且 8 万余人的血糖、血脂和糖化血红蛋白检测工作已经完成。

2. 死因监测工作。2013 年全国 31 个省、自治区（直辖市）通过网络共报告 2012 年死亡病例 4 168 549 例，与 2004 年相比，报告死亡数增加了 6.52 倍；与 2011 年相比，2012 年死亡报告例数上升了 22.60%。全国疾病监测系统（DSP）报告粗死亡率稳定、死因编码质量较高。2013 年度，慢病中心对上一年度的数据进行了分析，产出了《2012 年全国死因监测报告》《2012 年全国疾病监测系统数据集》。

2013 年慢病中心还完成了死因系统升级改造工作，新系统为三级平台分布式部署，可实现各地死因登记数据到国家死因登记报告系统的数据上传和交换；完善了数据分析和展示功能，2014 年初正式启用。为更好完成我国“十二五”规划指标，2013 年还完成了死因系统整合及扩点工作，与国家卫生计生委统计信息中心协作开展死因监测系统整合及扩点的相关事项。目前形成了 605 个监测点组成的具有省级代表性的国家死因监测点，中央转移支付经费已到位，正在开展 2013 年数据补报工作；同时，已完成了三部委发文初稿、死因登记信息报告管理规定初稿等相关文件，预计 2014 年将正式执行相关文件。

二、慢性病综合干预工作

1. 国家慢性病综合防控示范区建设工作。2013 年慢性病综合防控示范区的工作主要包括完善相关管理和技术文件、研发示范区信息系统、开展慢病防控能力培训以及开展第三批全国慢性病综合防控示范区申报和审定工作。

2013 年全国共计 180 个县市区提交了申报材料，完成了第三批全国慢性病示范区的申报和材料审核工作。在国家卫生计生委疾控局的统一部署下，慢病中心制定了示范区各县市区的现场不暴露身份调研工作方案等一系列工作细则和计划，编排了现场不暴露调研工作的计划，截至 2013 年 12 月末，已经组织了 7 个专家调研组已经完成了 6 个省 12 个县市区的现场调研工作。

2. 心脑血管病防控工作

（1）省部联合减盐防控高血压工作。为更好地评估在我国开展减盐防控高血压的效果，中国疾控中心与美国疾控中心联合，在山东省和江苏省分别选 2 个项目点开展省部减盐试点干预评价项目，评估项目地区的减盐策略和措施，进而探索我国减盐防控高血压的模式。目前山东项目点已完成了基线调查工作，共计完成 18～69 岁城乡居民 4800 人的问卷调查、空腹血采集和体格测量，共收集 24 小时尿液标本 2007 份。

按照工作方案要求，2013 年针对 2011 年在全省 20 个县启动的省部减盐防控高血压项目有序开展中期评估工作，目前已制定了中期评估方案。

（2）脑卒中高危人群筛查和干预。为明确疾控机构在脑卒中高危人群筛查和干预项目中的职责，充分发挥疾控机构的技术优势，慢病中心积极研究和撰写了《疾病预防控制机构脑卒中高危人群筛查及干预工作方案》，保障并促进各项工作的顺利实施。加强和推进心脑血管疾病监测工作。慢病中心组织撰写《脑卒中筛查项目心脑血管病发病报告工作方案》，组织多次专家论证并逐渐完善，相关软件系统已通过初步的审核和测试。

3．糖尿病防控工作

（1）中国糖尿病综合管理项目。中国糖尿病综合管理项目（CIDE）2013 年度工作主要围绕糖尿病防控能力建设和患者自我管理能力提升展开。与此同时，各省也相继开展了省内的二级培训，截至 12 月底，全国项目省已经完成了 CDC 人员培训 710 人，患者 1549 人；基层医生及社区卫生工作者培训 2800 人。

（2）中国农村地区糖尿病综合防控项目。2013 年按照项目方案，开展了培训和督导，进行了项目基线调查，内容包括问卷调查、体格测量和实验室检测，共获得有效样本量 5700 人。同时开展了项目点的干预工作，制定下发了糖尿病防控健康教育手册等系列健康教育材料和技术文件。项目进展顺利，得到了资助方的认可。

4．以淮河流域癌症综合防治项目为依托，做好癌症综合防治工作

（1）淮河流域癌症综合防治项目。在该项目中，慢病中心承担着淮河流域前瞻性队列研究、癌症预防与干预和死因监测工作，同时参与了《淮河项目进展报告（2007—2012）》相关部分内容的撰写。淮河流域前瞻性队列研究项目进入第二年，2013 年的工作重点是继续建立前瞻性人群队列，同时调查核实了研究地区的肿瘤病例。实施癌症的综合预防和有效干预是淮河癌症综合防治工作内容的重要组成部分。2013 年继续推进，包括基层专业人员能力建设，一般人群和重点人群癌症预防健康教育、和行为干预等，努力提高淮河地区癌症的预防控制水平。

（2）“癌症村”事件的文献核实与快速调查工作。2013 年 10—11 月，媒体报道“癌症村”事件受到国务院的高度重视，国家卫生计生委和中国疾控中心的领导要求有关部门认真核查论文中所报道村庄癌症高发的真实性和可靠性。慢病中心具体承担了媒体报道文献核实和快速调查分析报告的工作。报告初步核实了报道“癌症村”中的癌症的死亡、现患状况，同时了解了村周边企业污染等基本状况，为下一步开展相关调查与研究，阐明环境污染与癌症高发的关系，完善环境与健康监测体系，以及更好地在全国和重点地区开展环境污染整治和癌症防治工作提供了重要线索。

5．口腔防控工作

（1）口腔健康监测纳入中国慢病监测项目。2013 年，在全国 60 个疾病监测点（DSPs）开展了口腔健康监测工作，制定了《全国口腔健康监测工作方案》等技术文件。对 30 个省（西藏除外）和新疆生产建设兵团 31 名口腔专业人员（省级师资）进行国家级培训，并进行了龋齿诊断标准一致性检验。同时对宁夏等 7 个省及监测点培训或现场实施工作开展督导，对

于发现的问题，均及时指出并进行现场纠正。

(2) 疾控机构口腔工作调查。为掌握各地疾控机构在口腔疾病防控方面人员、设备及口腔卫生工作开展的情况，受国家卫生计生委疾控局委托，慢病中心于 2013 年开展了全国疾控系统口腔工作现况调查，对全国所有省、地、县疾控中心口腔工作人财物及工作开展情况进行普查。按照要求，各省在 12 月底前完成现场调查工作。

6. 老年病防控工作

(1) 中国养老与健康追踪调查(CHARLS)项目。中国养老与健康追踪调查(CHARLS)由中国疾控中心和北京大学共同主持，关于健康与养老方面的多维度调查。包括 45 岁以上人群的健康状况、危险因素、社会经济状况、医疗保险政策等。2013 完成了所有调查对象近 38 000 人份血液样本的运输、储存及检测工作。血样检测数据将为客观评估我国 45 岁以上人群的健康和养老状况提供科学数据，为医改相关政策的评估提供依据。

(2) 我国老年健康现状及应对策略研究。卫计委和 WHO 委托慢病中心开展中国老年健康状况及应对策略研究。本项目拟通过研究我国老年健康现状和应对状况，分析健康需求与应对之间的差距，为进一步开展老年健康工作提供政策建议，为明确我国老年健康工作的优先领域提供参考和依据。目前已经完成项目建议书撰写、项目预算、核心专家组组织。老年健康应对包括老年健康相关策略、措施、健康服务提供情况等。

(3) 开展老年健康追踪调查试点。老年健康追踪调查试点旨在评价相关人群的健康和躯体功能情况，为开展老年健康管理指明方向；2013 年完成调查 2 个省 4 个县区，近 8000 名 60 岁以上老人；内容包括高发、特发慢性病、认识能力、失能、卫生服务、长期照料情况及影响因素。下一步将进行数据清理和分析。形成相关报告，总结试点经验，在适当的范围进行推广。

三、伤害预防控制工作

1. 伤害监测

(1) 全国伤害监测。全国伤害监测系统运行良好，完成 2012 年全国伤害监测数据收集工作。启动全国伤害监测评估工作，相继完成对北京市、福建省等 10 个省(区、市)伤害监测工作的现场评估。2012 年共收集数据 693 933 条，截至 2013 年底共收集数据 133 570 条。完成了 2010—2011 年《全国伤害医院监测数据集》的出版和发布；完成 2012 年数据集的编撰工作，并启动出版和发布工作。完成全国伤害监测报告卡修订工作，并下发两城市进行试用。

(2) 全国伤害监测系统抽样方案调整及伤害发生率推算。为了进一步完善全国伤害监测系统，促进对监测数据的利用、以充分发挥伤害监测对伤害防制工作的指导作用，开展了全国伤害监测系统抽样方案调整以及伤害发生率推算工作，对全国伤害监测系统的代表性进行评价并以此为依据对监测系统进行合理调整，同时探索利用全国伤害监测数据推算门急诊伤害发生率的方法。经过多轮讨论，目前两项工作方案及技术路线已基本确定，正在进行基础数据收集工作。

(3) 伤害综合监测试点。在黑龙江省宝清县、上海市松江区、江苏省南京市浦口区和苏州市张家港市、湖南省洪江市、广东省珠海市、四川省成都市青羊区、陕西省眉县、新疆维吾尔自治区乌鲁木齐市天山区和大连市沙河口区开展了第二轮伤害综合监测试点工作，进一步推动了伤害死亡、住院、门急诊等多种数据来源的综合利用工作。

(4) 产品伤害监测。2013 年，我国产品伤害监测扩大试点工作在 11 个监测点 32 家医院继续稳步进行，截至 2013 年底，已上报伤害病例 304 750 例，典型伤害病例 3916 例。2013 年

9月，慢病中心为配合国家质检总局开展2013年创建全国质量强市示范城市工作，对来自全国19个地市的质检、疾控部门工作人员进行了产品伤害监测工作培训，并继续成为国家质检总局产品伤害监测工作技术支撑单位与国家质检总局合作进一步推进产品伤害监测工作。

2. 伤害干预

（1）干预试点项目。为进一步探索适合我国国情的伤害预防控制工作模式和策略措施，推动全国伤害预防控制工作，慢病中心针对道路交通伤害，儿童溺水，老年跌倒等重点伤害类型，在北京市等八个城市开展伤害干预试点项目。所有干预试点项目工作计划已经完成，将于2013年底前全部启动。

（2）中国道路安全十国项目。慢病中心作为国家项目办，继续在辽宁省大连市和江苏省苏州市开展中国道路安全项目，并于2013年扩增浙江省金华市为项目点。2013年完成了项目活动计划制定；组织协调城市有序开展以证据为基础的项目强化执法和社会营销干预运动；组织实施了7期项目能力建设活动，完成了4轮项目城市基线调查与评估的组织实施工作等。

四、健康倡导与健康促进工作

1. 积极开展慢性病主题日活动。大力开展口腔健康教育，9月20日“全国爱牙日”期间，与全国卫生12320管理中心，在新浪微博和腾讯微博共同开展了“关爱老人，修复失牙”爱牙日有奖问答和微访谈活动，并抽取30名幸运参与者，发放了小礼品和热情洋溢的感谢信。

2. 组织召开中国农村糖尿病防控论坛。为配合2013年11月14日联合国糖尿病日宣传工作，慢病中心召开了中国农村地区糖尿病防控论坛，论坛围绕我国糖尿病防控现状及策略，农村地区糖尿病防控存在的问题和应对，以及农村地区糖尿病防控的实践等进行了研讨。此次论坛的举行，促进了各级卫生与计生系统充分了解农村糖尿病防控的重要性，对推进农村地区糖尿病防控工作起到了积极的作用。

3. 逐步扩宽慢性病防治相关知识宣传教育渠道。2013年7月起，慢病中心会同全国慢病防控知名专家、各级慢病防控机构编撰《慢性病防控与健康》系列宣传材料，定期在全国发放。同时开通慢病中心官方微信、微博客，截至目前，在微信公共平台发布健康信息80余条，关注人数8千人，新浪、腾讯微博发布信息近400条，累计关注粉丝突破10万人。结合卫生纪念日，充分发挥网站平台优势，传播慢性病防治知识，积极探索人群慢性病健康知识水平“网络在线调查”。

五、发挥慢病防控国家队作用，加强全国慢病防控队伍能力建设

慢病中心在加强自身能力建设的同时，逐步加强对各级疾控机构和基层医疗卫生机构的业务培训和指导，搭建交流平台，促进各级疾控系统慢病防治机构协同进步。2013年慢病中心通过常规和项目工作举办全国性业务会议8次，举办全国性业务培训班10期，多次进行基层调研、技术指导。2013年9月召开了全国慢病科所长工作会议，明晰了慢病防控当前的历史定位，强化了能力建设与跨学科合作的重要意义，为疾控系统今后的建设和发展提供了思路和借鉴。

六、科研、学术交流与国际合作

1. 2013年，慢病中心积极申报项目，着力推动慢性病预防与控制学科的发展和建设。全年共申请科研项目13项。共在国内外专业期刊上发表学术论著（文）50篇，主编专业书籍7部。此外，为了营造学术氛围，提高业务人员的专业素养，以中华预防医学会慢病分会和WHO慢性病综合防治合作中心为平台，2012年我中心邀请国内外慢病领域知名专家，举办慢病预防与控制相关学术交流活动26次，主题新颖、内容充实，效果明显。

2. 开展广泛的国际国内交流与合作，共同推进慢病工作。2013年慢病中心出国交流共计17批29人次，接待国际来访17批，48人次。继续重视并加强与世界卫生组织的合作，申请到WHOPEN和减盐项目。同时积极扩展合作伙伴，与美国疾控中心、澳大利亚格里菲斯大学、西悉尼大学、美国约翰霍普金森大学、华盛顿大学等逐步建立关系，争取合作机会，并积极开展学术交流、科学研究等活动。

2013年10月29日—11月1日，慢病中心承办了第八届世界危险因素监测联盟全球大会。本届大会由中国疾病预防控制中心与中华预防医学会共同主办，参会人员达220余人，其中来自其他国家和地区的参会代表37人。此次大会为全国各省、各疾病监测点监测工作者提供了难得的与国际同仁交流和学习的机会，也为世界各国从事危险因素监测的人员搭建了交流的平台。

【加强综合管理和队伍建设，促进慢病中心可持续发展】

1. 机构与人员建设。2013年，根据工作需要，慢病中心增加了一位副主任充实了领导班子。新领导班子继承和发扬了我中心的传统优势，进行内部机构建设和调整，加强中层干部队伍建设，新任命中层干部3名。2013年新进职工13人，调出3人。

慢病中心有计划地批准职工学位教育、鼓励和推荐职工参加业务培训。批准2名职工参加CFETP培训，推荐1名职工出国半年以上的进修培训。通过职工的培训，加强了职工专业知识和岗位技能，有力地承担起慢病防控工作国家队的重任。

2013年慢病中心新招科研型硕士生2名，博士生2名，MPH研究生4名；2名硕士生毕业。完成中国疾控中心《慢性非传染性疾病》和《社区卫生与初级卫生保健》两门课程的教学任务。

2. 制度建设。根据《慢病中心规章制度》（试行），结合我中心实际情况，经广泛征求中心职工意见，组织制定、修订了一批制度并实行。

3. 财务管理。加强和完善财务内控制度，严格按照会计法及会计工作要求，对各项资金进行规范性管理、监督与核算。2013年应急运转经费预算921.5万元，预算执行进度比例为100%。2013年山东减盐、慢病综合防控示范区及伤害信息综合利用财政项目预算为427万元，完成比例为100%。

【党群工作】 2013年慢病中心党支部按照上级党委要求，以“强组织，建文化，促发展，形机制”为基本工作思路，深入学习贯彻党的十八大和十八届三中全会精神，结合党的群众路线教育活动，充分发挥党支部战斗堡垒作用，积极促进慢病中心各项事业良好发展。

1. 深入开展学习十八大系列活动。围绕中心党委“学习党的十八大精神，谱写中国疾控篇章”活动部署，组织开展了“读书谈讲心得”演讲比赛、“温党史、学党章、忆成长”主题党日活动、“现代急救技能”专题讲座等一系列活动。

2. 认真开展党的群众路线教育活动，广泛征集群众意见，组织中心领导深入学习相关材料，撰写心得体会与对照检查材料，积极筹备中心民主生活会，深入开展中心惩防体系建设工作。

3. 扎实开展党建工作，完成支委增补选举，积极培养入党积极分子和发展对象共计6人。

4. 持续开展学习雷锋系列活动、完善慢病中心三好一满意活动方案，积极开展普法教育，全年共计慰问退休、特殊职工16人次。

（周脉耕、王卓群、蒋炜）

营养食品所

【工作概况】 在业务工作方面，中国居民营养与健康监测项目开展了2013年度0～5岁儿童和乳母监测，并加强2010—2011年度监测数据的清理分析；食物营养成分监测工作以动物性食品为重点，建立全国15个省级分析中心，逐步完善全国食物营养监测网络；农村义务教育学生营养改善计划监测，完成并上报2012年监测基线报告，协助西藏、新疆开展计划监测工作，实现了全国全覆盖；贫困地区儿童营养改善试点项目监测，完成三省1800余名婴幼儿及其家庭的总体基线调查，并汇总上报。

管理工作方面，高度重视发展和建设工作，制定发展规划，梳理自身职能和定位；加强职工培训，制定人才培养及外派学习规划；加强职能和业务管理，逐步提高工作效率；精心组织和编制大购预算，加强实验室检测能力；发掘自身资源，调整办公和实验用房，初步改善工作和实验环境；积极稳妥的处理机构调整遗留问题。

【业务工作进展】

一、中国居民营养与健康监测

1. 2013年度0～5岁儿童和乳母监测。营养食品所自2010年起承担了原卫生部疾控局交付的医改重大项目—中国居民营养与健康监测（以下简称营养监测）。本轮营养监测持续时间为2010—2013年，为期4年；根据总体方案部署，2013年营养食品所组织开展了全国55个监测点的0～5岁儿童和乳母营养与健康监测工作。

2013年营养食品所起草了《中国居民营养与健康状况监测0～5岁儿童和乳母监测》工作手册。2013年5月在河北省河间市组织了问卷预实验，对调查问卷进行了进一步修改，同时对监测方案进行了部分调整。

营养食品所根据工作手册和问卷设计了2013年现场督导表，组织70余人次对28省份的30个监测点进行了现场督导工作。针对内蒙古、甘肃、贵州和海南等省份监测技术薄弱的问题，营养食品所组织专家对其进行了技术培训；所领导带队深入新疆、西藏、内蒙古、海南等省（自治区）进行现场督导，加强了项目的质控工作，促进了现场工作有序有质的开展。

2. 营养监测数据整理、分析与报告撰写。营养食品所组织人员对2010—2011年75个城市监测点的数据进行了清理分析工作，完成了城市居民营养与健康监测分析报告。在此基础上，营养食品所在2013年5月召开的全国营养大会上做了监测总体方案、营养监测质量控制方法、城市居民的膳食结构与营养素、城市居民人群营养健康状况、城市居民与营养相关疾病状况、城市居民饮食行为与生活方式等6个专题报告，就本轮监测部分结果进行了公布。营养食品所已经完成2010—2012年45个普通农村监测点和30个贫困农村监测点的调查数据的录入工作。

3. 血样检测分析。2013年营养食品所已完成31个省3～12岁儿童血样中16种微量元素的检测工作；完成3～12岁血中维生素A的检测工作；完成近8万份血样的总胆固醇、高密度脂蛋白胆固醇、甘油三酯测定和数据录入清理工作；完成了中小城市、贫困县和非贫困县血糖数据清理工作；完成26个贫困地区监测点人群血清铁蛋白、转铁蛋白受体和C-反应蛋白5578份样品的检测和数据清理工作。

二、食物营养工作

1. 中国食物成分营养监测。2013 年的食物营养成分监测以“加强分析数据目标性，数据质量保障”为原则，针对我国居民膳食饱和脂肪缺失的问题，以动物性食品为重点，将蛋白质、脂肪、脂肪酸、胆固醇、钠作为关键指标。

2013 年 8 月营养食品所面向全国 15 个省级疾控中心开展了食物成分监测技术培训。营养食品所还录制了电子版“食物成分分析技术”作为辅导监测点分析技术的主要手段。

2013 年营养食品所牵头布置了各省制定食物采样单和质控检查，在统一方法及方法评估基础上，下发了不同水平的质控样品，并通过电话、邮件、通信和现场督导等方式加强与省级疾控相关实验室沟通和检查。截至 2013 年底，15 个省（市）已全部按计划完成了质控样的检测，优秀率达到88%。

2013 年营养食品所还开展了标准数据库的整理工作，核准食物成分数据 20 万条；制定食物成分数据库分类、编码、参数表达、数据编辑 / 核查规则、修订原则等内容，并提交卫生行业标准（报批稿）；推进相关软件竞标和功能开发工作，根据实际需求研究了各项参数的适配性，确保数据导入导出时的准确转化。在标准数据库的基础上进一步开发了转基因食物成分数据查询系统，并整理了现有转基因食品成分数据，便于开展转基因食品与传统食品的对比分析。

2. 国家营养标签教育行动计划的实施。2013 年是《预包装食品营养标签通则》正式实施的第一年。国家卫生计生委和中国疾控中心高度重视标准的宣教工作。2013 年，营养食品所组织开展了营养标签应用指导书的起草工作，以期加深企业和监督机构对营养标签的理解，在实际工作中起到指导作用。营养食品所牵头组织相关培训工作 3 次，配合其他部门（如食品协会、各省市卫生局、卫生计生委等）的培训工作 10 余次，扩大了专业队伍的规模。

2013 年营养食品所针对市售预包装食品营养标签开展了调查工作。根据 2013 年营养标签所标数据和 2004 年同类包装食品钠含量的比对，营养食品所发现了预包装食品中钠含量的增高趋势。为了查明结果的可信性，也为了验证标签标示的准确性，营养食品所于 2013 年 7 月联合福建、河南、浙江、黑龙江疾控中心对近六千种食品营养标签标示的正确率开展了专项调查工作。

营养食品所 2013 年设计制作了宣传画 5 套、手册 1 个、卡通 3 集，将营养标签专业知识转换为简单明了的形式，并下发至各省。此外，营养食品所与家乐福 162 家超市联合启动了为期一周的营养标签宣传教育活动；参加了由商务部在成都举办的第八届国家食品博览会，展览了包括营养食品所简介、国家营养标签行动计划内容介绍等内容的科普展板 40 块，得到了商务部的好评；2013 年 9 月营养食品所还启动了《营养标签改善我生活》《读营养标签、过健康生活》的知识竞赛活动。

三、“农村义务教育学生营养改善计划”

1. 营养与健康状况监测评估工作。2013 年营养食品所通过对 2012 年度 21 个试点省（市、兵团）的 414 个县、11 157 所学校、166.6 万名学生调查数据的汇总、分析，包括县、学校及学生问卷调查和学生体格检查、血样测定等，为“农村义务教育学生营养改善计划”实施效果的评价提供了基础数据，营养食品所撰写了《“农村义务教育学生营养改善计划”学生营养健康状况基线调查报告》，已呈报中心、国家卫生计生委。

根据 2012 年“农村义务教育学生营养改善计划”监测评估工作情况，组织专家及基层疾控中心工作人员召开研讨会，对《“农村义务教育学生营养改善计划”营养健康状况监测评估技术方案》进行了深入的讨论、完善和修订，并于2013年6月以中国疾控中心的名义下发给各省（自治区、直辖市）疾控中心及新疆生产建设兵团疾控中心，保障了2013年度“农村义务教育学生营养改善计划”工作的顺利开展。

营养食品所先后组织举办了3期“农村义务教育学生营养改善计划”监测评估工作培训班，对22个省及50个重点监测县的300余名基层卫生工作人员进行了学生营养健康监测、营养宣教及数据直报系统的培训，为合格人员发放了国家继续教育学分10分。通过培训提升了基层疾控中心工作人员的技术能力，保证了监测工作质量，为“农村义务教育学生营养改善计划”的顺利开展奠定了坚实的基础。

2013年营养食品所组织22个省699个试点县的2万余所学校开展监测评估现场调查工作，了解“农村义务教育学生营养改善计划”的实施效果。为保证准确、快速的收集试点县、学校和学生的监测信息，建立和完善了学生营养健康监测数据直报系统。

2013年6月开始，营养食品所分别前往各试点省协助其完成二级培训，同时对50个重点监测县的现场工作进行了督导，并派员参加了西藏自治区疾控中心的技术培训和2个重点监测县的现场调查工作。

为加强质量控制，营养食品所还统一印制了工作手册，配备了质控试剂；现场工作开始前，要求地方疾控中心上报血红蛋白质控与盲样测定结果，考核合格后方可开始现场工作。

2．膳食指导、营养宣传与培训。为保证“农村义务教育学生营养改善计划”的顺利实施，营养食品所编制出版了《不同地区农村学生膳食营养指导手册》及《初中生营养知识读本》，并发放各省、市、县。为解决各地食谱编制专业人员普遍缺乏的现状，营养食品所还研发了《电子营养师》软件，在教育部和营养食品所网站免费注册下载，帮助各试点学校开展科学配餐，并向50个重点监测县疾控中心和教育部门发放了儿童营养相关知识的宣传折页。

营养食品所积极配合教育部体卫艺司卫生处组织的“农村义务教育学生营养改善计划营养与食品安全培训班”中营养与健康相关知识的培训工作，培训班共7期，500余名省、市、县教育和卫生部门工作人员参加了培训。

结合“中国儿童营养健康教育”项目，营养食品所将《健康校园（农村版）》等宣传材料发放到了50个重点监测县的疾控部门、教育局和部分小学，覆盖了约86万名农村小学生和2.7万名小学教师。并分别在贵州、安徽、湖北、西藏和新疆各选择一个重点监测县，对部分农村小学老师进行了“儿童营养与健康”相关知识培训，并在这些学校的学生中开展形式多样的活动，以培养他们从小养成良好的饮食习惯和健康的生活方式。

四、贫困地区儿童营养改善试点项目

营养食品所承担了“贫困地区儿童营养改善试点项目”的技术支持和评估工作。2013年营养食品所完成了总体基线调查工作，涉及三省六县1800余名婴幼儿及其家庭，相关数据已上呈卫生计生委。

营养食品所参加了西藏自治区“贫困地区儿童营养改善试点项目”技术指导工作，协助制订项目技术方案并协助完成产品招投标工作。

营养食品所还承担了“贫困地区儿童营养改善试点项目”营养包生产企业监测和评估的组织工作，参与考察、督导了湖南加比力、武汉福格森、亨氏、青岛天添爱、DSM等企业，撰写了“贫困地区儿童营养改善试点项目”营养包生产企业督导报告。

五、早期营养暴露对婴儿健康的影响评价

该研究项目由营养食品所与江苏省太仓市妇幼保健所合作执行。项目依托太仓市电子化妇幼保健信息采集系统，追踪太仓地区孕期至产后3年内母婴营养与健康状况，旨在探索母亲孕前和孕期营养与健康状况对妊娠结局及儿童生长发育和健康状况的影响。

该项目于2013年初升级了信息采集系统；于2013年5、6、7月举办了三次技术培训会。6月起项目开始招募研究对象、开展问卷调查、体格测量、实验室检测等相关工作，目前已招募孕妇500名；孕期各项工作已经有序开展，项目中部分研究对象已经陆续进入产后母婴保健与访视阶段。9月在京召开了追踪调查方案论证会，草拟了分娩日调查及产后追踪方案；12月在太仓召开了项目年终总结与交流会，开展了产后儿童保健与产妇保健工作技术培训。

六、营养信息技术与健康传播

营养信息宣教和传播是营养工作“落地”的根本。为了满足政府和社会对营养健康信息不断增长的需求，机构调整后营养食品所成立了专门的营养信息技术与健康传播部门，以期在营养相关舆情监测、宣教、培训、对外宣传方面发挥独特的作用。

1．舆情监测。为及时了解营养相关社会热点以及媒体对营养食品所和相关专家的报道情况，营养食品所从2013年3月起开始了营养舆情监测工作。舆情监测工作主要集中在中国居民营养与健康状况监测、农村义务教育学生营养改善计划、贫困地区儿童营养改善试点项目以及国家营养标签宣教行动等重要国家任务方面，初步形成了每月底汇总分析并形成舆情报告的常规工作模式。营养食品所还撰写了2013年上半年营养舆情汇总报告，为全所了解社会营养舆情提供了帮助。

对于监测发现的社会热点营养问题，营养食品所及时联系所相关专家，撰写科普文章，在所网站发布，并通过微博等新媒体进行推送，在第一时间发出了营养食品所的声音。营养食品所针对2013年上半年发生的“胶原蛋白事件”、“第一口奶事件”以及“黄金大米事件—塔夫茨大学道歉”等相关热点信息专门进行了追踪监测和梳理，为今后工作提出了意见和建议，具有一定的参考价值。

2．营养宣教和培训。两会期间，为提升各界对我国儿童营养状况的了解和重视，营养食品所在中心指示下编写了《两会特刊—贫困地区儿童营养报告》，送到了与会代表手中，对全国儿童营养改善工作的开展起到了推动作用。为了支持各级疾控中心、学校、社会机构开展营养教育工作，营养食品所在出版了《初中生营养知识读本》后，也同时将其上传到所网站供社会免费下载。

作为学术支持单位，营养食品所参加了中国健康教育中心主办的“营养中国行”活动，参与了河南等14站的营养大讲堂活动，为万余居民普及了营养健康知识。同时，营养食品所参与了教育部、北京市疾控中心、广州市疾控中心等机构举办的各种培训班以及“中国儿童营养健康教育项目”在北京、青岛、泰安和烟台等项目点200余名教师培训等工作，提高了教育、卫生系统工作人员的营养知识水平和技能。

3．对外宣传工作。营养食品所利用多种渠道展开对外宣传工作，积极拓展营养食品所的影响力：对各处室提交工作动态及时在所网站及中心网站上发布；在第11届全国营养大会上展出营养食品所展台并承办了部分分会场，扩大了在营养专业领域的知晓度；举办了《初中生营养知识问答》发布会，60多家媒体对营养食品所开展的这项工作予以报道。

七、老年营养改善工作

营养食品所于2013年8月中旬在北京召开了我国老年人营养促进工作讨论会，来自国家老龄委、北京市民政局、老年学会等机构的政府官员、协会领导参加了研讨会，并对营养食品所今后老年营养相关工作提出了建议。2013年12月，在北京召开养老机构营养工作研讨会，来自公办和民营养老机构的领导参加了会议，谈论了在养老机构如何开展营养支持，推广老年餐桌的问题。

营养食品所于2013年9月底，河北石家庄召开了老年人脑卒中营养支持工作研讨会，探讨了医院病房、养老机构和家庭居住的脑卒中老年患者的膳食指导和营养支持问题。

【科学研究】

1．新申请课题。2013年度营养食品所共申报国家自然科学基金12项，获批6项，批准总经费达559万元；国家科技重大专项“转基因生物新品种培育”获批1项，经费1771.2万元；科技部科研院所开发专项获批1项，经费63万元；卫生部有关司局及其他省部级资助课题获批3项，总经费21万元；中国疾病预防控制中心青年基金获批2项，经费18万元；WHO、UNICEF及其他国际合作课题获得资助6项，经费90.26万；横向课题7项，经费163.2万元。

2．在研项目。营养食品所2013年度在研项目有：卫生公益性行业专项1项(2820万元)，科技支撑项目4项(主持1项，参加3项，总经费为746.28万元)；国家自然科学基金5项，总经费为216万元；参加“转基因生物新品种培育”科技重大专项1项，经费为23.56万元；省部级课题7项，总经费75万元；横向课题10项，国际合作项目10项。

3．获奖及专利情况。2013年营养食品所有两项科研成果获得2013年中华预防医学会科学技术奖三等奖，分别为《中国食物频率法(CFFQ)的建立及其在国家慢性疾病防控中的应用》和《我国城市儿童少年饮食行为及健康影响的研究》。

获准专利1项，《动物实验用多功能粉末状饲料便携喂养及分组标记装置》(专利号：ZL201320210464.6)。

4．部分重要课题进展

(1) 863项目《促进生长发育的营养强化食品的研究与开发》(2010AA023004)参加了中国生物技术发展中心组织的项目验收会，并通过技术验收。

(2)“十二五”科技支撑计划重点项目《功能食品资源优化及评价共性关键技术研究》中期总结会在内蒙古顺利召开。天津科技大学、吉林大学的特邀评审专家、各子课题的负责人和课题骨干等近30人出席会议。

(3) 由卫计委科教司组织，营养食品所科技处与中心科技处共同协办的“公益性行业科研专项项目中期现场评估会议”圆满落幕，营养食品所承担的公益性行业科研专项项目《控制微量营养元素缺乏的关键技术研究及应用》接受了专家组的现场评估并顺利通过中期检查。

【教育培训】 2013年营养食品所共22名学生完成毕业答辩并取得学位，包括11名硕士研究生(含2名MPH)和11名博士研究生。2013年营养食品所招收硕士研究生10名、博士研究生7名。2013年营养食品所在读研究生66人、在站博士后6人，2013年接受了6名各省、市疾控中心职工来营养食品所进修。

为提高营养食品所职工专业技能和综合素质，培养营养事业发展所需各类人才。营养食品所拟定了《营养与食品安全所职工培训方案》及2013年职工培训计划。全年组织新职工入所培训、在职员工特定技能及考核、营养优良传统文化不定期学习等各类型共12次；为进一步加强人才队伍建设，提升营养工作服务能力，选派6名入所三生到中心办公室、慢病处等五个处室学习锻炼。选派15名新调入职工到山东疾控中心、河北疾控中心、北京疾控中心进行为期3～5个月的现场调查和实验室操作技能学习锻炼。

2013年营养食品所还组织了20人参加实验动物从业人员上岗培训、6人参加辐射安全培训、2人参加中新病原微生物运输管理培训、6人参加认监委举办的内审员培训、6位人参加了化学测量不确定度的培训。

【交流与合作】

一、外宾来访

2013年接待来访外宾1批，6人次。

2013年6月13日至14日，营养食品所在北京举办“营养与健康研讨会”，邀请荷兰公共卫生与环境研究所6名教授来所访问，并与营养食品所相关专家就营养标签、营养干预的健康效应、食物消费、食物成分和营养干预效果评估等领域的合作进行交流和讨论。

二、出国(境)任务

2013年营养食品所共派出出国（境）人员20批，26人次，出访国家和地区10余个，其中包括赴中国香港人员2批，2人次。在派出人员中，参加国际会议人员11批，15人次，执行课题协作及访问、考察、学术交流任务人员9批，11人次。

2013年营养食品所派相关人员参加了一些重要的国际会议，包括：“世界卫生组织指南制定小组会议—营养行动会议”“海伦凯勒国际婴幼儿喂养评价与研究项目的实施会议”“低收入、中等收入和收入变化国家肥胖预防计划和政策的选择国际会议”“第八届亚太临床营养大会”“第五届水与健康国际研讨会”“第20届国际营养大会”“2013年世界乳业大会”“第三十五届营养与特殊膳食用食品法典委员会会议”等，加强了营养食品所的营养研究工作与国际上的交流。其中，“第20届国际营养大会”是由国际营养科学联合会发起的每四年一次的营养学盛会，营养食品所公派6人参加了此次大会，并组织召开了参加人员报告会，使出国人员的科学研究成果和国外先进学术研究进展为所内更多职工所了解和借鉴。

三、国际合作

2013年度营养食品所共开展了6项国际合作课题。

2013年度营养与食品安全所在研国际合作课题

课题名称	负责人	起止时间	总经费	备注
中国健康与营养调查	张兵	2008—2013	1200万人民币	美国NIH项目
中国儿童肥胖多层次系统研究	王惠君	2012—2016	520万人民币	美国NIH项目
中国儿童体成分与慢性病关系的研究	刘爱玲	2010—2014	3万欧元	国际原子能机构
血压与体重测量的比较性研究	赵丽云	2012—2013	2万美元	联合国儿童基金会
食用水产品对心血管疾病保护作用的研究	张坚	2010—2014	26万挪威克朗	挪威国家营养与海洋食品研究所
中国母婴营养与健康队列研究	马冠生	2012—2016	31.66万人民币	联合国儿童基金会

【实验室安全】

1．实验室安全日常管理。2013年营养食品所始终坚持“一日两查”制度。即各房间安全员每日早晨上班时和晚上下班时进行安全检查并做记录，室安全员负责监督，室主任每周查看记录表格并签字确认。坚持节假日检查，每逢节假日组织所安全员对实验室进行安全大检查，全年所里共进行7次安全大检查，质量控制办公室还坚持每周巡查一次，及时发现问题及时解决问题，安全无小事，将安全隐患杜绝在日常的细微之处。

2. 党的十八大期间实验室安全工作。营养食品所以"平安十八大"为中心，按照"统一领导、属地负责，全面监测、及时预警，预防为主、群防群控"的工作原则，加强营养食品所实验室安全管理，有效开展实验室安全工作自查和督导检查，确保党的十八大期间的实验室安全。

3. 第七届实验室安全周活动。按照中国疾控中心要求，营养食品所于2013年4月22日召开了"营养食品安全所第七届实验室安全周活动启动会"。所领导高度重视，全所职工参加了以"安全质量一起抓，为您为我为了家"为主题的安全周启动会。

借此次安全周营养食品所组织了实验室安全应急演练、进行了实验室生物安全大检查，及时整理反馈、落实整改；推动全所安全风险意识，提高质量管理。还组织了全所各科室室主任参加了中国疾控中心组织的安全周启动会，学习了兄弟单位的好经验。为强化实验室管理，保证管理体系的运行，组织了营养食品所10名内审员依照《质量手册》、《程序文件》、标准操作规程等体系文件以及两个实验室资质认定准则要求对营养食品所实验室管理体系进行了全面内审，采取现场查看、查阅文件和记录、询问员工等方式，开具不符合项8项。并按规定进行了跟踪验证，完成了内审报告。通过审核，质量体系运行基本能够满足质量管理体系标准的要求。

【重要会议及培训】

一、重要会议

2013年6月13—14日，营养食品所在北京举办"营养与健康研讨会"，邀请荷兰公共卫生与环境研究所6名教授来所访问并就营养标签、营养干预的健康效应、食物消费、食物成分和营养干预效果评估等领域的合作进行交流和讨论。

为推动营养立法及相关政策法规贯彻落实，营养食品所于2013年7月18日组织召开了"中国营养政策法规"专家研讨会。来自中国营养学会、农科院、北京大学医学部、青岛大学公卫学院、中国疾病预防控制中心和省级疾控的营养专家出席了会议。会议主要就如何明确立法目的，加强营养专业队伍的建设等议题进行了深入探讨，为营养立法夯实了理论基础。

2013年8月5日，营养食品所在北京广西大厦召开了"2013年中国居民营养与健康监测项目启动会暨营养工作布置会"，来自全国30个省（自治区、直辖市）疾控中心、55个儿童及乳母营养状况监测点疾控中心项目的负责人以及技术骨干共200余人参加了会议。会议就2013年度营养监测工作开展进行了部署。

二、培训

2013年8—9月营养食品所分别在北京、南宁、哈尔滨举办了3期中国居民营养与健康监测技术培训班，对来自全国30省（自治区、直辖市）和55个监测点的400余名技术骨干进行了培训。培训采用集中讲解和分组操作实习相结合，包含了基本情况调查、膳食调查、体格测量、生化检测以及质量控制等内容。每期培训班结束时营养食品所都组织了分组考核，同时为合格人员发放了中心继续教育学分10分。

（刘开泰、赖建强、于欣平）

环 境 所

【工作概况】 2013年，环境所在国家卫生计生委和中国疾控中心的领导下，依据工作职责和任务，围绕社会关注的健康热点、焦点问题，重点组织开展了空气污染（雾霾）人群健康影响监测、国家城市饮用水卫生监督监测、全国医院感染——消毒和化妆品不良反应等监测工作，完成了疾病预防控制、环境与健康研究、卫生应急与卫生保障、卫生监督抽检和健康相关产品安全性评价等方面的工作任务，开展科研课题研究22项，制修订国家标准、规范30余项。国家卫生计生委将“空气污染（雾霾）人群健康影响监测”列入环境卫生监测项目后，作为技术支撑单位，环境所负责监测方案的制定，指导16个省（直辖市）的43个监测点开展空气污染（雾霾）健康影响监测工作，同时协助完成了2014年“全国空气污染（雾霾）健康危害因素监测体系建设”建议书。按照国际能力验证模式，完成了卫生监督中心委托的32家省级疾病预防控制机构生活饮用水、涉水产品四个检验指标实验室间比对质量控制的工作。

2013年环境所认真贯彻落实党的十八大精神，广大党员干部积极开展党的群众路线教育实践活动，开展系统构建10项“凝聚人心工程”，党风廉政建设，健全党委分工负责制，并围绕“创和谐、保稳定、促发展、重落实”的工作主题，激发职工工作热情，努力提高工作效率，特别是在国家无长期、稳定、持续的环境卫生专项经费支持的情况下，充分发挥现有技术力量的作用，并培养任用青年技术骨干，全面提升科研能力和水平，各方面工作取得了较好的成绩。

【业务工作进展】

一、环境与疾病监测

1．空气污染（雾霾）人群健康影响监测。2013年环境所空气污染（雾霾）人群健康影响监测项目有了突破性的进展。10月，该项目被国家卫生计生委列入国家环境卫生监测项目，项目经费由中央财政转移资金支付。环境所在总结原有的8个空气污染与疾病监测点工作的基础上，制定了《空气污染（雾霾）健康影响监测方案》和《空气污染（雾霾）人群健康影响监测工作手册》，在全国16个省（直辖市）43个监测点启动了监测工作，计划通过3～5年的时间，建立覆盖全国的监测网络，了解分析空气污染（雾霾）特征污染物及成分差异，以及不同地区空气污染健康影响状况。监测内容包括：资料收集（环保、气象资料，死因监测资料，医院门诊资料，急救中心接诊资料等）、以社区/乡镇为基础的雾霾特征污染物监测和成分分析（监测PM2.5质量浓度，并分析PM2.5中重金属和类金属元素、多环芳烃、阴阳离子等的含量）、小学生健康影响调查和人群出行模式调查等。

环境所作为技术支撑单位，协助国家卫生计生委完成了2014年度“全国空气污染（雾霾）健康危害因素监测体系建设”，同时“雾霾天气人群健康风险评估和预警关键技术研究”获得了2014年卫生行业专项。

《空气污染（雾霾）人群健康影响监测方案》发布后，各监测点的工作正在有序进行中，目前通过网络上报内容包括收集到气象监测数据5117条；大气污染监测数据9103条；社区大气污染补充监测数据613条；人口资料139份；死亡81 810例；小学生问卷调查4个文件；小学生症状监测644人次；小学生健康体检7346人次；小学生肺功能测试3701人次；各监测城市报告了350 799条医院门诊监测数据。

为了提高省、市疾控系统的监测、检验能力，环境所组织开展了多次技术培训工作，2013年5月在深圳召开"2013年度空气污染健康影响监测、风险评估工作会议"；2013年6月在北京举办了"PM2.5监测、暴露评价及健康风险评估方法培训班"；2013年9月在苏州召开"空气污染（雾霾）人群健康影响监测培训会"；2013年11月协助中国疾控中心在贵阳举办"空气污染（雾霾）人群健康影响监测技术培训班"。

2013年环境所利用卫生行业专项资金的资助，继续在太原、武汉、南京、深圳4个监测点城市进行空气污染健康风险评价技术研究，开展了室内外空气污染物相关关系、不同高度污染物浓度分布、空气污染对儿童哮喘影响等研究工作，2013年8月，4个参加单位提交了各自的工作总结及研究报告，与环境所共同完成了《空气污染与疾病监测技术指南》、《空气污染与呼吸系统疾病风险评价规范》初稿，建立的监测方法已被疾控系统应用到空气污染（雾霾）健康影响监测项目中。

2013年，根据监测方案内容的调整，对原网络直报系统进行升级改造，为16个省43个监测点的网络直报人员制作并邮寄300余个数字安全证书。

2. 国家城市饮用水卫生监督监测。受原卫生部委托，环境所根据《2013年国家饮用水卫生监督监测工作方案》，继续组织开展了2013年全国城市饮用水卫生监督监测工作，水质监测和供水单位监督结果实现了网络直报。

2013年，全国31个省（直辖市、自治区）以及新疆生产建设兵团，共1840个市县上报了饮用水卫生监测信息，其中地级市317个（含省会城市27个）、县级市/县1523个；覆盖率分别为91.4%（省会城市为100%）和68.5%，总体覆盖率为71.6%。全国共1585个市县组织开展实验室饮用水监测检验工作，其中地级市295个（含省会城市26个）、县级市/县1290个；覆盖率分别为85.0%（省会城市为96.3%）和58.1%，总体覆盖率为61.7%。按照《方案》要求，水质监测点应覆盖城市和农村，供水方式包括城市市政供水、城市自建设施供水、城市二次供水和农村学校自建设施供水。监测点类型包括出厂水、末梢水和二次供水。2013年，全国共建立各类水质监测点60 039个，其中城市市政供水监测点36 018个（出厂水监测点5353个、末梢水监测点30 665个）；城市自建设施供水监测点3640个（出厂水监测点1752个、末梢水监测点1888个）；城市二次供水监测点15 012个；农村学校自建设施供水监测点5369个。

3. 全国医院感染—消毒监测。2013年全国医院感染—消毒监测项目继续在黑龙江、吉林、山东、江苏、上海、浙江、湖北、广东、河南等9个省市实施。

2013年3月28日，全国医院感染—消毒监测项目2013年工作会议在北京召开，9个省市疾控中心和医院的50余位专家参加了会议。会议对2012年的监测工作进行了总结。监测项目组根据2012年度项目督导检查评比的结果，对黑龙江省疾病控制中心消毒与医院感染控制所等4个"2012年度全国医院感染—消毒监测项目先进集体"和林玲等18位"先进个人"进行了表彰。

2013年5月15日监测项目组印发了《全国医院感染－消毒监测方案》（2013年版），并对工作手册和质量控制方案进行了修订。

2013年，监测项目全年共完成10 000余份样品检测，收集相关数据4万余个。

4. 化妆品不良反应监测。2013 年环境所继续组织开展化妆品不良反应监测工作，在全国建立 21 个监测点，覆盖 18 个省、自治区、直辖市，年监测病例近千个。监测项目包括：病人基本情况、临床表现（含照片）、使用化妆品情况、斑贴试验结果等。

2013 年 1 月 19 日，环境所在昆明组织召开化妆品不良反应监测工作经验交流会，20 家监测机构 40 余位代表参加了会议。会议总结了全国 21 家监测机构 2011—2012 年化妆品不良反应监测情况，分析了监测过程存在的问题，提出了 2013 年工作计划。7 家监测机构交流了各自的监测情况和经验，报告了化妆品不良反应监测体系建设课题研究情况。2013 年 11 月 23 日，在重庆召开了 2013 年度化妆品不良反应监测工作研讨会，19 家监测机构的 40 余位专家就化妆品不良反应监测工作的进一步开展进行了研讨。

二、突发事件应急处置与环境卫生保障

1. 突发事件应急处置

（1）山西苯胺污染事件处置。山西长治市苯胺泄漏造成漳河水污染事件被媒体报道后，受原卫生部监督局委托，2013 年 1 月 7 日，环境所先后派出白雪涛副所长、曹兆进研究员、张岚研究员、应波研究员、鄂学礼研究员及李晓明研究实习员等 6 位专家分别前往河北邯郸、山西长治，协助地方卫生行政部门和疾控机构研判污染情况，开展相关处置工作。专家们根据污染情况，指导当地开展饮用水水质检测工作，并提出了清理积冰污染物、开展水质监测、可疑症状病人监测和健康教育等具体建议。

（2）拉萨山体滑坡救援。2013 年 3 月 29 日晨，西藏自治区拉萨市墨竹工卡县境内中国黄金集团甲玛矿区发生大面积山体滑坡，报有 80 余人遇难。4 月 4 日，根据中国疾病预防控制中心要求，环境所指派张流波研究员、张伟副研究员赶赴拉萨参与山体滑坡救援。两位同志在西藏自治区疾控中心工作人员带领下，来到了拉萨市墨竹工卡县扎西岗乡斯布村海拔 4600 多米的灾害发生地进行了实地观察，参与救援工作，指导当地相关部门制定了后续的疾病预防控制工作方案和开展环境影响评价等工作。本次救援后，西藏自治区党委、自治区政府联合向卫生计生委发来了感谢信。

（3）芦山地震卫生防疫。2013 年 4 月 20 日，四川省雅安市芦山县发生 7 级地震，环境所先后派出林少彬、张剑、张伟、陈曦 4 名同志作为国家卫生计生委专家组成员赴芦山县参与卫生防疫工作。派出专家先后走访了紧急医学救援队及外援医疗队、当地医院、芦山县疾控中心、卫生院等医疗卫生单位；查看了城乡居民安置点、居民自助安置点、县城自来水厂、乡镇供水厂等环境设施；调查了传染病报告和处置、预防接种、环境卫生、水质卫生、消杀灭、医学辐射防护等工作状况；对每日监测数据进行分析并及时提交了对灾区生活饮用水评估、环境卫生状况评估、居民安置点卫生学状况评估、症状监测结果与分析等报告。

（4）甘肃定西地震卫生防疫。2013 年 7 月 22 日，甘肃岷县漳县交界处发生 6.6 级地震。根据中国疾病预防控制中心安排，环境所指派应波研究员和班海群同志前往灾区开展抗震救灾卫生防病工作。两位专家走访了禾驮、蒲麻、文斗、中寨、梅川等重灾乡镇，调查、了解灾区应急供水、灾民安置点设立、应急厕所修建、粪便和生活垃圾处理、环境消毒等工作情况；帮助当地完善饮用水应急实验室检测，协助当地疾控部门完成《灾区灾后卫生安全评估报告》；协助制定《岷县“7.22”地震灾害卫生防疫工作手册》、《岷县“7.22”地震灾区灾民安置点卫生防疫工作方案》、《岷县 6.6 级地震灾区灾民卫生防疫工作重点》、《甘肃岷县漳县 6.6 级地震灾区多雨期卫生防疫工作要点》、《岷县地震灾区灾后生活饮用水消毒方法》、《岷县抗震救灾急需消杀药械及防护用品需求计划》等工作方案和技术手册，参与督导卫生防疫措施落实情况，指导灾区科学开展消毒工作。

（5）东北地区洪涝灾害防病工作。2013 年夏季，我国东北多地发生洪涝灾害。2013 年 8 月 27 日，根据中心安排，环境所指派白雪涛副所长和李新武主任技师前往黑龙江省同江市参与救灾防病工作。两位同志在工作现场，指导制定了黑龙江省防病救灾消毒工作方案，深入同江市一中、二中、第四小学的灾民点了解情况，检查消毒防病工作情况，提出了加强和改进饮用水安全和环境消毒等工作建议。

2. 应急队伍及工作平台建设

（1）应急演练。按照中心安排，环境所派白雪涛、徐东群、应波、孙宗科、班海群、王秦、张剑、张伟、陈曦、张新建等 10 名同志加入正式组建的卫生部卫生应急队伍；2013 年 8 月 5 日至 8 日张伟同志参加了在张北县馒头营乡举办的国家卫生应急队伍演练；2013 年 9 月 22 日至 25 日，孙宗科、张淼、钱乐、刘喆、王佳奇、张新建等同志参加了在昌平新址举办的国家卫生计生委卫生应急演练。

（2）承办中国疾控中心“高温中暑及防治措施”媒体座谈会。2013 年 8 月 3 日，中国疾控中心针对各地持续出现高温天气现象，开展对公众健康防护知识的普及，环境所在潘家园工作区组织承办了“高温中暑及防治措施”媒体座谈会。会议由政策研究与健康传播中心王林主任主持。环境所程义斌副研究员、职业卫生所陈永青研究员先后就高温中暑的健康防护、防高温作业中暑等方面进行了介绍。中国疾控中心公卫处倪方处长等相关专家接受了媒体采访。12320 中心、中央电视台、健康报、法制晚报等部门和单位参加了此次座谈会。

三、卫生监督抽检

根据原卫生部办公厅印发的《2013 年卫生监督重点检查计划》（卫办监督函〔2013〕198 号），环境所按照抽检工作要求，负责对承担任务的检验机构开展相关培训和质量控制，汇总分析产品抽检信息，定期函报原卫生部食品安全与卫生监督局（国家卫生计生委综合监督局）。

2013 年，环境所完成涉水产品卫生监督抽检任务，其中完成 21 台水质处理器的检测；卫生监督中心委托的 49 种管材抽检检测；30 种消毒产品抽检检测，并用 LC/MS/MS 法测定消毒产品中 8 种抗生素和 7 种糖皮质激素。

2013 年，环境所选派近 10 位专家参加国家卫生计生委综合监督局组织的饮水监测督导检查。

四、环境卫生质量控制工作

1. A 类能力验证项目“生活饮用水中总硬度、锌、硒的检测”。2013 年，环境所组织实施国家认监委委托的 A 类能力验证项目——生活饮用水中总硬度、锌、硒的检测。工作组对参加报名的全国相关领域相关行业 433 家机构进行了确认，完成了 600 套样品制备与定值及其测量不确定度评价，样品均匀性与稳定性检验，作业指导书编制，以及 433 套样品的发放与确认，检测结果的录入与统计分析及专家论证，115 家机构的补测样品发放与结果录入、统计分析及专家论证；同时完成“生活饮用水中总硬度、锌、硒的检测能力验证报告”的编制。该项目已通过认监委组织的专家论证验收。

2. 实验室间比对质量控制计划实施。2013 年，受卫生监督中心委托，环境所按照国际能力验证模式，对 32 家省级疾病预防控制机构实施完成了生活饮用水、涉水产品、消毒产品的四项实验室间比对质量控制。内容包括：生活饮用水中硼的检测、生活饮用水中三氯甲烷和甲苯的检测、生活饮用水中γ-666的检测、消毒产品邻苯二甲醛杀灭枯草杆菌黑色变种芽孢试验。撰写了四项实验室间比对质量控制计划实施工作技术报告。

五、技术支持与服务

1．环境卫生标准制（修）订。环境所作为国家卫生计生委环境卫生、消毒、化妆品三个标准专业委员会秘书处的挂靠单位，2013年组织制修订国家卫生标准或规范30余项，其中环境卫生标委会完成了2012年环境卫生标准审查、2013年标准计划落实与执行情况督导、2014年标准立项、环境卫生标准五年规划、标准体系、标委会换届筹备等工作，新颁布国标24项、行业标准3项；消毒标委会组织新立项国家标准5项，发布标准1项，完成数十项标准发布前的校稿任务。

2．样品检验。环境所样品检验工作包括化妆品许可检验、消毒产品许可检验、涉水产品许可检验及技术市场服务检测等。2013年受理样品检验2704件，其中化妆品464件，消毒产品2件，涉水产品400件，检验技术市场服务样品1838件，检验样品数及检验收入分别比2012年增长12.8%和11.4%。

3．征求意见回复及技术材料和方案的编制。2013年，环境所回复《新消毒产品和新涉水产品卫生行政许可管理规定》《水质 65种元素的测定 电感耦合等离子体质谱法》、《水质 钼和钛的测定 石墨炉原子吸收分光光度法》等各类国家法律法规及标准征求意见稿近50余份，答复卫生防护距离标准问题7份。在卫生计生委、中国疾控中心部署下，完成"247个媒体报道癌症村企业排污与环境污染企业情况"快速调查和数据分析，并形成调查报告；针对国务院领导有关"癌症村"问题的批示，组织撰写《应对环境污染的累积和致癌效应环境与健康工作建议》等材料。

按中国疾控中心要求，起草《环境所事业发展规划》、《国家环境与健康保障工程》、《环境所事业单位分类申报意见》等技术文件；按国家卫生计生委要求组织编写《疾控60年》公共卫生篇中的环境卫生和消毒卫生两章内容，编制《2012年全国饮用水监督监测工作报告》《2013年全国饮用水监督监测工作方案》《空气污染（雾霾）人群健康影响监测方案》、《2013年全国疾病预防控制中心水质检测能力调查报告》等；为应对雾霾天气编制了《雾霾人群健康风险评估专题报告》《2013年雾霾天气回顾性描述分析》报告。

4．信息宣传与媒体采访。2013年，环境所接受《南方周末》、中央电视台、财新传媒等媒体采访13次，采访专家23人次，并与中国网合作，开辟了"关爱环境，健康在行动"——中国疾控60年系列访谈专栏，访谈内容涉及土壤环境与健康、空气污染与健康、化妆品安全与健康、饮用水与健康、公共场所安全与健康、消毒产品使用等6个与环境主要业务相关的主题。

2013年，环境所投递新闻稿件102篇，分别在中心报、中心网站和所网站刊发。

5．编辑出版《环境卫生学杂志》。2013年《环境卫生学杂志》建立了审稿专家数据库、作者数据库和读者数据库，以及网络采编系统，实现了作者在线投稿、查稿，专家在线审稿的交流平台。杂志全年收到稿件257篇，完成118篇文章的编、审、校及排版印刷工作，出版期刊6期，期刊页码从48页升至100余页。期刊被《中文科技期刊数据库》（维普网）、中国学术期刊网络出版总库（知网）、SinoMed中的《中国生物医学文献数据库》收录，被全国医学期刊协作网评为"全国医学期刊优秀期刊"，并成为RCCSE中国核心学术期刊。

【环境与健康课题研究】

一、在研科研项目与申报

2013年环境所在研课题研究22项。

项目来源	申请的项目数	项目来源	申请的项目数
973专项	1	科技部"十二五"支撑	1
卫生行业专项	2	卫生部专项	1
环保公益专项	5	国家重大科学仪器专项	3
海洋公益性专项	1	国家科技重大专项子课题	1
国家自然基金	3	GEF气候变化项目	1
北京市自然基金	2	国际合作	1
合计　22			

2013年环境所组织申报国家自然科学基金6项、北京市自然科学基金7项、国家国际科技合作专项1项、卫生行业专项2项、环保公益行业专项1项、中英全球卫生支持项目1项，申请项目共计18项，现已获准课题1项，新签横向合作项目20项。

二、科研管理制度建设

2013年，环境所加强科研管理，组织起草了《环境所间接经费使用暂行规定》、《环境所科研项目管理补充规定》、《环境所信息数据共享管理办法》，修订了《环境所中青年基金管理办法（试行）》。

三、主要课题研究进展

1．973项目子课题"极端天气事件对人群健康的影响研究"。"极端天气事件对人群健康的影响研究"为国家重大科学研究计划项目。根据项目实施计划和进度，项目已完成了高温热浪、寒潮和沙尘暴回顾性研究，确定了各极端天气事件的科学定义，完成了高温热浪、寒潮和沙尘暴事件的时空分布特点描述，确定了研究类型、研究现场，并获取相关数据使用权，完成现场研究数据收集工作，建立了疾病、气象因素、极端天气事件、地理等数据库。初步完成极端天气事件相关敏感性疾病筛选，通过案例研究，定量分析了极端天气事件与相关敏感性疾病的关系。2013年9月，项目通过了科技部组织的中期评估，编制并上报了后3年研究方案及经费预算报告。

2．基于神经血管单元的神经毒性化学物体外预测体系研究。基于神经血管单元的神经毒性化学物体外预测体系研究项目为国家自然科学基金面上基金面上项目。2013年度完成了体外血脑屏障模型的构建及多种化学物致血脑屏障通透性损伤的筛检测试，化学物作用下脑星型胶质细胞活性、缝隙连接特征蛋白CX30和CX43、胞内钙离子等改变特点研究，化学物引起的大鼠皮质及海马神经元活性改变、凋亡、氧化损伤、钙稳态变化特点的研究。项目组根据模型适用于化学物毒性筛检的特征要求，编制筛检策略，利用模型对环境大气采样进行毒性筛检鉴定。项目培养博士、硕士研究生各1名，发表论文6篇。

3．气候变化背景下极端天气事件的人群健康风险及其经济损失预测研究。"气候变化背景下极端天气事件的人群健康风险及其经济损失预测研究——以热浪为例"项目为国家自然科学基金面上项目。2013年度，环境所开展了风险感知及经济损失评估部分的研究工作。2013年4月，项目组在南京召开了项目启动会，江苏省疾控中心、哈尔滨市疾控中心、深圳疾控中心等30余名代表参加了会议并研讨了项目的工作方案；2013年5月，项目组启动了风险感知及经济损失评估北京现场工作，6月，启动了哈尔滨现场工作；2013年8月，完成了2个城市的风险感知及经济损失评估现场调查工作，总调查人数近2000人。截止2013年底前，项目组已经完成了北京现场调查数据库的质量核查工作。

4. 公共场所病原微生物气溶胶人群感染风险定量评价方法研究。“公共场所病原微生物气溶胶人群感染风险定量评价方法研究”是环境所承担的国家自然科学基金项目。项目组建立了基于AFLP和巢式SBT方法的军团菌气溶胶源追踪技术、优化微生物气溶胶浓缩方法结合EMA-qPCR法快速定量检测空气中存活嗜肺军团菌、人体尿中嗜肺军团菌抗原ELISA检测方法、人体血清嗜肺军团菌血清1～6型IgG/IgM/IgA联合抗体的定性和定量酶免疫检测方法；结合典型公共场所环境及从业人员和肺炎住院病人嗜肺军团菌感染水平的调查监测资料，对公共场所微生物气溶胶溯源并模拟人群暴露分布，初步建立公共场所病原微生物气溶胶暴露评价模型。

5. 环境重点污染物健康危害的监测评价与控制项目研究。2013年，环境所按照项目任务书的要求，完成环境重点污染物健康危害的监测评价与控制项目第一任务单元现场调查和生物样品采集和生物样品的检测，对5家检测实验室的检测人员进行了培训和考核；组织各参与单位完成相关规范、标准、检测方法等文件起草工作；开展完成了第四单元人群流行病学调查工作；组织专家完成对项目产出相关仪器设备的评估和论证。目前正在进行数据的全面分析，报告撰写，相关规范、标准、检测方法等文件的修改完善，编制项目总结报告和验收材料的准备。

6. 2012—2013年度淮河流域癌症综合防治（HRC）项目局部区域环境医学调查。受中国疾病预防控制中心委托任务环境所对淮河流域癌症局部区域进行环境医学调查。项目组调查项目县14个，镇（乡）220个、行政村729个，入户调查约13 000户，采集患者地理坐标7000余个；调查集中式供水设施940个，环境水体坐标5000余个，工业企业坐标1700余个，公共水井坐标150余个，垃圾堆放处坐标300余个。项目组通过建立空间数据库和空间分析数据库，对数据进行了分析。

7. 空气污染（雾霾）人群健康影响监测体系建设项目”的相关工作。2013年，在国家卫生计生委疾控局支持下，环境所进一步开展了“空气污染（雾霾）人群健康影响监测体系建设项目”的相关研究工作，收集与整理环境健康风险评估方法基础资料，建立颗粒物成分分析方法体系，研究空气污染物（PM2.5和VOC）个体暴露监测方法，颗粒物中金属成分分析方法比较。以北京市空气污染健康风险评估为例，探索环境健康风险评估方法在我国的初步应用；开展雾霾颗粒物遗传毒性研究，建立稳定有效的遗传毒性筛选方法；规范医院门急诊等数据的清理流程等。环境所还派相关专业人员参加江苏省疾控中心、深圳市疾控中心等单位的培训，进行现场指导。

8. 人体生物样本中杀虫剂类POPs和PCBs的监测培训子项目。人体生物样本中杀虫剂类POPs和PCBs的监测培训子项目为中国履行斯德哥尔摩公约能力建设项目。2013年环境所完成培训项目的洽谈、实施计划书撰写、签约、问卷调查、信息反馈收集、整理、录入、分析和报告撰写及培训会的筹备和召开。

四、论著和获奖情况

2013年环境所全年共发表科技论文60余篇，其中英文论文10余篇，主编和参编著作

12 部。《防治大气颗粒物污染推动朝阳生态建设》调研报告获台盟北京市委 2013 年度优秀调研报告一等奖。

【教育培训】

一、研究生培养

2013 年，环境所招收硕士研究生 3 名，博士研究生 2 名。4 名研究生和 3 名在职博士生通过了毕业论文的答辩并授予学位。2013 年环境所在站博士后 1 名，在站期间，已申请并获得资助立项课题四项，发表学术论文 4 篇；接收 2 名外单位硕士研究生的联合培养申请；2 名研究员获得硕士研究生导师指导资格；起草《环境所联合培养研究生管理规定》和《环境所联合培养研究生管理协议》。

二、技术培训和进修生培养

2013 年，环境所执行国家继续医学教育项目 3 项，分别是公共场所集中空调卫生学评价培训班、生活饮用水检验技术研讨会、化妆品卫生检验培训班，培训学员 490 人。完成申报 2014 年国家继续医学教育项目 1 项，备案 3 项。

2013 年环境所接收来自黑龙江省、宁夏、安徽省、河北省、青海省、天津铁路局、成都市疾控中心和中国人民解放军空军总医院进修生共 9 人，分别进入化学一室、消毒中心、毒理室、卫生工程室、微生物室、化学二室进修学习。

三、医学伦理审查工作

2013 年度，环境所完成了医学伦理审查委员会换届工作。完成《国家卫生计生委员会伦理审查管理办法（征求意见稿）》、《中国疾控中心医学伦理审查管理办法和实施细则》等意见征集工作。全年共组织审核医学伦理审查项目 12 项。

2013 年医学伦理审查项目

编号	项目名称	项目负责人
201301	雾霾天气人群健康风险评估和预警关键技术研究	徐东群
201302	重金属健康风险评价体系中生物监测指标筛选方法研究	曹兆进
201303	PM2.5 及其成分与儿童哮喘发病的动态关联及分子调控机制研究	徐东群
201304	公共场所 PM2.5 卫生监督适宜技术及措施研究	高贵凡
201305	室内空气污染物及过敏原暴露、ACSL3 基因 DNA 甲基化对儿童哮喘的影响研究	徐东群
201306	低硒对农村老年人群认知障碍的影响及作用机制研究	苏丽琴
201307	环境健康风险评价中的儿童土壤摄入率及相关暴露参数研究	徐东群
201308	典型水体污染区环境与健康综合监测关键技术及案例研究	林少彬
201309	饮水安全检测、风险评估关键技术研究	白雪涛
201310	淡化水人群健康及动物实验研究	路凯
201311	公共场所病原微生物气溶胶人群感染风险定量评价方法研究	刘凡
201312	雾霾天气人群健康风险评估和预警关键技术研究	徐东群

【交流与合作】

一、国际交流

2013 年度环境所派专家参加了 WHO/UNDP/GEF 气候变化与健康项目委员会议、世界卫生组织供水卫生工作组会议、2013 年国际环境流行病学学会、国际环境暴露学会、国际室内空气质量学会联合学术年会；李湉湉副研究员也参加了2013年国际环境流行病学学会、国际环境暴露学会、国际室内空气质量学会联合学术年会、第三届东南亚和东亚国家环境与健康区域论坛及第四届世界公共卫生联盟亚太区公共卫生大会等会议。

2013年度环境所接待国外专家顺访3批次（4人）。2013年5月，邀请美国埃莫瑞大学公共卫生学院Dr. Liu Yang及美国疾病预防控制中心Dr. Zhou Ying就国家自然科学基金项目开展研讨与交流。2013年9月，邀请澳大利亚昆士兰科技大学公共卫生学院Dr. Tong Shilu教授来环境所开展学术交流，交流期间Dr. Tong Shilu教授作了题为“Assessment of climate change impact on mortality”的学术报告；2013年10月，美国哥伦比亚大学公共卫生学院Dr. Patrick Kinney教授受邀来环境所商讨了共同进行国家自然科学基金面上项目的合作研究计划及交流计划，以及申请气候变化健康类国际合作课题。

二、国际合作项目研究

1．适应气候变化保护人类健康项目。GEF/UNDP/WHO“适应气候变化保护人类健康”项目由GEF/UNDP联合资助，WHO提供技术支持，在全球7个不同地区的发展中国家开展。该项目的总体目标是“针对目前的气候多变性和未来的气候变化，实施一系列措施、政策和办法以减少健康的脆弱性”。我国将热浪对健康的影响作为研究重点，总体目标是增强我国卫生部门和公众对热浪等极端天气事件的适应能力。按照项目进度计划安排，2013年定量分析了高温热浪对南京、深圳、哈尔滨、重庆等试点城市居民死亡的影响，并在此基础上初步建立了高温引起超额死亡的评估和预测模型，编制了“高温热浪与健康风险早期预警系统”软件；起草了《热浪与健康预警多级响应指南》、编写了《热浪与健康影响培训材料》。2013年3月18—20日召开了“GEF中国项目预警模型系统、多级响应指南及健康教育教材方案论证会议”；2013年3月28—29日，召开了“GEF‘适应气候变化保护人类健康’项目热浪与健康风险预警模型、多级响应指南与健康教育培训会”，详细介绍了“热浪-健康风险预警模型”、“热浪与健康风险预警多级响应指南”和“热浪与健康影响健康教育”的内容和要求；2013年4月11—12日，在北京召开项目第三年度国家指导委员会会议，审议并通过GEF项目2012年度的工作进展和2013年度的工作计划、工作方案和经费预算；2013年7月8—10日，召开试点城市“高温热浪与健康风险早期预警系统”软件操作培训会；2013年7月，南京、深圳、哈尔滨、重庆等试点城市全面开展了以社区为基础的高温热浪健康风险预警、应急响应、健康教育干预活动。2013年12月召开项目年度总结会。

2．硒及其他危险因素与中国农村老年人群认知能力研究。中美合作项目“硒及其他危险因素与中国农村老年人群认知能力研究”2013年顺利完成了第一阶段的认知评估及相关实验室工作。项目组随访调查了四川邛崃9个行政村共计538名研究对象，采集指甲样品。在山东高密的5个行政村随访调查了482名研究对象并收集指甲样品。完成2个调查现场共计1020份问卷的输录核查工作，并对调查问卷数据及实验数据进行整理。与美方合作发表文章1篇，发表中文论文2篇。

3．中美环境与健康人才培养项目。2013年，中美环境与健康人才培养项目组根据公开选拔实施方案，组织开展选拔工作，共有23人报名参加。通过个人陈述、专家评审投票等公开程序，评选出8名候选人。经所长办公会商议，选派王秦助理研究员、徐永俊副研究员、孙宗科副研究员于2013年12月1日—2014年2月28日赴美国耶鲁大学开展为期92天的访问学习。

【实验室安全与质量管理】

一、实验室安全管理

1. 第七届实验室安全周。2013年，环境所成功举办了第七届实验室安全周。开展了《实验室安全知识120问》有奖知识竞答、专题安全知识培训、应急演练、风险分析及有针对性的自查整改，并协助中国疾控中心拍摄了化学DVD教程中个人防护、消防知识培训的拍摄工作。

2. 制度与督查。2013年环境所修订了《实验室安全和恐怖防范应急预案》完成了由卫生计生委科教司和中国CDC牵头编写的《实验室生物安全培训大纲与指南》理化部分的编制工作，同时完成中国CDC牵头化学DVD教程第五篇实验废物脚本的编制与拍摄工。2013年环境所开展所级实验室监督自查4次，接受中国CDC飞行检查4次，对在监督检查发现的问题均已整改。

3. 实验室安全培训与考核。2013年组织完成了6批15名新入实验室人员实验室法规与安全知识的培训与考核、3批13人实验动物从业人员上岗及换证培训与考核。

4. 实验室人员健康监测。2013年度完成全所219名在职职工的健康体检工作，建立了病原微生物人员的健康体检档案。

二、实验室质量管理

1. 培训与考核。2013年环境所对16名质量管理体系新上岗人员进行了培训与考核，并举办了测量不确定度评定与表示换版培训班；组织完成13名内审员的培训，扩大了内审员队伍。

2. 内部审核与内部质控。2013年环境所完成本所质量管理体系的内部审核；并借助内审完成全所43人95个参数覆盖全部领域和专业的技术人员现场考核，作为所内部质控的有效补充。同时完成所实验动物房“实验动物使用许可证”的换证工作。

3. 标准规范制定。2013年组织完成了国家卫生计生委的行标规范《卫生监督技术支持检测与评价质量控制指南—环境卫生分则》、《卫生监督技术支持机构采样技术规范—环境卫生分则》和《环境卫生领域测量不确定度评定规范》的编制工作。

【重要会议】

1. 自然灾害环境卫生应急工作研讨会。2013年9月12日，环境所在成都召开了2013年自然灾害环境卫生应急工作研讨会。来自全国30个省级疾控中心代表共69人参加了本次研讨会。环境所白雪涛副所长主持会议，国家卫生计生委疾控局环境卫生处崔刚处长参加了会议并作了讲话，中国疾控中心卫生应急中心张必科副研究员、四川省疾控中心张丽所长、江苏省疾控中心丁震副所长和环境所张流波研究员、王俊起研究员、张伟副研究员6名专家就自然灾害卫生评估、四川雅安地震卫生应急、国家卫生应急队建设和灾害现场环境卫生重点工作等作了主题报告。报告之后，会议代表针对环境卫生应急检测能力建设、应急队伍建设、应急处置工作方案以及日常环境卫生工作中遇到的问题进行讨论，并提出了今后进一步做好灾害环境卫生应急工作建议。

2. 空气污染（雾霾）健康影响监测、风险评估工作会议。2013年5月9—11日，环境所在深圳市组织召开了“2013年空气污染（雾霾）健康影响监测、风险评估工作会议”。来自江苏省、太原市、深圳市、武汉市、哈尔滨市、张家港市、北京市丰台区等疾控中心共60余名代表参加了会议。会上通报了各监测点相关监测资料的总体情况，总结了空气污染（雾霾）健康影响监测、风险评估工作取得的阶段性成果，讨论了项目执行中存在的问题及解决方案，提出了2013年的重点工作计划及具体要求。由于2013年1月我国中东部地区许多城市雾霾天气高发，会议特别提出各监测点需特别关注此次雾霾事件，并开展2013年1月雾霾对健康影响的回顾性分析。

3．环境卫生质量控制工作会议。2013年12月4日，环境所在北京组织召开了“2013年度环境卫生质量控制工作会议”。各省、自治区、直辖市、新疆建设兵团及深圳市、武汉市疾病预防控制中心的质量管理部门、生活饮用水监测部门、公共场所和空气污染（雾霾）人群健康影响监测部门、实验室间比对参与部门负责人、中国疾控中心相关处室领导及环境所相关人员共133名代表参加了本次会议。

中国疾控中心实验室管理处王子军处长和公共卫生管理处刘东山副处长出席了开幕式，环境所徐东群副所长主持了会议。环境所质量控制处杨姣兰处长汇报了生活饮用水能力验证及实验室间比对质控工作；辽宁省出入境检验检疫局的王斗文研究员介绍了国际实验室检测工作质量控制及校准曲线监控动态；环境所水质安全监测室张岚主任对全国生活饮用水监测工作进行了汇报；环境所徐东群副所长对全国空气污染（雾霾）人群健康影响监测工作进行了介绍；上海市疾病预防控制中心环境卫生科许惠惠科长、武汉市疾病预防控制中心龚洁副主任、天津市疾病预防控制中心环境与健康所冯利红所长分别介绍了上海市生活饮用水监测工作、武汉市空气污染（雾霾）人群健康影响监测工作、天津市公共场所监测工作及其以上相应的质控方式。汇报结束后，与会代表围绕实验室网络构建、硬件配备、能力建设、质量控制方面，分别对生活饮用水监测和环境卫生监测工作中质量控制有效模式进行了分组研讨，提出了当前环境卫生质量控制工作存在的问题，并建议建立全国生活饮用水监测、空气污染（雾霾）人群健康影响监测、公共场所监测质量控制体系及运行机制，组织省级疾控机构相关能力验证和质量控制项目的实施及质量评估。

4．PM2.5监测、暴露评价及健康风险评估方法培训班。2013年6月23—25日，环境所在北京举办了“PM2.5监测、暴露评价及健康风险评估方法培训班”，来自江苏省、四川省、广东省、太原市、深圳市、武汉市、哈尔滨市、张家港市、北京市丰台区等疾病预防控制中心，北京中医药大学、天津师范大学以及环境所相关科室的工作人员共70余名代表参加了本次培训班。培训班的专家针对国内外大气污染与健康影响研究进展，我国开展雾霾健康影响监测、风险评估情况、开展的空气污染（雾霾）健康影响监测、风险评估工作及相关项目进行了培训，并介绍了“环境健康风险评估及其在空气污染领域的应用方法与研究实例”“利用土地回归模型开展城市大气污染暴露评价的方法”“室内外PM2.5采样、质量浓度测定及质量控制”“环境空气中多环芳烃的测定方法-GC/MS法”“PAHs的采样、前处理以及质量控制”“环境空气中多环芳烃的测定-LC法”“中国住宅PM2.5渗透系数调查方法”“PM2.5重金属成分分析方法及质量控制”等技术方法。本次培训班还邀请了美国哥伦比亚大学唐德良教授介绍了国外分子流行病学的研究进展以及PAH-DNA Adducts的检测和在环境与健康科研中的应用。培训过程中，各单位代表针对空气污染健康风险评估方法、空气污染物采样及分析方法、PM2.5渗透系数调查方法及质量控制等方面工作中的遇到问题进行了讨论，并就工作的经验进行了交流。

5．空气污染（雾霾）人群健康影响监测培训会。2013年9月17—18日，环境所在苏州市组织召开了“空气污染（雾霾）人群健康影响监测培训会”，来自北京市、天津市、上海市、重庆市、河北省、山东省等疾控中心共70余名代表参加了本次培训会。培训内容包括建立覆盖全国的空气污染（雾霾）健康影响监测网络，掌握空气污染暴露水平及人群健康影响变化趋势，开展空气污染（雾霾）特征污染物及人群健康影响监测，掌握不同地区PM2.5污染特征及成分差异，了解不同地区空气污染健康影响状况，开展全市层面环保、气象、人口、死因等资料收集；以社区为基础的雾霾特征污染物及成分监测、敏感人群健康监测和人群健康风险评估危险因素及人群活动模式监测、以医院为基础的疾病监测等。培训班还分3个会场就如何进行空气污染监测、人群健康影响监测和网络直报等进行讨论。

【机构情况】 2013年，环境所在职职工229人；其中，管理人员12人，专业技术人员197人，工勤人员20人；专业技术人员正高级职称26人，占13%，副高级职称56人，占29%，中级职称63人，占32%，初级职称52人，占26%。离退休职工181人（离休13人）。

职能处室10个，业务科室16个。职能处室是：所办公室、人力资源处、财务处、科技处、质量控制处、条件服务处、成果推广办公室、群工处、党委办公室、监察审计室；业务科室是：水质安全室、空气质量安全监测室、环境化学一室、环境化学二室、环境毒理室、环境微生物室、环境流行病与健康影响室、环境影响评价室、消毒检测中心、卫生工程与应用技术室、信息与健康教育室、健康相关产品受检室、环境生物技术处理室、法规标准室、环境健康风险评估室、环境卫生学杂志编辑部；北京大自然环境科技公司为隶属公司。

【行政管理与党群工作】

一、所务管理与所务公开

2013年，环境所党政班子成员共召开了18次所长行政办公会议和5次党政联席会，内容包括研究工作安排、经费预算、规章制度建设、干部队伍建设、人事管理、机构调整、科技开发管理、实验室能力建设等；召开中层干部会及其他专题会议20余次，内容包括研究和布置2013年工作、通报工作进展、中层干部竞聘、预算执行情况检查、职能调整、事业单位分类、人才招聘、固定资产核查、安全保障、消防安全、机构调整、实验室质量管理等；召开2013年工作布置会排、上半年工作总结及中层干部竞聘考核会等全所职工大会4次。

二、公文处理与档案、保密工作

2013年是环境所接收公文1277份；发文585份，便函150份，请示385份，签署各类合同140份；收集整理2012年公文档案36卷、课题档案15卷。

根据国家卫生计生委保密委员会的部署，2013年开展保密普查工作，填写保密普查统计表，参加保密工作培训。

三、人力资源管理

1．干部队伍建设。2013年，环境所继续采取民主、公开、竞争、择优方式选拔干部，并按照《党政领导干部选拔任用工作条例》的要求，对中层干部全部采用公开选拔、民主推荐、内部竞争上岗的选拔形式产生。今年采取公开选拔方式聘用6名中层干部；考察11名试用期满干部并正式聘任。

2．接收录用毕业生、招聘、调出工作人员办理。2013年环境所三生招聘工作，按程序在考核选拔、简历筛选、笔试、面试、公示、体检、签订协议、政审、户口办理等基础上，接收毕业生10名，其中硕士8名，本科2名。同时，根据各科室人员的需求，上报了2014年接收“三生”计划。2013年经公开发布招聘信息、面试、政审等程序共招聘工作人员9名，3人调出，为8人办理了退休手续。

3．职称申报。2013年，环境所晋升正高级1名（技术系列）；副高级11名（研究系列9名，技术系列2名）；中级7名。

四、财务管理

1. 按照国库集中支付制度改革要求，规范本所财政授权支付业务，减少现金结算，提高资金支付透明度。根据上级要求制定了《环境所公务卡管理实施办法》，并在本所全面推行使用公务卡。

2. 财务管理情况　2013 年财政资金预算执行基本完成财政要求的序时进度。2013 年，所财政基本经费、财政专项经费（检测经费）、财政专项经费（实验室设备购置）项目预算执行率达 100%。

五、党群工作

1. 党务工作

（1）贯彻落实十八大精神。2013 年，环境所开展专题学习、大讨论等活动，拓宽中心组学习参与主体至中层干部、支部书记。以“凝聚人心创和谐、求真务实谋发展”为主题进行经验交流汇报，组织开展“我与十八大”征文、“一句话感言”、“十八大精神的答题”等活动。组织党员干部认真学习新党章、十八大政府工作报告等文件。并结合“四个一”活动，举办“科技传播—作者、读者、编者”专题讲座。在中国卫生思想政治工作促进会疾病预防控制分会开展的“学习贯彻党的十八大精神　提高思想政治工作科学化水平”主题征文活动获二等奖；在中国疾控中心党委举办的“读书谈讲心得”演讲比赛活动，李晓蕾同志荣获二等奖、最标准普通话奖，张云同志获优秀奖；在中心党委举办的“读好书•讲心得”演讲邀请赛活动中，李晓蕾同志获特等奖。

（2）群众路线活动。2013 年 8 月 9 日，环境所召开党的群众路线教育实践活动动员大会，公布教育实践活动领导小组及办公室组成人员名单，向党政领导班子成员、中层干部、各党支部书记部署具体要求。教育实践活动按照“学习教育、听取意见，查摆问题、开展批评，整改落实、建章立制”三个阶段开展。所里购买了《群众路线教育实践活动党员干部学习读本》、《群众路线教育实践活动案例与启示》等书籍发给大家，组织开展“群众路线教育实践活动知识竞赛答题”活动，观看《到群众中去》、《曲青山谈群众路线的形成发展和重大意义》宣教片等，并先后召开了中层干部代表、民主党派代表、青年职工代表共三次专题座谈会，设立了意见箱、专线电话，征求 24 个处室（中心）的意见和建议。与“三好一满意”活动相结合，针对政府部门、企业、下属疾控机构等检测服务对象开展满意度调查活动，共下发调查问卷 60 份，回收 48 份，满意度 100%。所领导班子紧扣群众反映的意见，结合思想实际、岗位职责，直面问题，对班子存在的“四风”突出问题进行了深刻的自我批评。针对群众提出的意见和建议，领导班子成员按照谁主管谁负责，明确责任撰写对照检查材料，并在党支部组织生活会上向党员通报对照检查情况，深刻剖析存在问题，与党员群众面对面开展批评与自我批评。形成了以领导班子成员监督、部门负责人落实的工作小组，落实南纬路办公区网速慢问题，针对研究生管理、经费使用、入党流程等方面，补充完善相关制度共 6 项。

（3）特色主题活动。以建党 92 周年为契机，开展“七一”特色主题教育活动。以文化建设为主题，参观游览中国电影博物馆和 798 艺术展区，以“传承与纪念”为主题，参观周恩来邓颖超纪念馆。结合环境政策法规新动向、新趋势，以及当前环境形势与学生健康成长发育现状，在光明小学开展小学环保科普讲座。携手西城区陶然亭社区卫生服务中心，特邀北京市老干部局主任医师阎伦强教授为离退休党员同志以“年纪大了，该怎么办？”为主题开展健康讲座，并组织离退休党员前往香山参观双清别墅。完善党内激励关怀帮扶机制，春节、“七一”期间上门慰问关爱关心老党员和生活困难党员，送去党组织的关怀与温暖以及慰问金。结合业务工作开展“青年讲坛”系列活动，举办“雾霾监测与卫生防护”、“赴美学习的体会和微生物快速检测技术”主题讲座，同时以三新消毒产品的管理、消毒产品检测评价技术交流、消毒与感染控制最新研究进展、新发传染病和自然灾害应急处理与消毒经验交流为主题，开展消毒学术沙龙10余期。举办“赢在论文—如何写好科技论文”学术报告会。

（4）组织发展。2013年，环境所发展党员3名，按时转正3名预备党员。

（5）“六五”普法。对照《中心“六五”普法中期检查考核表》的相关内容，分别从法律法规学习宣传、制度建设、保障公共卫生服务、提供技术监督支持等方面，撰写自查报告回顾三年来本所依法治理同业务工作的开展情况。

2．纪检监察和审计工作。2013年，环境所严格执行《廉政准则》《关于严禁公款购买印制寄送贺年卡等物品的通知》的通知，并将以上规定挂所内网。认真落实《关于在全国纪检监察系统开展会员卡专项清退活动的通知》规定，组织申报环境所会员卡持有情况报告。发放购买《从政提醒》教育丛书。组织全所职工开展《事业单位工作人员处分暂行规定》学习和知识答题活动。参加答卷人数共计218人。组织相关部门对《中国疾病预防控制中心工作人员行为规范》（征求意见稿）征求修改意见。以支部为单位组织全体党员学习十八届中纪委二次全会精神和2013年度全国卫生系统纪检监察暨纠风工作会议精神。

根据中国疾控中心纪委下发的《关于印发惩治和预防腐败体系建设情况自查统计表的通知》要求及所各部门人员、职责的变动情况，制定了《环境所贯彻落实〈建立健全惩治和预防腐败体系2013—2017年工作规划〉的具体分工方案》，并对原有领导小组及办公室组成人员进行了补充调整。申报了环境所2013年开展惩防体系建设工作情况自查报告和自查统计表。并于2013年12月24日接受了中心惩防体系建设检查工作小组对本所开展此项工作情况的检查。

加强“三重一大”执行力度，强化监督审查工作，对中层干部的公开竞聘进行全程监督；对工作人员招聘进行全程监督；对三生招聘、研究生复试进行全程监督；对大型仪器设备集中招投标采购进行现场监督。规范权力与权力运行流程，对原有《权力明晰表》中33项权力再次进行梳理，并废止了“集中空调通风系统甲级专业清洗机构和专业清洗设备专家技术评估权”，最终形成32项权力并重新确定了权力风险等级，同时完善了《权利运行流程图》。

落实权力运行公开与监控工作任务，按照中心《暂行规定》的要求，将所《权力明晰表》和A、B级风险等级权力流程图挂在所内网“权力监控”专栏中，接受全体干部职工的监督；编制《环境所权力运行公开与监控工作手册》；组织权力运行部门负责人及信息管理员进行了专题培训，落实A级风险等级权利运行信息网上发布工作。

开展内部审计工作，制定并下发了《环境与健康相关产品安全所内部审计工作暂行规定》；完成了156份环境所自行采购合同及科研合同签订前的审核工作，并出具31份采购合同审计评价意见书；完成单位现金、银行存款、财务印章及账户等财务管理内部控制情况的突击检查工作；定期对单位会计凭证进行了抽查；完成对所属单位—大自然公司2012年度财务管理情况的审计工作；对截止到2012年底的固定资产进行抽查核实；完成3项课题结题决算表的复核工作；跟踪核实领导干部经济责任审计报告提出的意见和建议的整改落实情况。

组织开展《事业单位工作人员处分暂行规定》学习教育活动，由高贵凡书记带队参加中心党委《暂行规定》知识答题获二等奖。

3．群工及离退休人员工作

（1）群工工作。2013年，环境所在中心举办的羽毛球比赛中获得男女混合团体冠军和女单、女双冠军和男双、混双亚军。

开展控烟工作，组织职工参加北京市爱卫会举办的百日戒烟大赛，所里共有11名职工报名参加比赛。

（2）离退休职工工作。环境所所现有离退休职工181人，其中离休干部13人，70岁以上82人，年纪最大的98岁，离退休党员85人。通过开展春节前走访慰问、团拜会，组织老干部到园博园春游、到南海子公园秋游，组织全所离退休职工到慈铭体检中心进行健康体检等活动关系老同志的退休生活。帮助子女不在身边的老人报销医药费，走访、探望生病住院的离退休职工，为有困难的离退休职工办实事、做好事。

4．共青团工作。组织所内团员参加中心团委举办的“青年风采展示活动”活动，本所团总支的舞蹈获最佳风格奖；李晓蕾的《怀有青葱梦想，拥抱疾控辉煌》获得第二名的好成绩，并获得了最佳普通话奖。

5．计划生育工作。为女职工举办关注妇女健康讲座；参加了中国疾控中心组织的“向实行计划生育的贫困母亲献爱心”捐款活动。2013年被潘家园街道评为“计划生育工作示范单位”。

六、安全保卫工作

按市公安局要求，所法人代表与西城公安分局、朝阳公安分局、天桥派出所分别签订了安全责任书；与朝阳公安分局禁毒办签订易制毒化学品管理责任书。为了使安全生产逐级责任制，所法人代表高贵凡书记与23个处、室（中心）负责人签订2013年安全生产责任书（一式两份）；更新出台了安全应急工作手册。

对安全生产技防设施进行维护、检查、更新。对潘家园工作区和南纬路工作区灭火器进行年检、更换；与国家食品安全评估中心、营养食品所联合对潘家园工作区、南纬路工作区进行消、电检和烟感探头清洗；对南纬路工作区中控室进行升级改造；对潘家园工作区检测样品库房进行改造，采用封闭管理，消除整改前样品存放火灾隐患。

按照中心实验室管理处的要求，完成了剧毒化学品申请、签字、双人双锁、双人领取、双人管理规范程序录像（科教片）演示。

重视值班工作。按属地主管部门和中心要求，安排中层干部在元旦、春节、清明、“五一”、端午、中秋、“十一”等节假日值班。加强对中控室值班人员管理，要求保安公司保证24小时持证上岗人员双人双岗职守要求。

接受上级和属地主管部门的安全检查20余次。

七、后勤服务与管理

2013年度环境所组织完成“实验室设备购置”项目中12台/套设备的招标采购工作，全年网上竞价采购23次，电子反拍9次，全年组织竞争性谈判10次。截止到2013年11月底全年新增资产约844.25万元，214台/套；完成29台套报废资产的处置工作。按照2013年计量仪器设备检定计划，完成检定校准设备外检210台套。处理实验废弃物11.11吨；实验废液1.18吨。

2013年公务出车2002余次，其中应急任务20余次，安全行车12万公里。

（耿莉、姚孝元）

职业卫生所

【工作概况】 2013年，职业卫生所紧紧围绕职业病预防控制中心工作，在中心的领导和全所职工共同努力下，认真做好职业病防治和中毒控制技术支持工作，推动各项工作稳定、有序开展。

【职业病与中毒控制技术支撑工作】

1. 职业病防治法配套规章修订。为配合新修订的《中华人民共和国职业病防治法》的实施，为有关配套法规的修订提供有力的技术支持。

《职业病诊断与鉴定管理办法》宣贯工作。本所负责修订的《职业病诊断与鉴定管理办法》于2013年4月1日由国家卫生计生委正式发布并于4月10日正式实施。为正确理解、执行管理办法，规范开展职业病诊断鉴定工作，本所配合国家卫生计生委疾控局开展培训，对职业病诊断鉴定机构正确执行《职业病诊断与鉴定管理办法》发挥重要作用。

完成《职业病分类和目录》调整工作。作为技术负责单位，在国家卫生计生委疾控局领导下，针对争议大、意见分歧大的新增职业病进行现场调查，统一了认识。2013年12月30日，国家卫生计生委等4部门联合发布《职业病分类和目录》，将职业病调整为132种（含4项开放性条款），新增18种。为帮助各相关部门正确理解新修订的《职业病分类和目录》，组织撰写《新增职业病宣传材料》及目录发布后的政策解读和风险评估技术文件。配合国家卫生计生委疾控局开展了新的《职业病分类和目录》宣传培训工作。

对《职业健康检查管理办法》报批稿进一步完善，对原则问题进行充分论证，经过调研、研讨和广泛征求意见，形成新的报批稿。

2. 为国家相关政策、标准制定提供技术支撑。完成国家卫生计生委疾控局委托的《毒理学实验室管理现状及化学品毒性鉴定实验室管理建议》。

受国家卫生计生委应急办委托，起草《2013年化学中毒救治基地加强能力建设和突发事件处置补偿项目》、《省级中毒救治基地卫生应急工作规范（试行稿）》、突发中毒事件全国技能操作竞赛实施方案等技术文件。

完成国家安监总局委托的《从事高危粉尘作业的特殊管理研究》和《高毒作业的特殊管理研究》，研究成果得到国家安监总局肯定。

组织起草《国家职业卫生标准管理办法》《国家职业卫生标准"十二五"发展规划》《职业病诊断标准工作5年规划》。组织审议职业卫生与职业病诊断标准33项，报批31项。完成GBZ/T 160系列检测方法标准及生物监测标准方法梳理工作。追踪国内外标准研究动态，撰写国内外标准研究报告。

3. 其他技术支撑。修改、完善全国职业健康状况调查工作报告和技术报告，起草全国职业健康状况调查数据公开的可行性分析报告等技术文件上报调查工作领导小组办公室。

继续推动基本职业卫生服务试点工作，督促相关试点省（市）开展自评估检查并撰写报告；对深圳龙岗、湖南郴州、江苏无锡的中小企业职业病防治情况及基本职业卫生服务工作开展调研。

【突发化学中毒事件应急处置与现场指导】

1. 舆情监测与中毒信息服务。密切追踪网络职业卫生与中毒信息动态，对一些引起社会关注的中毒事件形成专题舆情信息报告，如山西苯胺泄漏事件、四川宜县幼儿园中毒事件、复旦大学投毒案、陕西胡蜂蜇人事件等。针对高温雨季、密闭空间作业窒息中毒事件频发提出中毒预警建议。

继续完善咨询服务数字化管理系统，为各级各类疾病控制及中毒救治相关机构提供毒物、中毒救治相关信息和临床处置指导，面向公众及专业机构提供24小时中毒热线咨询服务。全年咨询服务记录3050条。

有毒动植物数据库导入化学品数据1477条，维护药物数据300条，中毒病例信息309条，审核检测信息1169条。收集整理7家合作医院门诊和住院患者的中毒病例信息800例。

2．中毒救治基地建设。根据国家卫生计生委应急办工作要求，建设开通了“突发中毒事件卫生应急信息平台”，组织各中毒救治基地和指定医院进行数据填报。为初步评估省级中毒救治基地中毒检测能力，组织开展2013年部分省级中毒救治基地毒物检测能力比对工作。完善远程会诊系统，与部分省级中毒救治基地开展远程会诊讨论。

3．突发事件现场处置及技术指导。按照国家卫生计生委和中心要求，对山西长治苯胺泄漏事件、吉林禽业公司液氨爆炸事故、广东雷州食用‘跳跳鱼’中毒事件、贵州荔波疑似食物中毒事件、河北邯郸工地疑似群体性食物中毒事件、新疆克拉玛依不明原因植物中毒事件、重庆开县幼儿园抗凝血杀鼠剂中毒事件8起中毒事件提供应急处置技术支持和指导。为省级疾控中心提请中毒事件样品进行实验室检测，受理中毒应急检测任务3起，受理抗凝血类杀鼠剂检测样品30个。

4．卫生应急能力建设。开展中毒卫生应急队员培训；联合北京市疾病预防控制中心、北京市120急救中心组成37人国家突发中毒事件应急处置队，参与国家卫生计生委组织的国家卫生应急队伍演练。

【职业病与中毒预防控制】

1．职业病报告管理。组织开展全国职业病报告工作。加强职业病报告质量控制，完成《2012年全国职业病报告发病情况报告》。组织召开2013年全国职业病报告工作会议。起草《职业病监测与报告管理办法（征求意见稿）》并在全国范围内征求意见。会同中心公卫处、信息中心开展职业病报告直报系统升级工作。

2．重点职业病监测。收集、整理2011—2012年度重点职业病监测数据，撰写《重点职业病监测与健康风险评估项目2011—2012年度报告》和《2011—2012年重点职业病监测项目工作报告》。根据国家卫生计生委疾控局要求，对《重点职业病监测（哨点）技术方案（2014年）》进行修订并已由中心发文征求相关单位意见。配合国家卫生计生委疾控局对湖南、浙江重点职业病监测项目执行情况进行调研。

3．职业健康风险评估。收集国内及新加坡、罗马尼亚、美国等工作场所职业危害半定量风险评估方法；对《职业健康风险评估指导意见（初稿）》进一步修改、完善；起草《职业健康风险评估指导意见》编制说明和发布后可能产生的风险评估等技术文件。开展代表性化学物质职业健康风险评估研究和兽药环境健康风险评估研究。

4．实验室比对和标准物质复制。受国家卫生计生委疾控局委托，开展全国职业健康检查机构实验室检测能力考核，比对项目为健康监护的尿镉、血铅、尿砷测定，48家疾控中心和职防院（所）职业健康检测机构实验室参加考核。组织开展2013年度全国职业卫生检测实验室检测能力考核工作，107家实验室参加考核，考核项目为活性炭管中乙苯、四氯乙烯、滤膜中锡。完成炭管中苯等标准物质和质量控制样品的制备和定植。

5. 职业卫生培训、宣传与教育。协助国家卫生计生委开展2013年度《职业病防治法》宣传周等工作；举办8期各类培训班，培训900人。接收新疆维吾尔自治区职业病医院、温州市疾病预防控制中心、深圳市罗湖区和龙岗区疾病预防控制中心、无锡市疾病预防控制中心、陕西省疾病预防控制中心和云南省疾病预防控制中心7名进修生来所学习。

6. 援疆援藏。2013年4月，本所专家前往新疆维吾尔自治区职业病防治院、疾病预防控制中心、生产建设兵团疾病预防控制中心和克拉玛依市疾病预防控制中心调研自治区职业卫生与中毒控制工作并根据当地职业病防治与中毒控制需求开展了培训。积极协调落实新疆疾病预防控制中心、职业病防治院人才培养、提升实验室能力、技术指导与培训、人员进修、职业病诊断等需求。9月，与中心公卫处共同在新疆维吾尔自治区举办1期急性职业中毒及应急处置技术培训班。

7. 职业卫生技术服务与技术咨询。完成建设项目职业病危害预评价6项，控制效果评价1项，2项建设项目职业病危害预评价尚在开展中。协助完成建设项目职业病危害预评价2项。受理建设项目评价检测项目7项，签发报告12份；受理作业场所空气检测任务19项，检测样品495个，签发报告22份。受理农药相关样品124个，检验项目146项，签发检验报告511份。

受理新化学物质及化学品样品15个，检验项目64项，签发检验报告114份（包括英文报告18份）。继续探索毒理学新项目和新技术，不断改进吸入毒理软硬件水平。开展6项代谢毒理学检验项目。

8. 实验室质量控制管理工作。接受国家认监委卫生行业评审组开展的2013年度资质认定监督评审工作；完成“农药登记毒理学实验单位资质续展”整改相关工作；协助公安部门积极处理柠檬酸金钾检测事件。

【职业卫生与中毒控制科研工作】

1. 在研课题。全年本所主持或参与科研课题30项，其中科技支撑计划项目1项、卫生行业专项课题1项、国家自然科学基金课题9项、“863”计划项目分题1项、国际及我国台港澳合作课题4项、其他部委项目3项、北京市科研院所科技创新工程计划项目1项、中国博士后基金1项、中心青年科研基金项目2项、所青年科技基金项目5项、所内立项2项。

2. 科研项目申报、中标情况及专家库储备情况。全年组织申报课题9项，递交申请书、建议共21项。其中，2014年卫生行业专项《新增法定职业病防治关键技术研究》获得立项，第1期资助金额647万元；获得国家自然科学基金委资助2项；获得中国博士后基金资助1项。推荐2013年中青年科技创新人才1人，创新人才推进计划评议专家8名，国家环境保护科技专家3名。

3. 医学伦理审查工作。全年组织召开4次医学伦理评审会议，对28个项目进行伦理审查；提交1个科研项目至中心伦理委员会审查。

【交流与合作】

1. 出访及来访。全年接待美国、加拿大、日本、韩国、德国及我国台湾地区等来访22批、56人次。组织外宾学术报告7次。

全年因公出访21批27人次，访问美国等12个国家及我国港澳地区，出国任务以参加国际会议、考察交流、培训学习等多渠道发展为特点。

2. 国际合作。WHO职业卫生合作中心（北京）再注册申请并获得WHO批准，本届任期截止到2016年8月14日。

WHO合作项目“中国工作场所健康促进模式推广及职业卫生服务均等化项目”按计划开展。全球基金项目“煤矿工人结核病纳入职业病体检和患病情况的调查”6月召开课题结题会议。与美国国立癌症研究所合作项目“中国朝阳柴油机尾气暴露工人生物标志物试验性研究”按计划开展。

JICA加强中国职业卫生能力建设项目”，顺利通过项目中期评估并签署中期评估协商备忘录。组织项目示范地区人员和本所年轻业务骨干赴日研修尘肺病诊断及有机溶剂健康管理相关内容。

【重要工作会议】 2013年5月，在浙江省宁波市组织召开全国职业病防治技术工作会议。与会代表围绕学习贯彻职业病防治法，适应机构改革和职能转型，切实发挥职业病防治机构作用、职业健康状况调查工作经验及启示、职业健康检查和职业病诊断鉴定工作中的问题及应对、职业病防治机构在突发中毒事件中的职责及能力建设、职业病防治机构技术能力建设及重点职业病监测和职业病发病情况统计分析工作等进行了讨论和交流。

【挂靠学会、协会工作】

1. 职业病诊断鉴定技术指导委员会。做好技术指导组日常工作。组织召开国家职业病诊断与鉴定技术指导委员会职业病组会议；派出专家前往浙江开展现场技术指导1次；组织专家对《暂予监外执行规定(第二次征求意见稿)》提出修改建议；书面答复国家卫生计生委和地方卫生行政部门来函8件，接待来电(人)咨询28件(次)。

2. 中华预防医学会劳动卫生与职业病分会。全年开展多项学术活动，完成学会继续医学教育项目3项，申报2014年学会级继续医学教育项目5项；完成职业性肺部疾病专业学组、职业心理与紧张专业学组换届工作；积极开展学术交流和培训工作；组织中华预防医学会第四届学术年会职业病分会场。

3. 中国职业安全健康协会职业卫生专业委员会。与3M中国有限公司联合举办《工作场所噪声危害及个人听力防护高峰论坛》；组织召开中国职业安全健康协会职业卫生专业委员会2013年工作年会暨学术交流会；协助组织2013年度“神华杯”中国职业安全健康协会科学技术奖评奖工作。职业卫生专业委员会获“先进分支机构”表彰。

4. 中华预防医学会卫生毒理分会和中国毒理学会工业毒理学专业委员会。卫生毒理分会参与国际事务现状及外事工作能力建设需求情况调查；筹备2014年度委员会换届工作。中国毒理学会工业毒理学专业委员会配合做好换届工作。

【党的群众路线教育实践活动】 按照国家卫生计生委、中心要求，扎实开展党的群众路线实践教育活动。通过广泛征求意见、调查、对照查摆问题和深刻剖析思想根源，召开专题民主生活会，所领导班子成员受到深刻的教育。对群众提出的4方面27条建议逐条采取措施加以落实，推动业务和管理水平的提高。

【安全管理】

1. 实验室安全管理。开展第七届实验室安全周活动，针对实验室重点危险因素，开展应急演练，提升实验室人员应急处置能力；配合中心开展3次实验室安全与质量管理监督检查，针对发现的问题及时落实整改。

2. 剧毒化学品安全管理。严格落实剧毒化学品管理各项要求，完成易制毒、易致爆化学品“三铁一柜”改造工作，完成剧毒化学品库和放射性同位素实验室复检复验工作。

3. 消防安全与综合治理工作。加强日常安全检查工作，对发现的问题及时落实整改并复查；完成消防器材年检和年度电消检工作；对重点部位空调进行检修、清洗，排除空调火灾隐患；积极开展防火知识普及和宣传教育，组织全所职工前往松山消防中队开展了年度消防安全培训；加强南纬路29号楼“三线”改造施工安全巡查工作。

4. 交通安全管理。严格落实交通安全各项要求。加强交通安全宣传教育，刊登2期交通安全及暴雨天行车安全壁报。

【行政管理】

1. 综合行政管理。推进所内政务公开和信息共享，提升办公效率。全年在OA内网通知公告等6个常用版块发布各类信息262件。加强协同办公平台运行、维护、综合协调相关工作，开展协同办公平台使用培训，提升职工日常使用OA时遇到问题自主解决的能力。全年审核处理各类公文2504件。

改版后的职业卫生所网站于4月1日正式上线，信息发布量较去年增加30%。新改版网站增加中毒专题网，于9月底上线。

认真做好信访接待工作，维护和谐稳定。2013年接待河南、山东、四川、内蒙古、北京、黑龙江、吉林等地群众职业病诊断、鉴定来访群众25批次，答复职业病诊断、鉴定等来电咨询102次；2013年5月14日，协助中心接待山西省忻州市结核病患者家长集体上访；协调回复新疆职防院、新疆中医医院要求解答职业病诊断技术咨询并耐心做好少数民族对职业病诊断相关政策咨询。

做好新闻媒体采访协调落实工作。2013年本所专家接受中央电视台、中央人民广播电台、国家卫生计生委官方微博等多类多家媒体访谈，针对油漆涂料苯中毒、尘肺病防治、野生蘑菇中毒、高温作业中暑预防等热点议题进行健康传播并及时在本所和中心网站发布相关科普内容。

2. 财务管理。加强经费预算管理，严格按照预算计划执行经费，建立以主管所长负责、层层抓落实的预算执行责任制，每月通报预算执行进度，每季度通报“三公”经费使用情况，严格控制支出。

3. 人事管理与研究生教育。全年接收应届高校毕业生8人，公开招聘工作人员4人，聘用司机1人，办理调动2人；加强干部管理和聘任工作，1月完成6位中层干部试用期满考核并进行了岗位聘任，12月公开招聘健康促进与职业紧张研究室等5部门负责人；做好离退休人员管理工作。

全年招收博士研究生2名、硕士研究生5名、博士后研究生1名和联合培养硕士研究生7名；组织3名博士及4名硕士研究生完成毕业答辩工作。

4. 监察审计。按照中心要求，每月上报中央“八项”规定落实情况报表，每季度上报信访举报统计表。认真落实对重点工作、环节、岗位及招标采购制度的监督。加强惩防体系建设，做好权力运行与监控工作，积极开展反腐倡廉宣传教育；加强内部审计工作，全年审计经济合同199份，对南纬路29号楼修缮工程进行结算审计。

5. 资产与房屋管理工作。加强固定资产采购管理，梳理、完善采购、资产管理制度；开展固定资产清查；做好资产报废、调配及维修工作，全年报废123台（套）仪器，上交残值5380元；做好住房档案管理。

（朱钰玲、聂武、滕林、李涛）

辐射安全所

【行政管理工作】

1. 内设机构设置。2013年，新增实验室管理处和放射生态学研究室。目前共设有10个职能部门，分别是所办公室、人力资源处、党群工作处、科技处、财务处、纪检监察审计室、质量管理办公室、实验室管理处、后勤管理处和保卫处；10个业务部门，分别是核事故与放射事故应急办公室、政策标准研究室、信息中心、辐射检测与评价室、辐射防护与建设项目评价室、放射诊疗设备质量控制实验室、辐射流行病学研究室、放射生物学研究室、毒理学研究室和放射生态学研究室。

2. 人力资源管理。本年度在职职工169人，其中所领导5人，中层干部26人，离退休职工182人。年内接收新进三生17人，引进人才2人。

全所专业人员135人，其中正高级职称人员20人，副高级职称人员41人，中级职称人员36人，初级职称人员38人。

在2013年的年度总结考核中，经所岗位评聘委员会对民主测评结果进行评议和党政联席会审议，评选出7名优秀中层干部和28名优秀职工。被评为优秀中层干部是：胡京钢、刘青杰、拓飞、苟巧、韩艳清、张科、刘建香；被评为优秀职工的是：刘宇光、周东宝、冒煦、王岩、余晨、汤海莹、王燕君、李玉文、薛如、王宏涛、阮建磊、牛昊巍、崔红星、王春燕、邵帅、陆雪、李爽、姜庆寰、何志坚、刘辉、张震、朱卫国、张京、郭文、文节、李清云、徐启顺和杨义。

所领导班子全年共慰问看望离退休职工60余人次。

3. 财务工作。2013年度，我所财政拨款总计收入3241.90万元，全年实际支付3117.56万元，实际执行进度为96.16%。其中基本支出支付1620.91万元，项目支出支付1496.65万元。全年实现总收入6240.64万元，总支出5673.57万元。

2013年度，大购500万元，大修300万元，均按计划完成。全年共采购仪器、设备和物资466万余元，其中，通过政府采购公开招标的方式，完成了2013年度大购项目的招标采购工作，签订合同总额为475万元，在招标采购工作中，严格按照国家的有关法律规定履行招标程序，纪检、审计人员全程参加项目招标，未发现违法违规行为。

4. 制度完善与行政管理工作。2013年继续开展规章制度建设工作，全年修制订了《中国疾控中心辐射安全所仪器设备及物资管理办法》、《中国疾控中心辐射安全所辐射防护与安全管理规定及其实施细则（试行）》和《中国疾控中心辐射安全所科学技术贡献奖励管理办法》等3个规章制度，截至2013年12月31日我所已制定各类规章制度71部。全年召开党政联席会、所务会、所长办公会等18次会议，作出129项会议决定。

5. 自动化办公进展情况。2013年，我所开展了OA办公、档案管理系统和公共卫生专项管理系统升级工作。通过自动化办公系统进行了147个文件的发文管理和828个文件的收文管理，发布了137个工作通知，下发了129个会议决议，审批各类请示728个。全年对131份合同草本的“签约必要性”、“经费使用的合理性”以及“相关条款的合规合法性”进行了审查，法律顾问出具审查意见131份。

6. 保密与档案安全管理。为进一步提高科技人员保密意识，加强科研工作中保密工作。我所作为卫生部的保密要害部位，逐年逐级签订了保密协议和计算机安全保密责任书，定期组织专人对所内涉密计算机和非涉密计算机进行了安全检查。在所保密委员会和全体职工的共同努力下，2013年未发生保密安全责任事故。

为不断规范档案管理，充分利用档案资源，保证档案安全，本年度完成了综合档案管理系统升级，实现了文档一体化管理。全年共有802件文书档案、8个科研课题的和7项基建工程档案归档。

7. 质量控制与质量管理工作。认真完善质量管理体系，按国家的相关要求做好质量管理体系维护工作，对管理系统文件进行及时修订，形成了2013年版《质量手册》、《质量记录表格》和《作业指导书》。组织开展质量管理体系所有要素的内部审核，按计划组织完成了164台仪器设备检定/校准工作，通过了国家实验室资质认定（计量认证）复查评审工作。

2013年，我所共对外检测和校准报告共计1070份，其中检测报告835份，校准报告235份。编写的建设项目职业病危害放射防护评价报告23份，其中，预评价报告书17份，控制效果评价报告书6份。

8. 实验室管理与放射源安全工作。为加强本所实验室安全和实验动物的管理工作，我所2013年1月31日成立了实验室管理处。自成立以来，组织开展了第七届实验室安全周活动，参加了安全生产百日工作活动，共接受环保、公安、卫生等主管部门10余次实验室和放射源安全检查，未发生放射源安全事故和实验室安全事故。截至2013年12月20日，本所放射性同位素总计117件，其中非豁免水平放射性同位素45件，豁免水平以下的放射性同位素68件。

【放射卫生与核应急工作进展情况】

一、核和辐射突发事件应对工作

2013年2月6日和2月12日，在春节期间，辐射安全所再次经受了核和辐射突发事件的考验，在疾控中心的领导下成功组织开展了新疆食品放射性超标污染事件应急处置和朝鲜第三次核试验应急监测。我所按照原卫生部的统一部署，迅速响应，夜以继日开展了污染检测、技术指导、公众健康风险监测与评估工作。并组织专家在第一时间赶赴新疆和延吉等地，指导并开展放射性污染检（监）测、风险评估和应急处置工作。

在两起突发事件应对过程中，我所准备充分，响应及时，部署缜密，判断科学，提出了因暴露接触所导致公众放射性损伤的可能性极低，不会造成健康影响等评估建议，组织编写了《新疆食品放射性污染事件脱氧剂密切接触者健康调查指导方案》等4份技术指导方案，提交了15个技术报告。2起核和辐射事件的及时处置，有效化解的公众恐慌心理，为国家决策起到了强有力的技术支撑，受到了原卫生部陈啸宏副部长和徐科副部长的高度评价。同时，我所对春节期间仍坚守岗位，参加两起突发事件应对工作的45位同志进行了表彰。

为不断夯实核事故医学应急基础，着力做好卫生应急准备和能力建设工作。2013年，我所参加了由国家卫生计生委组织的国家卫生应急演练，出色完成了核和辐射突发事件卫生应急处置科目的演练任务。为配合全国核应急知识宣传周活动，我所选派专家做客CCTV-10《健康之路》，制作了《你身边的辐射》节目。组织编写《核应急知识宣传周知识问答》，在国家卫生计生委网站发布。全年还开展了在北京、四川、广东、河南、山东等5省市的核设施周围居民认知调查，共调查9602人。

二、放射卫生监管技术支撑工作

2013年初，根据国家卫生计生委“三定”方案和有关司局职责分工，辐射安全所及时与国家卫生计生委疾控局、监督局、食品司和卫生应急办进行了工作洽商，明确和调整了2013年度放射卫生工作任务。为保障国家卫生计生委对医疗机构放射性职业病危害控制的监督管理工作顺利进行，我所及时开展了《放射卫生技术服务机构管理办法》（原卫生部第31号令）和《放射工作人员职业健康管理办法》（原卫生部第55号令）等部门规章及配套的技术文件的修订工作，对《食品安全法》修订、《食品安全工作规范》等十余个法规性文件和咨询文件进行了审议并提交了审议意见，参与完成了职业病目录的修订工作，组织对8家放射卫生技术服务机构甲级资质机构资质的申请、延续和扩项进行了技术评审，开展了40家放射卫生技术机构检测能力考核的复核工作，完成了《2013全国放射卫生技术机构能力考核年度报告》白皮书。

作为放射卫生防护标委会挂靠单位，完成了放射卫生防护标准专业委员会换届工作，开展了对现行有效107项放射卫生防护标准的清理复审工作，征集到2014年标准制修订项目计划34项。全年组织召开了2次标准审查会议，通过审查已报批标准14项。

三、全国放射卫生与核应急技术工作会议

为进一步做好2013年放射卫生和职业放射病防治工作，我所于2013年6召开了全国放射卫生与核应急技术工作会议。本次会议是在2001年全国放射卫生工作会议结束后，相隔十二年再次召开的规模最大的全国性放射卫生工作大会，来自全国29个省、自治区、直辖市和计划单列市的100余人参加了本次会议。本次会议是在国务院体制改革过程中，在放射卫生工作面临新的形式下，适时召开的。会议得到了国家卫生计生委疾控局、综合监督局、卫生应急办和中国疾控中心的高度重视。本次会议的成功召开，对发挥放射卫生（职业病防治）机构技术支撑作用，适应机构调整新形势，稳定放射卫生技术队伍，推进职业性放射性疾病防治、医用辐射防护、公众照射控制及核与辐射事故应急等工作进一步发展起到了重要作用。

四、开展医用辐射防护监测网工作

为了全面了解和及时掌握目前医用辐射防护现状，科学实施医疗机构放射诊疗防护监督管理，国家卫生计生委于2010年开始开展实施医用辐射防护监测网试点工作。通过3年的连续监测，基本掌握了全国医疗机构放射诊疗工作人员及患者防护情况、放射诊疗设备安全防护管理情况等情况，已搭建起医用辐射防护检测网络框架，初步建立医用辐射防护监测信息管理系统。我所作为此项工作的技术管理和质量控制单位，认真组织了2013年度监测工作，并对3年的监测数据进行了汇总分析。2013年共监测了1114家医疗机构，检测了其中291家的放射治疗设备、1105家的放射诊断设备、143家的核医学设备和338家的介入放射学设备，我所作为试点工作的质量控制和技术指导单位，对全国监测工作进行了技术督导，对各监测机构上报的监测数据进行了统计分析，完成了《2012年度全国医用辐射防护与质量控制现状年度报告》白皮书编写工作，2013年度全国医用辐射防护与质量控制监测数据正在分析中，即将编制完成《2013年度全国医用辐射防护与质量控制现状年度报告》白皮书。通过监测表明，医疗机构辐射防护意识、防护能力和设备防护合格率逐年提高。

五、放射工作人员职业健康管理工作

由我所承担的放射工作人员职业健康管理系统运行管理工作，作为落实《职业病防治

法》，保障放射性职业工作权益，加强监督管理的重要环节，目前累积收录约 3 万家放射工作单位、26 万放射工作人员和 152 万条监测记录，为卫生监督执法提供了重要技术支撑作用。2013 年，已报送 1.3 万家放射工作单位、10.3 万放射工作人员的 23.4 万条监测记录（报送截止时间为 2014 年 2 月底），与 2012 年同期上报数据量相比增加了 73%。目前已编制完成了《2012 年度全国个人剂量监测现状年度报告》白皮书，2013 年数据正在分析中，《2013 年度全国个人剂量监测现状年度报告》即将编制完成。通过本系统 3 年来的运行，放射工作人员健康管理工作逐步规范化，个人剂量监测率持续上升，数据报送量逐年提高，放射卫生监管工作得到了加强。

2013 年，国家卫生计生委首次开展了放射性职业病监测哨点试点工作，首批选定北京市和上海市作为试点地区，共设立 9 个监测哨点开展医疗机构放射性职业病及电离辐射危害因素监测工作。我所作为此项工作技术指导机构，负责制定了监测方案，开展了人员培训，进行了质量控制，完成了年度监测报告。

六、食品和饮用水放射性风险监测工作

在 2011 年，成功应对日本“福岛 311”核事故后，根据我所建议，国家将食品和饮用水中放射性监测工作纳入国家食品安全风险监测网和国家饮用水卫生监测工作中，2012—2013 年度，首批在辽宁等 8 个省开展了核电站周围地区食品和饮用水放射性风险监测。通过对粮食、蔬菜等食品样品放射性核素水平分析，以及对集中式和分散式供水中总 α 总 β、氚等放射性核素监测，表明放射性水平未见异常。组织编制完成了《2012 年度我国部分省市食品饮用水放射性监测年度报告》白皮书，《2013 年度我国部分省市食品饮用水放射性监测年度报告》正在汇总分析编制中。通过近两年的连续监测分析，我所初步掌握了该地区基本国情数据，为卫生行政部门决策、国家标准制订和事故后果评估提供了重要科学依据，同时对推进全国放射卫生工作的发展、保持和完善技术力量起到了巨大作用。

2013 年，在我国新疆发生与食品安全有关的放射性污染事件后，我所及时开展了全国省级卫生机构放射性监测设备调研工作，编制了全国省、市、县级卫生机构食品饮用水放射性监测设备规划，再次提出了尽快完善全国食品安全放射性监测网能力建设的建议。此建议受到了国家卫生计生委食品司的高度重视，在由国家 6 部委共同制订的《2014 年全国食品安全风险监测计划》中单独列项，在全国范围内开展食品中放射性污染监测，并专项开展食品脱氧剂、干燥剂及相关食品中放射性监测。

七、专业培训与技术指导工作

作为“全国放射卫生培训基地”，根据 2013 年放射卫生培训计划，我所继续组织开展继续教育和专业培训工作，为全国辐射防护和核安全医学领域培养了大批业务骨干和放射卫生防护管理人员。按照年度培训计划完成了“放疗与核医学设备质量控制检测培训班”等 6 个放射卫生培训项目，培训人员 1089 名，颁发学分证书 817 本，专业培训证书 350 本。

为充分开展“三好一满意”活动，有效指导基层放射卫生技术工作，全年共组织专家和专业人员百余人次赴多省市进行了现场调研和技术指导，开展了“西藏地区放射性工作人员个人剂量监测情况调研”等专项调研与评估工作。受国家卫生计生委委托，正在组织开展 2013—2014 年度全国“全国放射工作人员个人剂量监测系统比对”、“全国放射性核素 γ 能谱分析方法比对”、“全国水中总 α 总 β 放射性测量比对”和“全国生物剂量估算方法比对”等 4 项专项技术考核工作。通过近年来持续开展全国放射卫生技术比对工作，有效促进了放射卫生事业的发展，为放射卫生监督管理提供了技术支撑。

2013 年，我所还接收了来自宁夏疾控中心、湖北省疾控中心、福建省职业病防治院等 7 名人员来我所进修。

八、积极开展信息交流和媒体监测工作

由我所承办的《中华放射医学与防护杂志》，全年出版 6 期，每期固定 112 页，收稿约 600 篇，刊出 180 余篇。在中华医学会系列杂志审读中，获得英文摘要优胜奖。杂志网站拥有全文上网、过刊浏览功能，建成 2 年内点击量突破 120 万次。

《辐射与健康通讯》积极开展放射卫生信息的监测、翻译和交流，全年出版 12 期，刊出稿件或报告 21 篇。

为有关部门和领导及时了解国内外和本所放射卫生工作动态，全年编辑印制了 37 期《公共卫生事件（放射卫生）媒体相关信息监测工作通报》、14 期《辐射安全所工作通报》和 12 期《辐射与健康通讯》，并通过我所网站及时发布了 40 余条我所工作动态。

【学科建设与科研工作】

一、课题申请和执行情况

2013 年，我所继续强化疾控科研理念。积极组织开展课题申报工作，共组织向国家科技支撑计划项目、国家自然基金等有关科研机构申报了包括《室内氡污染控制与治理关键技术研究》等放射生物学、毒理学、生态学和辐射防护与检测领域 33 项科研项目；《辐射危害控制与核辐射卫生应急处置关键技术研究及其应用》等 32 项在研课题均顺利开展，其中新获批准的国家重大科学仪器设备开发专项“大批量人群核辐射体内污染快速检测仪”项目和国家科技支撑计划课题“灾害应急救援系列装备研制—核事故健康风险评估与卫生应急处置技术研究”项目年初已启动开展；国家自然基金等 11 项科研课题研究完成，并顺利通过结题验收。

二、科研创新与成果

本年度，在我所科技工作者的共同努力下，在科技工作中取得突破性成果。共组织 4 个课题组申报了各项奖励 7 项，其中包括北京市科学技术奖 1 项，中华医学科技进步奖 2 项，中华预防医学科技进步奖 4 项。经最终评审，由苏旭研究员支持的《核辐射突发事件医学应急关键技术研究及其推广应用》项目荣获中华预防医学科技进步二等奖和中华医学会科技进步三等奖，尚兵研究员主持的《室内 ^{220}Rn 及衰变产物的水平、分布与剂量贡献的研究》荣获中华预防医学科技进步三等奖。全年申请国家专利 3 项，出版《实用辐射防护与剂量学》等书籍 4 部。

三、论文和获奖情况

2013 年，我所科技人员发表论文 68 篇，其中英文论文 12 篇，SCI 论文 10 篇。

为表彰在 2012 年所取得的科研成绩，组织召开了 2012 年度辐射安全所科技奖励暨学术年会，17 篇学术报告进行了大会交流。根据本所科技奖励办法对 2012 年度 10 项获资助的课题组、3 项专利、3 部出版物以及在正式刊物上公开发表的 44 篇学术论文作者给予了奖励。

【教育培训】

1．研究生培养。加强放射医学与防护学科的发展，充分利用辐射防护与核应急中国疾病预防控制中心重点实验室条件，做好国家级辐射防护与核安全医学专业研究机构的人才培养工作。目前本所在职博士研究生导师2名、硕士研究生导师13名。2013年度本所共指导、培养研究生33名，其中指导在站博士后2名，博士研究生9名，硕士研究生22名。本年度毕业研究生10名，新招博士研究生2名，硕士研究生6名。

2. 职工在职教育。本所积极为职工提供多渠道的学习教育机会，每年都有职工考取硕士、博士和获得各类专业技术证书。本年度本所对26名中层干部进行了“加强技术支撑与能力建设”和“加强部门协调、做好管理工作”等方面的知识培训，有13人次参加了政治理论、政策法规以及管理能力等方面的培训，进一步加强了中层干部的管理能力和执行能力。组织了2011年和2013年部分新进人员参加北京市卫生监督所举办的放射工作人员证岗前培训班，有15人获得了相应的资质证书。

【合作与交流】

为不断提升我所国际学术地位，扩大我国专家在辐射研究领域的影响力，同时为亚洲辐射研究工作者提供学术交流的平台，2013年由我所承办的第三届亚洲辐射研究大会在北京成功举办。来自亚洲和欧美8个国家约93家单位辐射研究及应用相关领域的234名代表（其中海外代表79名）参加了为期4天的会议，共有215篇论文进行了会议交流。在同期召开的亚洲辐射研究协会理事会议上，我所苏旭研究员当选为新一届理事会主席，我国成为亚洲辐射研究协会主席国。

在国际合作方面，本年度我所接待外宾2批共4人次。8批共12人次出访美国、法国、奥地利、阿拉伯联合酋长国等国参加放射卫生领域的国际交流。

（秦斌、冒煦）

农村改水技术指导中心

【项目管理和业务工作】

1. 农村饮水安全集中供水工程监测工作。农村饮水安全工程水质卫生监测工作是改水中心负责执行的一项医改重大公共卫生服务项目。2013 年，组织完成了全国 31 个省（自治区、直辖市）和新疆生产建设兵团的农村饮水安全工程枯水期和丰水期的水质卫生监测工作。通过制定实施细则、调整监测方案、加强基层人员培训、数据审核和现场督导等措施，控制项目实施进度和质量。利用转移支付资金 9000 万元，全年累计完成了 1765 个县的 2.5 万余座农村饮水安全集中供水工程的水质卫生监测工作，采集、检测饮水安全集中供水工程水样 87 201 份。起草了监测报告和工作报告。

2. 全国农村环境卫生监测项目。在总结 2012 年度监测工作经验和成果的基础上，对 2013 年监测技术方案进行修订完善，开发了全国农村环境卫生监测项目信息管理系统。举办了全国及各省市农村环境卫生监测项目培训会，进行了督导检查，并对各地上报监测数据进行审核、整理和汇总。2013 年利用转移支付资金 2800 万元，监测覆盖 31 个省（自治区、直辖市）和新疆生产建设兵团的 700 个县的 1.4 万个监测点。起草了监测报告和工作报告。

3. 全国农村饮用水水质卫生监测工作。2013 年，继续开展全国农村饮用水水质卫生监测工作，监测工作重点为农村集中式供水，全国 50% 的涉农县（县级市）辖区纳入国家饮用水卫生监测网络，全年共采集全国 29 个省（自治区、直辖市）和新疆生产建设兵团 762 个县农村集中式供水水样 2.1 万余份、分散式供水水样 1300 份。完成了监测报告。

4. 农村改厕项目。农村改厕项目是改水中心作为项目技术支撑单位执行的医改重大公共卫生服务项目之一。2013 年，利用转移支付资金 11.96 亿，改造农村户厕 261 万多处，改水中心主要开展了项目的管理和技术培训、技术指导、督导检查和项目评估等工作。

5. 卫生行业科研专项“饮水安全检测、监测、风险评估和预警预测关键技术研究”。2013 年是卫生行业科研专项“饮水安全检测、监测、风险评估和预警预测关键技术研究”开始实施的第一年，改水中心作为牵头单位，完成了该专项的启动和相关组织工作。该项目将围绕卫生部门在饮水安全履职所需的关键技术和面临的问题开展研究，建立饮水卫生检验、监测、风险评估、预警预测等实际工作所需的关键技术。由改水中心承担的“饮用水中 11 种农药类污染物检测方法建立”“监测任务单元的饮水水质指数的建立”和“饮水水质风险评价与管理关键技术研究”等 11 项子课题也已进入全面实施阶段。

6. 科技部“十二五”科技支撑课题“村镇安全供水管理与监控技术及信息系统开发”。该课题由中国水利水电科学研究院负责，包括了 12 项子课题，计划 2015 年结题。改水中心参与其中三项子课题“县级农村供水信息管理与监测系统的开发、农村集中供水水质风险管理系统构建、农村供水水质健康风险评估技术研究”。目的是以现有农村饮用水水质卫生监测网络为依托，通过农村集中式供水水质风险评估管理系统构建，辅助科学决策，提升信息的综合服务水平。2013 年，完成了数据库设计和试点县 1000 余座水厂的现场调查。

7. 淮河流域癌症综合防治项目。作为淮河流域癌症综合防治项目的参与单位，2013 年继续开展淮河流域癌症综合防治项目农村饮用水监测的组织管理工作，完成了2012年监测数据整理和统计分析，组织4省14个项目县按照监测方案开展了枯水期和丰水期水质卫生监测工作。参加了项目办组织的督导调研工作，参与编写了淮河流域重点地区癌症综合防治研究报告。

8. 农村环境健康危害因素评价体系建设项目。承担国家卫生计生委委托的农村环境健康危害因素评价体系建设项目工作，完成了评价体系建设工作方案的编制工作，并对近年开展的农村环境卫生监测相关工作进行了总结和数据整理分析，组织专家对实施方案以及评价指标的筛选和下一步工作开展进行了论证和研讨。

9. 农村集中式供水水质卫生风险管理机制建设研究。该研究旨在试点地区建立部门明确分工、宏观和微观并重、可操作性和前瞻性并行、行政和技术措施结合的基于风险评估的综合管理体系。在2012年工作的基础上，继续开展农村集中式供水水质卫生风险管理机制建设，并承担了相关技术标准研究。完成了文献回顾、利益相关方调查、管理体系设计和执行能力评估等工作，初步建立了农村集中式供水卫生管理体系的模式。

10. 农村地区集中式供水隐孢子虫污染与儿童感染现状调查研究。为进一步了解农村集中式供水饮用水中“两虫”(隐孢子虫、贾第鞭毛虫)污染情况和儿童感染现状，为开展相关疾病的预防控制工作提供科学依据，在2012年调查研究的基础上，2013年，在江苏、湖北和广东三个省开展了农村集中式供水地区的隐孢子虫污染状况与儿童感染现状的调查研究，共采集水厂水样60余份，儿童粪便近6000份。

11. 农村环境卫生及个人行为因素对村民钩虫感染影响的研究。为了解海南省农村钩虫病高发地区的钩虫感染情况，研究分析影响该地区农村钩虫感染的环境和行为因素，在海南省毛阳镇和新竹镇对所选村、家庭以及个人开展了调查研究，通过检测粪便钩虫卵，现场调查家庭环境卫生及个人卫生行为，了解所调查地区钩虫感染现状，分析所调查地区钩虫感染的主要影响因素，为降低人群钩虫感染率、制定相关疾病预防控制措施提供依据。

12. 卫生镇创建效果评估。在初步建立卫生镇创建效果评价指标体系等前期工作的基础上，2013年选择北京、浙江、安徽、河南等地开展试点评估工作。对试点评估研究的技术方案进行论证，对项目省、县技术人员开展了技术培训，完成资料整理、数据录入、报告撰写等工作。

13. 农村饮用水中农药类污染物质谱数据库的建立。在河南省开展农村饮用水监测点进行采样分析，利用固相萃取—气相色谱—质谱联用技术，按照国标GB/T 5749—2006中规定的分析方法和参照EPA中的分析方法对农药类污染物进行检测，建立农村饮用水中农药类有机污染物的质谱数据库。

14. 图瓦人健康状况现况调查和哈萨克族食管癌疾病负担研究。图瓦人健康状况现况调查和哈萨克族食管癌疾病负担研究是改水中心与新疆维吾尔自治区疾控中心合作开展的项目。目的是对图瓦人的饮食习惯、生活环境及其相关疾病进行调查研究，同时对该地区哈萨克族食管癌进行病例—对照研究，分析其高发原因和聚集特点。

15. 壹基金社区安全饮水大学生调研项目。壹基金社区安全饮水大学生调研项目由壹基金公益基金会组织发起。改水中心负责调研方案的设计，调研团队的培训，数据录入程序的编写，以及数据的审核、处理和调研报告的撰写。实地调研由壹基金征集的13个大学生团队具体完成。调查区域覆盖了安徽、甘肃、广西、贵州、湖南、宁夏、陕西、四川、云南和重庆共10个省（区、市）的13个县（区），共调查了41所学校800名学生和41个村的338户居民家庭。

16. 中国妇女发展基金会合作项目。改水中心作为中国妇女发展基金会技术支持单位，为其开展农村饮水安全项目提供技术支持。2013年合作项目开展了百事基金“母亲水窖·饮水安全”项目、赛莱默“水印计划”项目和母亲水窖社会募集资金饮水安全工程等。

17. 救灾防疫应急工作。派员参加了四川雅安芦山地震救灾防疫、黑龙江省鹤岗绥滨县洪涝灾区饮水状况调查和处理等突发事件应急工作。

【教育培训与研究生管理】 2013年，举办了6期“农村饮用水水质卫生监测技术”培训班、5期“农村环境卫生监测技术”培训班、4期“农村改厕项目管理与技术”培训班、1期“农村环境卫生监测信息管理系统”培训班、1期“农村集中式供水工程卫生学评价技术培训”继续医学教育培训班，累计培训基层工作人员约1100多人次。

2013年，培养毕业全日制硕士研究生2名，目前共有在读硕士研究生6名，在职博士研究生1名。

【交流与合作】

1. 联合国儿童基金会合作项目。2013年，继续开展农村环境卫生全覆盖项目。该项目由全国爱卫办和联合国儿童基金会立项，由改水中心具体执行，项目在5省、5县、50个村开展，执行期为2011—2015年。主要是通过参与式方法进行健康教育和卫生知识培训，提高村民卫生意识，促进农民主动建造卫生厕所，达到项目村农村卫生厕所普及率和卫生厕所使用率100%的目标。2013年，完成基线和中期评估调查，开展了现场培训、经验交流、村级宣传发动、卫生厕所建造指导等工作。

2. 世界卫生组织合作项目。继续执行WHO 2012—2013双年度项目“中国西部农村地区集中式供水风险管理体系建设”，2013年，完成了农村集中式供水风险管理工作手册编写，在项目县开展风险管理体系建设，完成了现场工作并撰写技术报告提交世界卫生组织。

3. 美国伯克利大学合作项目。为改善农村地区安全饮水的状况，了解农村地区居民饮水处理现状及与其与饮水处理有关的观念、行为等因素，探索适用于不同地区或家庭的饮用水处理方法或对策，与伯克利大学共同合作项目“改善农村贫困地区居民健康和环境卫生：中国家庭饮用水可持续处理能力调查”，2013年，在广西开展了现场调查，并对农村水源水及家庭饮用水、室内空气污染进行了检测和分析工作。

4. 国际交流。2013年，共2人次赴日本参加世界卫生组织的“农村饮水安全水质监测与卫生管理研究考察”奖学金项目（2012—2013 WHO Fellowship），考察的内容主要包括供水管理、水质标准和水质卫生研究等，目的是了解发达国家农村集中式供水的监测及风险管理经验，利用和吸收国际上的先进经验。

【人物荣誉】 “中国农村饮水安全与环境卫生现状及影响因素研究”项目获2013年中华预防医学会科学技术奖三等奖。

付彦芬作为国家卫生计生委芦山地震抗震救灾防疫组成员，获国家卫生计生委通报表扬。

（陶勇、夏云婷）

妇幼保健中心

【全国妇女儿童保健技术指导及培训】

一、妇女常见疾病保健工作

1. 重大公共卫生服务项目妇幼卫生项目。完成撰写相关报告及方案:《2012年农村妇女“两癌”检查项目进展报告》、《HPV筛查可行性报告》、《2013年农村妇女宫颈癌检查新策略试点项目管理方案》、《2013年农村妇女“两癌“检查项目说明》、《农村妇女“两癌”检查项目信息管理培训手册》;修改和完善《农村妇女“两癌”检查项目个案登记表和季报表》;进一步修订完善《2013年农村妇女“两癌”检查项目督导方案》;负责农村妇女宫颈癌检查项目的国家级数据管理、审核、汇总和数据分析工作。

2. 农村地区宫颈癌监测试点项目。完成撰写项目方案、工作基础调查方案、信息管理手册等技术文件,开展了8个项目省和10个项目市及16个项目县现场工作的基础调研并撰写调研报告;召开项目启动会暨培训,为省市县级项目管理人员进行了为期1天培训和为各级专业技术人员代表进行了为期3～7天培训;积极开展数据库建设、常规项目管理活动并指导各级项目地区逐级开展项目启动、培训等系列活动。

3. 乳腺癌防治意识教育与培训项目。召开项目启动会,并负责组织三个项目地区的省、县级医务人员参加乳腺癌健康教育的相关知识培训。负责项目实施日常管理与各个参与机构间的协调工作。

4. 撰写并出版《妇女常见病筛查技术指南》,进一步修订完善《妇女常见病筛查工作规范(讨论稿)》、《妇女常见病筛查管理办法(讨论稿)》。

二、孕产期保健工作

1. 继续推广孕产妇危重症评审技术,为卫计委妇幼司撰写《孕产妇危重症评审技术推广计划》,并承担了妇幼司组织开展的西部地区孕产妇危重症评审技术培训班。完成了《孕产妇危重症评审规范》并提交妇幼司。继续为各级医疗保健机构提供技术支持,支持各地医疗保健机构开展孕产妇危重症评审。

2. 开展《产科出血综合防治试点应用研究》项目,完成了《产科出血综合防统治工作规范》、项目实施方案及基线调查方案和调查表等资料,组织召开了项目启动会暨培训班。组织开展基线调查并撰写基调报告。编写督导方案,为开展项目督导做准备。

3. 开展淮河流域癌症综合防治工作中出生及出生缺陷监测工作。完成2012年数据分析报告。举办“淮河流域出生及出生缺陷监测项目专家组成立暨讨论会会议”和“淮河流域出生及出生缺陷监测工作会议”。修改《淮河流域出生及出生缺陷监测方案》及《监督评估方案》,并对河南、江苏和安徽进行督导。修改淮河流域肿瘤综合防治项目的工作技术方案。编写《出生缺陷临床诊断手册》,并准备出版。

4. 组织专家编写并出版《孕产期保健技术指南》及《孕产妇危重症评审指南》。

三、预防艾滋病、梅毒和乙肝母婴传播工作

1. 全国预防艾滋病、梅毒和乙肝母婴传播工作。2013年,我国预防艾滋病、梅毒和乙肝母婴传播工作持续、稳定、深入的发展。为响应国家卫生计生委的指示,协同疾病预防控制部门，开展“进一步降低艾滋病母婴传播率”研究。在对现有数据进行深入分析后，通过信函调查、赴四省现场调研等综合的调研方式，梳理目前工作中存在的主要问题、瓶颈和障碍，提出相关措施建议。以“关于进一步降低艾滋病母婴传播率报告”的形式，书面提交至国家卫生计生委。

2. 预防艾滋病、梅毒和乙肝母婴传播信息系统。受国家卫生计生委的委托，启动“预防艾滋病、梅毒和乙肝母婴传播工作信息质量年”工作，加强对全国三病信息等业务管理人员的数据整理、收集和分析等技能的培训；全面开发并完善预防艾滋病、梅毒和乙肝母婴传播管理信息系统。至此，国家重大公共卫生项目之预防艾滋病、梅毒和乙肝母婴传播工作的相关数据已全部实现网路化的报告与管理。

3. 婴儿艾滋病感染早期诊断。为了规划并推动婴儿艾滋病感染早期诊断检测服务网络建设，起草我国“婴儿艾滋病感染早期诊断工作方案”，召开专家研讨和论证会，初步建立6个早期诊断区域实验室，理顺工作流程，提高相关服务能力和服务的可及性。

4. 预防艾滋病、梅毒和乙肝健康教育工作。2013年，我国为了提高普通群众对三病母婴传播知识的知晓，加强预防三病母婴传播的健康教育力度。先后与中国健康教育中心合作开发“孩子的健康，父母的责任”健康教育宣传片；开发“早检测、早发现，预防艾滋病、梅毒和乙肝母婴传播，孕育健康宝宝”主题宣传画。

5. 预防艾滋病、梅毒和乙肝母婴传播科学研究。在加强“三病”技术支持和组织管理工作的同时，我中心加强预防艾滋病、梅毒和乙肝母婴传播领域的科学研究。开展“预防艾滋病母婴传播政策实施障碍研究”、“全国孕产妇梅毒及先天梅毒疫情估计研究”“HIV感染孕产妇及所生儿童耐药研究”“感染妇女生殖健康现状研究”“梅毒感染孕产妇及所生儿童生长发育及随访研究”等应用性科学研究。

四、更年期保健工作

与首都师范大学心理系合作，开展了更年期妇女综合干预项目。已经完成《更年期妇女综合干预项目实施方案》及《更年期妇女综合干预项目工作人员手册》、临床试验CRF表，并完成了首批研究受试者招募、入组、干预前测量、实施干预、干预后测量等现场工作。

五、开展妇女保健相关领域重点问题的研讨和科研申请

撰写并完善《西部地区产后出血防治试点项目》实施方案、基线调查方案及调查表;《中国农村地区产后出血风险预测模式研究》项目书。

撰写《中国孕期营养指南开发研究项目》《西部地区安全待产服务项目方案》《产后出血防治预警模型的建立及评估》申请书。

参与撰写《中国母婴关联健康风险队列研究》《全国儿童营养与健康监测工作手册》。

六、儿童保健工作

1. 承担国家卫生计生委项目工作

(1) 贫困地区儿童营养改善试点项目。全面实施国家卫生计生委、全国妇联合作的重大公共卫生项目—贫困地区儿童营养改善试点项目，设立项目办公室，协助国家卫生计生委开展项目的协调管理工作。2013年开发项目专用网站，组织开展9个省的项目督导和培训，在中央媒体上进行社会宣传，撰写项目进展报告并向国家卫生计生委领导汇报项目进展，得到刘延东副总理、李斌主任等的批示。撰写新一轮项目技术方案，修改培训教材和健康教育材料，启动新一轮项目的管理工作，为各项目省的项目启动、招标指导、文件资料下载等提供帮助。另外，完成全国妇联与国家卫生计生委“消除婴幼儿贫血行动”新周期项目工作手册、培训教材和家长手册的改编，参与项目培训。

（2）新生儿复苏项目。2013年举办全国新生儿复苏项目中期总结会暨省级师资培训班，对各项目省中期工作进行评比，培训90余名省级师资。另外，支持中华护理学会举办3期新生儿复苏培训班，培训产儿科医师和助产人员200余人。对11个省进行省级师资认证和（或）补充认证，对4省进行了督导和技术指导。在10个省推广建立院内新生儿复苏工作组方案，在院内制度建设、人员培训与复训、产儿科合作、新生儿窒息病例评审、信息收集等方面深入开展工作，建立新生儿复苏长效机制。在四川、青海和西藏的贫困地区开展“帮助婴儿呼吸培训”试点。

（3）开展托幼机构卫生保健工作现状调查。组织专家反复研讨和预试验，完成托幼机构卫生保健工作现状调查方案和调查表的制定。受妇幼司委托于2013年5月16—17日在全国儿童保健工作会议上进行了布置和培训，完成对各地市、区县和乡镇的逐级抽样，并指导各省妇幼保健机构开展调查培训。妇幼司与教育部基础二司经过讨论决定共同开展托幼机构卫生保健工作现状调查，并于8月底联合发文，推动各省现场调查工作的顺利开展。目前已完成20个省的调查问卷的回收。12月中旬在妇幼司儿童处支持下，举办了“托幼机构儿童膳食管理与营养计算培训班”，全国29个省的60余名省级师资参加培训。组织专家编写《托幼机构卫生保健工作培训教材》，即将完稿。积极申请卫生监督国家标准制定工作，将新设立托幼机构卫生保健评价工作列为前期研究项目。

（4）《0～6岁儿童残疾筛查工作规范》制定工作。受国家卫生计生委妇幼司和中国残联委托，组织专家制定0～6岁儿童残疾筛查工作及技术规范。通过组织卫生、残疾康复等方面的专家讨论和调研，制定完成《0～6岁儿童残疾筛查工作规范》，以及视力、听力、肢体、孤独症和智力5类儿童残疾筛查技术规范。中国残联办公厅和国家卫生计生委办公厅于2013年10月12日联合印发《0～6岁儿童残疾筛查工作规范（试行）》。受国家卫生计生委妇幼司和中国残联委托，制定儿童残疾筛查规范试点方案，组织实施试点工作，旨在探讨《0～6岁儿童残疾筛查工作规范》的工作内容、要求和管理机制在基层的可行性，建立项目地区儿童残疾筛查网络；同时，对开展儿童残疾筛查的运行成本进行评估和预测。2013年12月10日召开全国儿童残疾筛查工作大会暨残疾筛查技术规范培训班。

（5）母乳喂养咨询室项目。6月初在北京举办“特殊情况下母乳喂养培训班”，来自全国29个省及部分地市级妇幼保健机构新生儿科、产儿科医务人员59人参加了培训。11月9—12日在杭州举办“第7期母乳喂养咨询师培训班”，来自全国28个省40家妇幼保健机构，从事母乳喂养咨询指导工作的医务人员81人参加了培训，至此自2009年项目启动至今，共有438名医护人员参加了母乳喂养咨询师的培训。9月下旬在贵阳召开了项目单位经验交流会。通过交流与学习，对促进爱婴医院深入开展母乳喂养工作起到积极作用。另外，对吉林、福建、重庆、贵州、浙江和山西6省的7家项目单位进行项目工作调研与督导。组织专家编写的培训教材——《母乳喂养培训教程》即将出版，制作母乳喂养宣传资料——《母乳喂养指导挂图》、《母乳喂养宣传台历》。

2. 在全国范围内组织开展儿童保健技术研究

（1）科技部十二五科技支撑项目子课题：儿童健康管理研究。受妇幼司委托开展科技部十二五科技支撑项目儿童健康管理研究（2012BAI03B01）的子课题“儿童主要健康问题和服务需求调查及基层医疗卫生机构儿童卫生服务能力综合评估”，以期掌握我国城乡 0～6 岁儿童常见病的分布、流行情况和治疗情况，了解医疗保健机构服务人员、设施设备和儿童保健服务状况，探讨家庭健康知识水平、生活行为方式、社会经济状况、卫生服务利用等因素对儿童健康的影响，为规划儿童保健资源、提高儿童保健服务能力提供科学依据。成立专家组，制定“儿童主要健康问题和服务需求调查”、“基层医疗卫生机构儿童卫生服务能力综合评估”研究方案和调查表，进行预实验。2013 年 5 月和 7 月，分别召开全国培训会，布置抽样地区的调查工作。“儿童主要健康问题和服务需求调查”在全国 16 个地市的 64 个社区和 64 个乡镇，调查 6 岁以下儿童 4 万余名；“基层医疗卫生机构儿童卫生服务能力综合评估”调查了 57 个地（市），111 个区，121 个县（含县级市）的全部妇幼保健机构、社区卫生服务中心和乡镇卫生院。目前已完成现场调查、现场督导和数据回收，正在进行数据审核和录入。

（2）预防儿童虐待研究。自 2012 年起，在联合国儿童基金会儿童保护处的支持下，组织专家研讨、撰写并完成《中国儿童虐待现状文献综述研究报告》，并在今年儿基会专家评审会上给予好评。为了解我国目前医疗保健机构在发现和处理儿童虐待案例方面的做法和经验，掌握医务工作者对预防儿童虐待的知识、态度、行为和需求现状，探讨以医疗保健机构为基础开展儿童虐待案例报告制度的可行性，2013 年再次与联合国儿童基金会儿童保护处合作，开展医务人员预防儿童虐待知识与态度调查。该研究于 2013 年 11 月启动，已在陕西、浙江、湖南、广东 4 个省完成 96 名医务人员深入访谈和 880 名医务人员问卷调查。目前正在进行数据录入和资料分析。

（3）婴儿早期睡眠围产因素影响结局研究。2012 年获批的国家自然科学基金青年基金项目“婴儿早期睡眠围产因素影响结局研究”，旨在通过母亲孕期—婴儿期的纵向队列研究，探索母亲孕期睡眠、情绪、生活方式等围产因素对婴儿早期睡眠行为发展轨迹的影响模式和作用强度，以便及早从围产起源预防、减少婴幼儿睡眠问题的发生。研究周期三年，分别在北京、长沙、青岛、柳州、重庆五地开展现场监测，样本量为 200 例母婴对。2013 年 8 月项目顺利召开启动暨培训会，目前五家合作单位按照研究进度要求，稳步完成研究对象招募、现场数据收集和上报等工作。

（4）中国婴儿睡眠健康促进研究。中国婴儿睡眠健康促进研究项目旨在通过腕表式活动记录仪和家长睡眠日记两种主客观手段相结合方式，在家庭自然环境状态下动态、系统地追踪健康婴儿睡眠 / 觉醒模式的发展轨迹，以了解中国婴儿正常睡眠昼夜节律的发展变化特点，探索环境、喂养、睡眠行为等相关因素对婴儿早期睡眠发展的影响，为开发制定婴儿期睡眠健康促进策略，有效预防儿童近远期睡眠问题提供科学依据。研究历时四年（2009—2013 年），在全国 10 家医疗保健机构实施。本年度项目完成研究数据的统计分析和研究报告撰写，召开项目总结会议，并基于研究结果编写、发布《中国婴幼儿睡眠健康指南》。中央电视台等 30 多家媒体给予了关注和报道。

七、妇幼卫生信息管理与信息化建设

1. 全国妇幼保健机构监测工作。继续开展全国妇幼保健机构资源与运营状况调查（简称机构监测），完成了 2012 年度全国 3000 多家妇幼保健机构数据的收集，提供上报工作中的各项业务和技术支持，并撰写年度分析报告。召开全国机构监测工作年度总结会及调查表改版专家研讨会，完成机构监测调查表改版及系统升级完善。

2. 全国妇幼卫生年报信息系统建设。参与全国妇幼卫生年报业务报表内容修订，开展全国妇幼卫生年报信息系统的建设工作。会同全国妇幼卫生年报办公室多次召开信息系统建设工作部署会议，编写《全国妇幼卫生年报系统建设工作方案》，明确工作内容和实施计划，确定各方工作职责和人员分工。完成全国妇幼卫生年报信息系统的应用部署，协助年报办开展了网络直报系统的省级培训。

3. 妇幼卫生信息标准和规范研究。完成妇幼卫生信息标准 12 个《妇幼保健基本数据集》修订，包括根据新版《出生医学证明》(第五版)《儿童保健基本数据集　第 1 部分：出生医学证明》，以及《妇女保健基本数据集　第 3 部分：计划生育技术服务》等，提交至国家卫生计生委。2013 年 12 月 27 日，国家卫生计生委正式发布通告（国卫通[2013]10 号），12 项《妇幼保健基本数据集》为强制性卫生行业标准，自 2014 年 5 月 1 日起实施。

召开《妇幼保健服务信息系统基本功能规范》和《妇幼保健信息系统技术规范》专家论证会，完成《妇幼保健服务信息系统基本功能规范》和《妇幼保健信息系统技术规范》编写和修订，提交至国家卫生计生委妇幼司报批。

4. 孕产妇与儿童健康管理信息系统建设项目。开展项目服务应用模式研究，编写整体技术指南及实施方案。组织专家完成对石家庄、苏州、武汉和苏州、普洱等试点单位的项目督导和调研工作，全面了解项目的部署应用情况。完成国家级网络平台软硬件的招标采购与集成，完成国家级监管平台的部署、试运行、初验及培训。完成儿基会项目阶段性工作评估报告和成果总结报告。编制了《孕产妇及儿童健康管理信息系统建设项目二期计划》。

5. 妇幼卫生指标体系研究。全面梳理妇幼卫生指标，包括计划生育指标等，从中筛选妇幼卫生核心指标，召开了妇幼卫生指标体系研究专家研讨会，完成《妇幼卫生指标体系研究报告》，提交至国家卫生计生委和联合国儿童基金会。

6. 第四届中国妇幼保健发展论坛。召开“第四届中国妇幼保健发展论坛妇幼卫生信息建设与发展分论坛妇幼卫生信息专业专家委员会成立大会暨全国妇幼卫生信息化建设管理培训班”会议，对考核合格的人员颁发了国家级继续医学教育学分。

八、妇幼健康监测

1. 成立妇幼健康监测室。从 2013 年起，申请中央专项经费开展基于常规妇幼保健工作的中国妇幼健康监测项目。为了履行对项目的组织管理职责，同时为了业务发展的需要，于 2013 年 3 月成立妇幼健康监测室。

2. 开展孕产妇及新生儿健康监测工作。2013 年，中国妇幼健康监测项目将首先从孕产妇及新生儿健康监测开始，并在我国 5 个省的 10 个县区先行开展试点。7 月 31 日，在北京召开孕产妇及新生儿健康监测试点工作启动暨培训会，标志着孕产妇及新生儿健康监测试点工作正式启动。制定完善了项目相关技术文件，并围绕项目实施召开了各类培训会和专家讨论会，完成了项目监测信息系统的开发使用以及年度项目督导评估工作。

九、政策研究

1. 妇幼保健机构人力配备标准研究。制定研究方案。6—8 月赴江西、河南、广东三个省进行了项目预试验。9 月对全国 31 个省（自治区、直辖市）450 所妇幼保健机构人力和服务现状抽样调查，举办省级妇幼保健机构课题负责人培训班。梳理妇幼保健机构开展的各项保健服务项目标准工作流程，对各项服务项目进行工时测算。11—12 月对调查数据进行收集、审核、录入、分析，对各级妇幼保健机构人力需求进行测算，开展现场调研，对人力测算结果进行验证，撰写研究报告。

2．中国儿童生存策略研究。制定课题研究方案，成立课题研究专家组。组织多个单位（部门）共同参与。研究分阶段进行，每个阶段包括对多个部门的工作部署、研究工作、结果汇总、结果论证4个步骤的内容。2013年召开了5次专家研讨会，分别对项目研究方案、研究报告框架、阶段性产出进行论证。研究将产出我国妇女儿童健康现状分析和干预效果、儿童生存策略、监测和评估报告、筹资报告4个分册内容。该研究产出中国儿童生存策略计划在2014年6月1日向全国发布。

3．妇幼保健机构母婴保健与质量管理项目。召开项目启动会，成立项目专家组，确定母婴保健质量与安全管理手册的整体框架，组织全国7家妇幼保健机构参与撰写并作为试点机构。召开专家会对阶段性产出进行论证和修改。组织专家赴美国斯坦福大学医学院学习母婴保健质量与安全管理课程。项目产出妇幼保健机构母婴保健质量与安全管理手册（孕产期保健分册），计划2014年开展培训和试点。

4．贫困家庭儿童健康促进试点项目。制定2013年工作方案，召开项目工作会议。上半年完成对湖南省湘乡市、广州市越秀区、甘肃省会宁县三个试点项目地区基线调查报告的撰写与翻译，8月举办项目地区妇幼健康教育师资培训班，项目地区主管领导和业务骨干19人参加了培训班，参会代表作为师资对本地区的乡级医务人员进行再培训，并结合项目目标开展本地区2013年健康教育活动。12月组织专家赴项目地区开展业务指导和督导。

5．妇幼保健机构专科建设试点项目。撰写实施方案，4月召开项目论证会，遴选全国23个省41所妇幼保健机构参与试点，7月召开项目启动会。10—12月，组织专家对广西、广东、云南、浙江、湖北、湖南、山西和重庆等相关试点单位进行督导。12月试点机构按照试点方案要求提交相关材料。项目旨在通过专科建设试点不断完善专科建设指南，引导妇幼保健机构专科建设。

6．妇幼保健机构能力建设需求分析。制定研究方案。对省市县三级妇幼保健机构设备配备品目进行梳理和分级，描述设备功能。5月召开专家讨论会，论证妇幼保健机构设备包，9月对全国300余家县级妇幼保健机构设备情况进行调查，10月赴湖北进行专项调研。研究产出省市县三级妇幼保健基本设备标准，对全国妇幼保健机构设备需求进行测算。

7．妇幼保健机构围产保健和妇女保健门诊基本设置规范。起草省市级和县区级妇女保健门诊设置基本规范初稿，通过对全国多个妇幼保健机构开展调研，征求基层意见，召开专家论证会，不断修改和完善，最终产出省市级和县区级围产保健和妇女保健门诊设置基本规范，针对省市级和县区级围保健产和妇女保健门诊的服务内容、人员配备、房屋设施设备及管理内容提出了具体要求，为规范各级妇幼保健机构门诊设置提供参考。

十、健康教育

2013年12月19—20日在北京举办首届全国健康教育工作会议，会议分析了现阶段我国妇幼保健健康教育的工作现状、面临的机遇与挑战，介绍了2014年健康教育工作重点，将以《妇幼保健健康教育基本信息123条》为核心，开发系列健康教育材料；通过母婴健康咨询热线项目、创建优质候诊环境—免费为妇幼保健机构候诊区域接入无线网络（WIFI）项目、卫计委／强生国际合作“爱婴信使”短信健康教育项目、母爱10平方项目、安装健康教育角等多个项目的实施推动健康教育的开展逐步提高妇幼保健健康教育工作水平、满足社会对妇幼保健服务的需求。出版《妇幼卫生信息管理》、《妇幼保健健康教育基本信息释义》、

《儿童五官保健与疾病防治》和《"快乐孕育"孕妇学校高级教程》并下发到全国各级妇幼保健机构。

十一、全国妇幼保健机构沟通与交流

组织召开全国省级妇幼保健机构院长年会，区域院长季度碰头会，全国妇幼保健机构妇女保健部主任会议、全国儿童保健工作会议、各妇幼保健机构党委书记参加的政促会妇幼分会理事会会议以及全国省级妇幼保健机构羽毛球比赛。举办"快乐孕育"健康教育项目培训班、"分子遗传医学检验技术在妇幼保健服务中的应用"培训班、"多水平模型在妇幼保健领域的应用"培训班等。

十二、母婴保健法律法规证件管理工作

顺利完成了2013年度"母婴三证"印制项目的招标采购工作，保障全国用证；完成"母婴三证"改版设计及印制的招标采购；配合改版工作，研制下发两部委的联合发文—《关于启用新版〈出生医学证明〉和规范管理的通知》；组织召开全国管理培训班；开发和部署使用新版《出生医学证明》套打软件等。

十三、人类辅助生殖技术管理

1. 辅助生殖技术管理部成立。根据卫办妇社函〔2013〕74号"卫生部办公厅关于成立人类辅助生殖技术管理工作领导小组的通知"的精神，2013年3月12日成立人类辅助生殖技术管理部，确定了工作岗位、岗位职责及办公地点，人员及工作条件已经具备，工作开始运行。

2. 开展重庆市辅助生殖机构调研。2013年4月15—18日，受国家卫生计生委妇幼司委托组织调研组对重庆市卫生局、重庆市妇幼保健院、重庆医科大学附属第一医院、重庆市人口与计划生育研究院、重庆医科大学附属第二医院等机构的人类辅助生殖技术管理与服务工作现况进行了调研。

3. 配合国家卫生计生委开展人类辅助生殖技术管理专项整治行动。设立举报热线电话，共接听到38起来电，同时将来电所反映的情况上报给卫生计生委。013年8月27日—9月13日，配合国家卫生计生委组织开展专项整治行动督查工作，分赴福建、湖南、河南、山东、江苏、上海、海南、广东共8省（市）开展督查工作。

十四、学术刊物出版

编辑出版《中国妇幼卫生杂志》2013年5期。

【交流与合作】

一、国际合作项目

1. 国家卫生计生委/联合国儿童基金项目

（1）母子健康综合项目。2013年项目经费3 367 150元。项目覆盖西部7省的35个县。年度重点活动为应用成人培训方法完成三期母婴保健技术师资培训班，170余名项目省、地、县级师资参加了培训；向项目地区印刷并下发了《母子健康手册》、《特殊情况下母乳喂养指南》、《孕产期保健咨询卡》、《儿童保健咨询卡》等七种技术材料和健康教育材料，共计158 274册；组织专家讨论改编了《妇幼卫生项目管理培训教材》；组织国家级专家对四川、云南、西藏、青海、贵州、甘肃的10个项目县进行了督导评估，结合督导中发现的问题针对性组织现场培训。

（2）青海玉树州和云南彝良县灾后妇幼卫生支持项目。2013年项目经费615 900元。主要活动为业务人员能力建设。组织国家、省、州级产、儿科及妇幼保健相关专家采用理论授课结合实践操作的形式，在玉树灾区的6个项目县，共培训县、乡级医务人员共190人；在彝良共培训县、乡、村级医务人员100人。支持彝良县派出县、乡级产、儿科医生11人到上级医院接受3个月的临床进修，以提高产科、儿科及妇幼保健医务人员知识技能水平。

（3）贫困片区儿童早期综合发展项目（IECD项目）。IECD项目2013年覆盖贵州（黎平，松桃），山西（临县，汾西）2省4县，2013年项目经费88万元，具体活动包括组织成立儿童早期综合发展项目国家级技术指导专家组；开发儿童早期综合发展项目技术材料；组织召开儿童早期综合发展项目国家级技术培训，共有各级管理、业务人员90人接受培训；组织召开关爱儿童发展县级培训，学员为项目县县、乡、村三级服务提供者，约200人参加了培训；儿童早期综合项目流动服务车国家级管理与协调，已经完成车辆交接仪式以及组织司机培训。

2．中国—联合国人口基金项目

（1）促进国家生殖健康政策实施项目。开发妇女常见病筛查服务监督评估工具和使用指南，通过培训在项目地区试点应用，建立风险沟通模型促进妇女常见病筛查工作中的多部门合作，开展妇女常见病筛查相关服务筹资研究；探索加强课堂管理、教员与学员沟通、学员互动促进培训效果的模式，并应用于妇女常见病筛查培训教师用书和学员用书当中。开发促进妇女常见病筛查服务利用的宣传、沟通和社区动员指导手册，设计、制作和发放宣传品，在项目地区开展综合干预。开展项目监督评估工作。召开阶段性工作会议。

（2）少数民族文化敏感性孕产期保健项目。开展西藏自治区工布江达县乡卫生院医生进修工作；进行乡级医生紧急产科培训；3个项目县共68名乡级医生参加培训；开展住院分娩/家庭接生调研与研讨，了解少数民族地区住院分娩挑战与家庭接生状况等，对促进安全分娩提出了建议；开展社区健康促进活动，发动了社区力量促进了孕妇产前检查和住院分娩；管理云南健康发展研究会活动，开发健康教育宣传画；开展项目的监督指导工作。

（3）青少年生殖健康项目。青少年友好服务技能培训；国家级和地方级开发和发放不同层级的健康教育材料；各项目地区组织开展形式多样的外展活动，到工厂、学校、社区、酒店等青少年聚集的地方提供咨询和宣传。开展项目的监督指导活动。

（4）反对针对妇女的家庭暴力项目。编写针对妇女暴力医疗干预培训教材，针对妇女暴力医疗干预扩展培训、人际沟通和心理咨询培训、项目地区交叉互访；针对妇女暴力信息平台建设，开展针对妇女暴力医疗干预服务，医院内外针对妇女暴力宣传教育、多部门合作倡导，开展项目监督指导和工作总结会。

（5）生殖健康应急服务（MISP）项目。卫生应急预案编写与培训，各级讨论、制定、完善“灾后生殖健康服务应急预案”，各级形成本级的“灾后生殖健康服务应急预案”，卫生及其他多部门对生殖健康应急服务的认识提高。修订国际教材，开发适宜中国情况、结合国际最新进展的MISP培训手册。开展MISP师资培训，参与培训10省卫生行政、妇幼、卫生应急和红会人员对MISP的认识及知识水平提高。在试点县开展MISP培训、演练、备灾，项目地区相关医务人员对MISP的认识提高，提供相关服务的能力提高，开展备灾活动。MISP健康教育核心信息制定，通过宣传活动，项目地区大众对MISP的认识提高。开展现场督导，规范项目管理，促进项目活动开展。召开项目工作会。

（6）瑞典宫颈癌筛查服务管理短期研修。2013年12月16—21日，会同国家卫生计生委妇幼司及国家级相关领域专家，对瑞典宫颈癌筛查服务管理开展了短期研修活动。通过对瑞典国家健康和福利委员会、斯德哥尔摩癌症协调中心、卡洛琳斯卡大学流行病与生物统计系和卡洛琳斯卡大学医院的访问、实地观察和倾听瑞典宫颈癌筛查相关领域知名专家的讲解，对瑞典宫颈癌筛查服务信息管理系统、招募随访和召回管理制度、严格的评估和质量控制、宫颈癌疫苗引进等有了深入的了解。

3．香港嘉道理慈善基金会积极老龄化项目。项目覆盖新疆、青海、山西 3 省 16 个县，自 2013 年开始至 2016 年总计项目资金约 918.86 万元，其中嘉道理方资助 699.86 万元。2013 年 4 月召开项目启动会；5—6 月间国家级项目组召开专家研讨会，制定《项目执行文本》《老年人慢性病家庭健康管理规范》《村卫生室家庭访视工作要求》“老年人健康教育重点内容及健康处方”“口腔保健指南”及“志愿者手册”及基线调查实施方案等项目文件；在新疆、青海举办管理培训班，对 3 省（区）8 县 16 个乡镇的项目管理人员 70 人进行了管理培训；2013 年 9 月完成基线调查，制定详细的县级实施方案并按方案执行。

二、国内横向合作

1．西部地区妇幼卫生能力提升项目。由雀巢公司资助实施国家卫生计生委妇幼司西部地区妇幼卫生能力提升项目。召开项目启动会，制定项目实施方案并逐步组织实施。2013 年西部地区 5 省 40 家妇幼保健机构选派 180 人参加了提升管理和服务能力的进修，东部 5 省 13 家项目合作单位共派出 140 名专家赴西部地区进行实地指导；还通过网络与发放调查问卷 12 000 份开展了公众妇幼健康知识需求调查，完成“公众妇幼健康知识需求调查报告”；鼓励项目合作单位与受援单位共同申报科研课题 15 项。

2．合生元母婴营养与健康研究项目。2013 年 12 月 9—10 日，项目学术交流会在北京召开。来自全国各项目单位的 40 余名代表及从事儿童保健、妇女保健、儿科学、妇产科学、流行病学、营养学及妇幼卫生管理等领域的 10 余名专家参加了会议。2012 和 2013 年度项目共支持 38 项科研项目。第一期已结题的 21 家项目单位代表进行了项目总结汇报，汇报课题的研究内容涉及母乳喂养、孕期体重管理、婴儿生长速率、高原儿童体格生长、公共卫生服务可及性、妇女儿童相关疾病的基因多态性等多个方面的研究，研究方法涉及横断面调查、病例对照研究、队列研究和随机对照实验。与会专家从研究设计、专业内容、统计分析方法等方面进行提问并给予指导，交流会对促进项目单位科研能力的提高大有帮助。

【制定技术指南、会议、培训与应急事件处理情况】 制定技术规范、指南、方案、操作手册、管理办法等共 190 个。举办全国性会议 29 个，参加人数约 2806 人。举办各类培训班 41 次，培训人数 4046 人次。赴基层调研 118 次，约 494 人参加了调研。

【内部管理工作】

一、人力资源管理

2013 年底，妇幼中心各类人员总数为 116 人，其中在编人员 72 人，退休人员 2 人，派遣人员 17 人，临聘人员 4 人，其他（进修、借用、学生）21 人。高级职称 34 人，中级职称 22 人，初级职称 14 人；博士 23 人，硕士 35 人，本科 14 人。2013 年成立了两个新部门：人类辅助生殖技术管理部和妇幼健康监测室。现设 13 个部门。现有中层干部 20 人。2013 年选拔任用中层干部 6 人，分别是 1 月 8 日聘任董胜利为国际合作项目部主任；3 月 11 日聘任李丽娟为人类辅助生殖技术管理部负责人；3 月 21 日聘任黄爱群为妇幼健康监测室副主任；4 月 25 日聘任周立平为信息管理部副主任；7 月 9 日聘任姚屹为科教与发展部副主任；8 月 30 日聘任杨琦为中心主任助理。

2013 年注重提高干部队伍的思想政治和业务素质，举办 2013 年中层干部强化管理培训班，切实将党的群众路线教育实践活动与中层干部培训相结合。

二、科研、继续教育管理

1. 科研管理。2013 年中心共发表学术论文 54 篇，出版学术论著 10 篇。

2. 研究生管理。完成 3 名研究生的招生工作；完成 2 名统招硕士研究生入学复试工作；指导和培养研究生 26 名；组织 7 名研究生开题；组织 1 名博士研究生和 5 名硕士研究生预答辩、答辩；1 名博士研究生和 3 名硕士研究生的学位申报完成。

组织完成 2014 年导师遴选工作，上报 2014 年研究生招生计划；完成中国疾病预防控制中心公共卫生硕士研究生班 2013 年“妇幼保健学”课程（40 学时）的教学组织工作；

3. 进修人员管理。为 2 名省级妇幼保健机构人员和 1 名北医研究生安排进修和实习。

4. 执行 2013 年度的 10 个国家级继续医学教育项目（4 个新申报项目，6 个备案项目），完成 2014 年度的国家级继续医学教育项目 8 个项目的申报和 3 个项目备案。科教部主办继续医学教育培训班 3 期。

三、外事工作

办理因公出国外事手续 9 批 17 人次；办理外籍人员来访手续 5 批 7 人次。严格执行护照借用登记制度。对出国人员及涉外人员提出保密要求并进行保密教育。

四、财务管理

规范会计核算工作；重视加强会计档案管理；加强财务预算管理，重视财务支出结构；监督预算的执行情况，并实行月报告制度，对执行进度缓慢的项目及时予以督促，2013 年各项财政经费的预算执行率达到 100%，按预算全部完成了任务；加强内部业务稽核。

配合国家审计署、上级主管部门各类财务检查及专项审计工作；协助中心纪检部门做好内部审计工作；做好年度中心预算调整、项目结算等工作；加强国有资产管理，定期督促固定资产管理人员进行固定资产清查，发现问题及时解决，保证固定资产账账相符、账卡相符、账实相符，确保国有资产安全不流失。

五、行政后勤管理

2013 年处理公文 1780 份，其中收文 942 份，发文 838 份（包括上行文 66 份、平行文 133 份、各部室便函 644 份）；处理合同、工作任务委托书、会议预算、信息发布、固定资产购置等各类请示 1418 份；处理请假、出差、加班等请示 663 份。撰写中心月报、大事记 12 期；准时上报疾控中心援藏援疆月报 4 期；共发布信息 208 条。年度召开中心办公例会 9 次，党政联席会 12 次，及时撰写并上报会议纪要，催办落实相关决议。加强中心档案管理工作，规范中心档案的收集、整理和保管及借阅工作，2013 年 4 月完成中心 2009—2012 年各种档案收集、整理工作，整理综合办档案 99 盒，共 1862 份；接收中心各科室移交档案 132 盒，共 3399 份，分别编号、装柜并录入电脑系统。组织修订“疾控中心二期工程建设规划”；汇总“必备手册”妇幼卫生部分。起草《中国疾病预防控制中心妇幼保健中心档案室日常管理办法》、《中国疾病预防控制中心妇幼保健中心合同管理办法》。

加强中心固定资产管理和清查，建立千元以下低值易耗资产账目、无形资产账目及接受捐赠（贵重）物品账目。2013 年共完成采购 59 件固定资产，总计金额为 71.7 万元；报废 30 件资产，共计 137 407 元；采购 26 件低值易耗资产，累计金额为 15 416 元，其中，通过网上竞价方式采购13次，最终成交金额为13.8万元，累计为中心节约资金近7万元；协助监测室进行招标工作，成交金额为23.3万元；协助规财处进行系统升级的采购工作，最终通过三家报价优选价低的方式完成采购，金额为3.12万元；采购日常办公用品18.4万元；办理3G网卡续费6.97万元；截止到12月底，2013年报销人数累积为285人次，报销金额累积为15.1万元。严格审核职工住房档案，为59名符合报销条件的职工进行报销，累计报销供暖费金额64 907.34元，物业费52 616.7元。以国家和中心的相关规定为依据，为符合标准的职工及时发放住房补贴并编制相关报表。2013年2次为职工发放住房补贴，累计金额为35 460元。

六、党群工作

2013年党员转入11人，转出2人，转正预备党员2名，现有积极分子11人。2013年党总支共召开八次党总支扩大会议。加强学习型组织建设，购买图书139册，发放各部门。4月组织开展“追寻中国梦，又见西柏坡”主题教育活动。6月，开展“学习党的十八大精神，推进业务工作开展”系列活动。6月24日，开展“树理想信念，追强国之梦”主题党日活动。推进“每月一讲”工作的开展，2013年共七讲。做好国家卫生计生委第一次党代会相关选举工作。组织“为贫困母亲献爱心”捐款活动，总捐助2790元。开展《事业单位工作人员处分暂行规定》、《医疗机构从业人员行为规范》的学习，积极参加中国疾控中心组织的《事业单位工作人员处分暂行规定》答题活动和知识竞赛，荣获组织奖。制作《妇幼保健中心职工理论学习电子刊物》6期，在中心网站新开辟的《学习园地》专栏进行对内和对外宣传，共制作精神文明宣传专栏9期。

做好群众路线教育实践活动各环节工作。成立妇幼中心党的群众路线教育实践活动领导小组，制定了《妇幼中心开展党的群众路线教育实践活动的实施方案》、时间安排表，结合妇幼中心实际情况，突出实效。

做好党风廉政建设工作，推进惩治预防腐败体系建设，利用每月召开的党政联席会议、中心办公例会专题研究惩治和预防腐败体系各项工作。深刻领会并贯彻落实“八项规定”，进一步改进工作作风，制定《妇幼中心实施细则》进行下发。认真执行《中国疾控中心妇幼中心“三重一大”决策制度》，在重大决策、重要人事、重大项目、大额资金使用等方面，坚持领导班子集体讨论决定，2013年共召开党政联席会议24次。进一步完善权力运行监控机制的各项工作。

促进工会、共青团工作，努力构建和谐的职工之家，扎实开展群众工作，利用三八节系列活动、六一亲子活动、登山活动及丰富多彩的文体小组（合唱、球类、读书、摄影）活动，凝聚人心，增进感情。3月、12月，团支部两次倡议发起“环境美化周”活动；在纪念“五•四”运动94周年之际，组织参加了中国疾控中心团委组织举办了“青葱梦•疾控情”青春风采展示活动，活动涵盖了演讲、文艺汇演及爬山。

2013年荣获中央国家机关妇女工作委员会“2012年中央国家机关妇女工作组织奖”。

掌握职工思想动态，在重大节假日、敏感日认真做好排查工作，切实做好群众的来信来访工作，及时排查矛盾纠纷，消除安全隐患。

【其他】

一、中国妇幼医学装备与技术专业委员会工作

2013年4月18日中国医学装备协会妇幼医学装备与技术专业委员会（以下简称“专委会”）第一届全体委员会第一次全体会议在深圳召开，同期召开了第一次常务理事会，标志专委会正式成立。专委会希望在推动妇幼医学装备科研工作的开展、相关标准的制定、保障医疗安全、促进新技术的引进等方面发挥积极作用，搭建妇幼保健机构与医疗装备生产厂家间的桥梁，促进共同发展。

2013 年 7 月 25—26 日首届中国妇幼医学装备与技术高峰论坛于在青岛召开，来自全国 24 个省（区、市）各级妇幼保健机构的负责人、部分妇幼医学装备生产企业代表和及专家学者共计 140 余人出席论坛。

二、中国卫生思想政治工作促进会妇幼保健分会工作

组织召开妇幼分会 2013 年常务理事会、全体理事大会上，结合党的群众路线教育实践活动，会议特别增加了征求意见内容，各妇幼保健机构纷纷对妇幼司、妇幼中心、妇幼分会的工作提出批评意见建议。

（薛艳萍、聂妍）

第四部分　挂靠单位工作概况

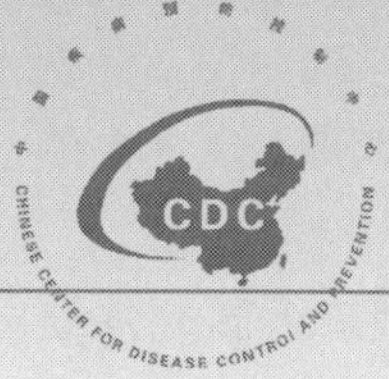

地病中心

【中央补助地方项目和重大公共卫生项目】

1. 2012年度项目。2013年4月，协助国家卫生计生委疾控局在重庆市召开了“2012年医改重大公共卫生地方病防治项目总结会”，完成了2012年医改重大公共卫生服务地方病防治项目总结报告，将2012年子项目报告以文件形式上报国家卫生计生委疾控局，同时抄送相关项目省份，包括全国饮水型地方性氟中毒监测报告、全国燃煤污染型地方性氟中毒监测报告、全国饮茶型地方性氟中毒监测报告、全国饮水型地方性砷中毒监测报告、全国燃煤污染型地方性砷中毒监测报告、全国碘盐监测报告、全国碘缺乏病高危地区监测与应急补碘技术报告、全国水源性高碘地区监测报告、全国大骨节病监测报告、全国克山病监测报告和全国地方病健康教育技术报告。相关汇编材料正在编辑中。

2. 2013年度项目。协助国家卫生计生委完成了2013年医改地方病防治项目的管理方案及经费预算等相关工作。制定了2013年医改地方病防治项目实施方案，并制作了项目数据库。2013年11月初，在哈尔滨市召开重点地方病考核验收实施方案培训会，重点内容为《2013年燃煤污染型地方性氟中毒控制和消除考核验收实施方案》和《2013年克山病控制和消除考核验收实施方案》。

3. 2014年度项目。协助国家卫生计生委疾控局完成2014年医改地方病防治项目预算编制工作。

【重点地方病防治】

一、完成《全国地方病防治“十二五”规划》中期考核评估

按照《全国地方病防治“十二五”规划》要求，2013年应对全国规划执行进度进行中期考评，为此，协助国家卫生计生委，起草了《关于印发全国地方病防治“十二五”规划中期考核评估方案的通知》(卫办疾控发〔2013〕29号)。为了配合国家评估专家组考评工作，起草了《全国地方病防治“十二五”规划》中期执行情况考核评估方案，并共派出7名专家参加了内蒙古、新疆、西藏、四川、黑龙江、河北、云南、湖南、青海、陕西等10个省份的现场考核评估工作。

二、完成全国碘盐监测、碘缺乏病高危地区监测和高水碘地区监测工作

1. 全国碘盐监测。2013年在31个省(区、市)和新疆生产建设兵团开展了碘盐监测工作。2847个县报送了碘盐监测结果，监测覆盖率达到99.96%；全国共监测848 728户居民家中食用盐，碘盐覆盖率为98.76%；全国碘盐碘含量均值为29.15mg/kg；碘盐合格率为97.80%；全国（除西藏外）合格碘盐食用率为96.60%，自2004年以来已连续9年全国合格碘盐食用率保持在90%以上。

2. 碘缺乏病高危地区监测。在10个省份的37个县开展。监测未发现确诊新发地克病病例；甲肿率继续维持在5%以下；儿童尿碘水平总体适宜，但有3个县儿童尿碘水平偏低；孕妇（育龄妇女）尿碘总体水平偏低；碘盐覆盖率有所升高。碘盐销售网络总体可满足供应；新疆本年度在育龄妇女中开展了碘油投服工作，甘肃省在重点人群中开展了碘盐配送工作。

3. 水源性高碘地区监测。在8个省份的110个县开展。我国高水碘地区不加碘食盐率为92.1%；高水碘地区监测点水碘中位数为221.0μg/L；儿童甲肿率为6.8%；儿童尿碘中位数为460.0μg/L，处于碘过量水平。

三、完成全国氟砷检测实验室质量控制

顺利完成了氟砷检测实验室质量控制工作。2013年度全国地方病防治机构实验室氟、砷检测质量考核工作，于11月在济南市召开了氟、砷检测质量控制工作会议，并向合格实验室发放了合格证书。本年度所有参加水中氟化物含量检测和尿中氟化物含量检测考核的省级实验室，合格率为100%；396个参加水氟检测考核的地、市、县级实验室，合格率为97.47%；67个参加尿氟检测考核的地、市、县级实验室，合格率为94.03%。14个参加水中砷化物含量检测和尿中砷化物含量检测考核的省级实验室，合格率为100%；88个参加水砷检测考核的地、市、县级实验室，合格率为100%；58个参加尿砷检测考核的地、市、县级实验室，合格率为98.28%。整体检测质量较往年有所提高。

四、大骨节病防治工作

1. 召开成人大骨节病治疗指导意见研讨会。2013年1月，在青海省西宁市召开了成人大骨节病治疗指导意见研讨会。在研讨会上，根据与会专家的意见将《成人大骨节病治疗指导意见（讨论稿）》修改、完善，形成了《成人大骨节病治疗指导意见（试行稿）》。

2. 起草《大骨节病肢体残疾分级》技术文件。2013年2—3月起草了《大骨节病肢体残疾分级（草案）》（以下简称《草案》），并于4月7日赴四川省松潘县开展了现场调研，并将《草案》进行了修订。5月份，该《草案》已由原卫生部疾控局报送到卫生部医政司，建议在2015年底完成病区大骨节病病人评残工作。

3. 召开大骨节病监测方案暨大骨节病防治手册修订研讨会。2013年10月，在哈尔滨市召开大骨节病监测方案暨大骨节病防治手册修订研讨会。与会专家就讨论稿中监测点的选择原则、抽样方法、监测时间、监测对象的年龄范围、监测指标、调查内容等进行了认真讨论，并将《大骨节病监测方案》进行了修改。与会专家还对《大骨节病防治手册》的提纲进行了逐章逐节的修改，并将编写任务进行了具体的分工。

五、克山病防治工作

1. 建立国家克山病防控工作联系点。通过2006—2012年全国克山病监测，发现甘肃省庆阳市克山病病情呈活跃状态，有克山病患者987例（包括亚急性克山病2例），部分患者为35岁以下小年龄病例。其中，合水县现有慢型克山病患者102例，其中35岁以下患者4例，防控形势不容乐观。国家卫生计生委决定在甘肃省庆阳市合水县建立国家克山病防控工作联系点，探索克山病防控工作模式，为制定全国克山病防控策略提供依据。按照国家卫生计生委的要求，地病中心起草了联系点工作方案，并派克山病研究所专家到甘肃省合水县与当地同行一起修改、完善方案。

2. 修订《克山病防治手册》和《克山病监测方案》。在原克山病防治手册内容基础上，结合现有克山病防治工作进展，完成了克山病防治手册初稿的撰写工作。针对原克山病监测方案中无病区范围调查、病例搜索范围过小等问题，对克山病监测方案进行了修改，并向16个病区省份专业防治人员征求意见，整理后又进行了讨论和修改。

【年报统计工作及卫生标准工作】

一、年报统计工作

1. 全国地方病年报表统计工作会议。2013年3月，在河南省郑州市组织召开了全国地方病年报表统计工作会议暨全国重点地方病调查与统计工作会议。在会上核对了2012年全国地方病防治工作调查表数据；对各省地方病防治管理动态变化进行分析；各省交流了地方病年报分析报告。

2. 地方病管理信息系统建设工作。撰写《全国地方病防治管理信息系统建设方案》和《全国地方病防治管理信息系统需求分析》，于2013年3月在哈尔滨市召开全国地方病管理信息系统建设现场工作会，又于2013年7月在甘肃省兰州市召开全国地方病信息系统数据项目研讨会。

二、卫生标准工作

1. 标委会换届。按照国家卫生计生委要求，2013年开展标委会换届工作，新一届地方病标委会由3位顾问、20位委员组成。2013年1月起陆续将地方病标委会组成说明、委员信息表、全国卫生标准专业委员会章程等文件反馈意见，上报国家卫生计生委和国家卫生监督中心，并起草了第六届卫生部地方病标准专业委员会工作概览。

2. 标准制修订与上报。按照2013年标准制修订计划，组织起草了2项地方病标准，分别是“地方性砷中毒病区划分”和“消除燃煤污染型地方性砷中毒考核验收方法”。完成6项标准报批稿上报工作，包括“大骨节病控制和消除考核验收方法”、“地方性砷中毒诊断”、“尿中碘的测定—砷铈催化分光光度”、“水源性高碘地区和地方性高碘甲状腺肿病区的划定”、“尿中砷的测定—氢化物发生原子荧光法”及“持续消除碘缺乏病考核验收方法”。

3. 完成《砖茶含氟量》标准追踪调查课题。2013年8月，卫生部卫生监督中心对标准课题“砖茶含氟量标准追踪调查”进行了结题检查，课题组对课题完成情况进行了总结汇报，并聘请专家对课题完成情况进行了评估。

4. 标委会五年规划。2013年8月，起草了“卫生部地方病标准专业委员会标准工作五年规划”，规划回顾了地方病标准历史和近五年标委会工作，提出了未来五年工作计划和重点领域。

5. 地方病标准专业委员会2011—2013年经费自查。2013年11月，地方病标准专业委员会进行经费自查工作，包括2011—2013年标准制修订项目的经费。

【科学研究与人才培养】

一、科学研究

2013年，地病中心共承担省部级以上课题34项，其中承担国家自然科学基金19项。2013年获国家自然科学基金课题6项，获教育部博士点基金1项，获中国博士后启动基金

1 项；合作承担卫生部行业基金 1 项；申报专利 3 项；共发表 SCI 论文 17 篇，其中正式发表 13 篇，在线发表 4 篇。

二、学科建设

1. 黑龙江省重点学科“535 工程”申报。在学校的大力支持下，流行病与卫生统计学科成功申报了“535 工程”第二批次培养对象，全省共有 30 个重点学科入选本层次。

2. 撰写论著。基本完成了《流行病学》大参考、《公共卫生理论与实践》、《地方病学名词》和《地方性砷中毒诊断图谱》等书稿的撰写工作。

3. 组织申报黑龙江省高校重点实验室开放课题。省教育厅决定从 2012 年起，每年都向黑龙江省高校病因流行病学重点实验室投入一定的资金支持用于开放课题。为了做好开放课题管理工作，起草了 2013 年开放课题申报指南和管理办法，并组织全国地方病领域的同行申报，经过评审专家的严格把关，共有 10 项课题通过了评审。

4. 组织申报地病中心青年启动基金课题。鉴于现有部分青年教师无科研启动经费，地病中心特设立青年教师科研启动基金。经过公开申报、资格审查、专家评审，择优确定 5 项 2013 年度地病中心青年启动基金。

5. “十二五”学科建设规划与考核。按照学校的要求，制定了地病中心“十二五”学科建设重要指标规划与考核表，并制定了地病中心“十二五”学科建设措施。

三、人才培养

1. 学历教育。地病中心在读硕士研究生 50 名、博士研究生 10 名、在站博士后 14 名。其中，2013 年地病中心招收硕士研究生 22 名、博士研究生 4 名，入站博士后 4 名；毕业博士 1 名、硕士 12 名，出站博士后 6 名。

2. 全国专业人员培训。共举办了 2 个培训班：

（1）2013 年度全国地方病高级业务骨干培训班。为推动《全国地方病防治“十二五”规划》实施，加强全国地方病防治队伍能力建设，提高地方病防治专业队伍综合素质，地病中心协助国家卫生计生委疾控局于 2013 年 8 月在宁夏银川市举办了全国地方病防治专业技术培训班，来自全国 31 个省（区、市）疾病预防控制中心（地方病所）和新疆生产建设兵团疾控中心的 80 余名代表参加了培训。培训内容为现场流行病学、血吸虫病、丝虫病防治和考核评估以及地方病相关卫生标准解读。

（2）大骨节病诊断技术培训班。按照原卫生部要求，于 2013 年 3 月在甘肃省兰州市举办大骨节病诊断技术培训班，参加培训的有河北、山西、辽宁、吉林、黑龙江、河南、四川、陕西、青海、内蒙古、西藏和甘肃 12 个省份疾病预防控制中心（地病所）的大骨节病防治专业人员，以及甘肃省大骨节病病区县疾控中心的大骨节病防治专业人员共计 70 余人。培训内容包括大骨节病病因研究进展、诊断技术、监测方法、病区控制、消除标准及考核验收要求、办法和标准。

【健康教育】

1. “5•15”全国碘缺乏病宣传日工作。完成了 2013 年防治碘缺乏病日“活动方案（草稿）”的起草工作。协助设计了“防治碘缺乏病日”主题宣传海报，将印刷模板光盘下发至全国 32 个省份，并完成了主办单位和有关国际组织需要部分海报的印制任务。配合国家卫生计生委与中国网络电视台对今年 5.15 宣传网页改版事宜进行了沟通落实，在中国网络电视台健康台上更新了今年 5.15 宣传网页。撰写了《关于征集纪念“防治碘缺乏病日”活动开展 20

周年作品的函》并下发各省份，整理、编辑各省份上报的纪念“防治碘缺乏病日”活动开展20周年材料，撰写了全国“防治碘缺乏病日”活动开展20周年的经验总结材料。

2. 地方病健康教育资料收集整理工作。2013年继续面向全国地方病防治专业机构收集地方病防治宣传教育资料并进行整理，不断充实健康教育资料库内容，并为相关省份提供地方病防治宣传资料素材。

3.《中国地方病防治史展》有关工作。编辑《中国地方病防治史展》宣传折页。进一步充实展出的实物。对各方来参观的领导和同行做好接待讲解工作。

【主要技术咨询工作】

1. 完成了《疾病预防控制60年》(地方病防治部分)的撰写工作。

2. 2013年4月在哈尔滨市参加了由中国碘盐总公司召集的媒体会议，在会上介绍了我国碘缺乏病的防治状况。对人民日报记者、健康报记者的碘缺乏病宣传文稿进行了审改。接受了中央电视台焦点访谈节目的采访，介绍了我国食盐加碘防治碘缺乏病情况。

3. 进一步修改了第六次全国碘缺乏病监测报告，经过地病中心6次修改，本监测报告学术水平得到明显提升，现已上报国家卫生计生委疾控局，并准备与各省监测报告汇编一起出版印刷。

4. 完成了东部地区碘营养监测试点方案(讨论稿)。准备在北京、辽宁、上海、江苏、浙江、福建、山东7个省(市)开展碘缺乏病监测试点，地病中心起草了试点方案讨论稿。

5. 2013年5月协助国家卫生计生委疾控局召开了贵州省燃煤污染型氟、砷中毒防治效果考核评估论证会。

6. 对于2013年全国人大、政协两会代表关于西藏昌都地区大骨节病防治相关议案进行了回复。

【学术交流】

一、中华医学会地方病学分会换届及第八次全国地方病学术会议

2013年11月，在江苏省常州市召开了中华医学会第八届地方病学分会换届会议，孙殿军主任当选候任主任委员，申红梅主任助理当选为前任主任委员，王铜、高彦辉当选为副主任委员，另有5名同志当选为委员，地病中心保持了在全国地方病学术领域的重要地位。同时，地病中心组织召开了中华医学会第八次全国地方病学术会议，共收到论文300余篇，涵盖了碘缺乏病、地方性氟中毒、地方性砷中毒、大骨节病、克山病、血吸虫病、鼠疫、布鲁杆菌病等地方病病种，内容包括基础研究、流行病学调查、研究综述、方法、管理、健康教育等多个方面。学术会议论文不仅涉及面广，而且学术水平和质量也较高。参加会议代表来自全国各省、直辖市、自治区地方病防治机构、高等院校等单位，共260余人，其中地病中心30余名专家和研究生参加了会议，有多位专家作了大会学术报告和分会学术报告。

二、国际学术交流

邀请美国田纳西大学健康科学中心基因探索与发现中心专家来地病中心交流；派出1人赴美国开展合作性科学研究；有1人在日本研修后回国。地病中心专家访问俄罗斯谢切诺夫莫斯科第一国立医科大学和巴甫洛夫圣彼得堡国立医科大学，同谢切诺夫莫斯科第一国立医科大学人类生态学和环境卫生学教研室进行了学术交流，并讨论了下一步合作意向。

三、编辑部工作

中华地方病学杂志获国家卫生计生委首届优秀期刊奖。2013年11月，在江苏省常州市召开了中华地方病学杂志编委会会议，会上编辑部汇报了自换届以来完成的工作情况，并对地方病学杂志今后如何发展提出了10条建议，组织编委进行了讨论。全年出版发行地方病动态6期，对地方病领域的重要工作进行了报道。

【国际合作】 2013年继续完成水源性高碘地区防治及干预措施研究等项目的后续工作。2013年4月，地病中心迎接了儿基会官员的财务审查，总体检查结论为地病中心与儿基会合作时间较长，项目较为成熟，项目文件归档较好，独立建账，账目清晰。2013年10月，地病中心与儿基会官员召开了碘缺乏病方面的研讨会，对于碘缺乏病方面的学术问题进行了研讨，对于未来的合作方向提出明确的方案，目前处于儿基会总部审批阶段。

（孙殿军、申红梅、魏红联、张璐璐）

性病控制中心

【性病防治工作进展】

一、起草、制定（或修订）重要文件

主要包括下发2013年全国性病防治工作要点，修订《性传播疾病临床诊疗与防治指南》，草拟《中国梅毒控制规划中期评估方案》、全国性病哨点监测方案和常见性病实验室检测标准操作程序等重要技术文件。

此外，及时完成上级卫生主管部门交办的各项应急性、临时性任务，主要包括艾滋病性病主要措施落实质量考评方案、疾病预防控制机构岗位职责、"十三五"皮肤性病防治服务体系需求报告、《疾病预防控制60年——梅毒、淋病》、中国2012年法定传染病发病与死亡报告》、《喀什地区公共卫生发展规划——性病部分》、"超级淋球菌"事件的分析与应对等临时性任务。

二、全面开展性病疫情报告数据质量核查与督导，进一步加强性病疫情报告质量管理

1. 制定2013年全国性病监测工作要点与考评指标，下发工作要求文件。2013年1月制定全国性病监测工作年度计划、工作要点，内容包括开展梅毒病例报告准确性现场核查、漏报调查与督导、加强网络审核和加强国家级性病监测点工作；4月制定全国艾滋病性病防治主要措施落实质量考评方案中监测考核指标，包括国家级性病监测点梅毒报告病例现场核查准确率、非国家级性病监测点地区梅毒报告病例现场核查准确率、国家级性病监测点隐性梅毒病例《传染病报告卡》梅毒分期分类栏目填写正确率指标。

2. 按月与年度及时对全国梅毒与淋病疫情进行分析与反馈。在每月的5日前完成上月的全国梅毒与淋病疫情分析报告，与艾滋病疫情合编为《全国艾滋病性病综合防治数据信息月报》，并及时反馈到各省性病预防控制机构。全年度共撰写12份月报和1份年报。

3. 按季度与年度及时对105个国家性病监测点进行疫情分析与反馈。对全国105个性病监测点的性病疫情按季度和年度进行分析，撰写分析报告并及时上报。同时，将全国性病监测点的性病疫情季报与年报及时反馈到31个省份和105个国家级性病监测点。

4. 开展性病哨点门诊监测。根据2012年10月下发的《性病哨点门诊监测试点方案》，本年度在全国20家性病门诊开展试点工作，对收集的5种性病报告病例数据及性病门诊就诊者行为信息进行综合分析，探索更为准确地评估梅毒和其他性病疫情变化趋势的监测方法，并为评估《梅毒控制规划》实施成效提供准确可靠的信息。

5. 召开全国性病监测工作会议，交流工作经验，布置监测任务。2013年3月31日—4月2日在山东济南组织召开2013年全国性病疫情监测暨防治工作会议，31个省（自治区、直辖市）和新疆生产建设兵团疾病预防控制中心（皮肤性病防治所/中心）性病防治科室负责人、20个国家级性病监测点负责单位分管性病监测工作的领导或科室负责人，会议邀请WHO负责性病工作的官员、中国疾病预防控制中心性艾中心、妇幼保健中心的有关专家等共104名代表参加会议。会议总结2012年全国性病监测及防治工作，讨论与交流工作经验及存在的不足，布置2013年的工作任务。

6. 组织制定《中国梅毒控制规划中期评估方案（上报稿）》。2013年6月5—6日在江苏省南京市组织召开梅毒控制规划中期评估方案专家研讨会，来自国家卫生计生委疾病控制局领导、中国CDC性病中心、性病艾滋病中心、妇幼中心及相关省份的专家代表20人参加会议，会议形成《中国梅毒控制规划中期评估方案（征求意见稿）》；6—8月，根据所征求各省专家的意见，对评估方案进行修改；8月23—25日在贵州省贵阳市召开梅毒控制规划中期评估方案定稿会，来自中国CDC性病中心、妇幼中心及相关省份的专家代表19人参加会议，形成《中国梅毒控制规划中期评估方案（上报稿）》并于9月17日上报。该方案将进一步促进各地贯彻落实梅毒控制规划，推动梅毒防治工作深入发展。

7. 开展性病病例报告准确性核查和监测工作督导。年内组织专家分别于6月17—22日、7月22—25日、9月8—12日、9月25—30日、10月13—16日、11月4—9日赴广东省广州市番禺区和花都区、惠州市惠东县和珠海市香洲区、河南省郑州市二七区和安阳市城区、广西北海市和防城港市防城区、湖北省荆州市公安县和十堰市茅箭区、吉林省长春市和松原市、甘肃省天水市和白银市进行性病病例报告准确性核查和监测工作督导。督导检查医疗机构的相关科室包括防保科、皮肤性病科、妇科、产科、新生儿科、检验科等。通过督导检查，发现各被督导的医疗机构性病病例报告准确性均有显著提高，各医疗机构梅毒病例报告准确性均达到90%以上。

三、加强全国性病实验室体系建设，启动临床“超级淋球菌”监测工作

1. 制定性病实验室标准操作程序。年内着手组织制定常见性病实验室检测标准操作程序。2013年9月7日在南京召开全国性病实验室专家工作组扩大会议暨性病分子诊断技术新进展研讨会。会议宣布成立新一届的全国性病实验室专家工作组，研讨性病分子诊断技术的最新进展及应用策略，并对如何制定常见性病实验室检测标准操作程序达成共识，目前已完成标准操作程序初稿编写工作。

2. 开展性病实验室室间质控。2013年，全国各省级性病中心实验室、各省1家省级综合医院、全国11个淋球菌耐药监测点、全国105个性病疫情监测哨点辖区内2家医疗机构等275家性病防治医疗机构分别开展梅毒血清学、淋球菌培养以及衣原体实验室检测质控；年内首次启动了实验室质控数据网络化管理；3月21—24日，在陕西省西安市组织召开“2013年度性病实验室质量管理工作研讨会”，全国31个省（自治区、直辖市）及新疆生产建设兵团的分管性病实验室领导及实验室负责人共计60余人出席会议，会上同时举办“全国性病实验室管理信息系统培训班”，为5月份的实验室质控考核结果及12月份的能力考核指标的网上直报奠定基础。

3. 继续开展淋球菌临床分离株的耐药监测。2013年开展新一轮淋球菌耐药监测加强点（2013—2015）的评定工作，根据2010—2012年各点的工作质量，调整监测点的布局，有12家监测点签订工作协议；启动中国淋球菌头孢菌素临床耐药监测工作点，第一批有6家防治医疗机构参加；9月8日在南京召开临床耐药监测工作进展经验交流会。

2013年3月21—24日在陕西省西安市召开2013年全国淋球菌耐药监测工作研讨会，全国21个省（自治区、直辖市）35名代表参会。会议的主要内容包括：2012年全国淋球菌耐药监测工作总结、2013—2015年全国淋球菌耐药监测工作计划、2012年全国淋球菌耐药监测实验室室间质评工作总结、淋球菌NG-MAST分型技术应用介绍、淋球菌耐药监测网络直报介绍、淋球菌耐药监测方案的修改以及监测点对淋球菌耐药监测工作方面的建议等。

继续开展淋球菌耐药质控工作，制备质控品90份、质控品相关性能观察、10家耐药监测点发放质控品30份、抗生素粉71份。

4. 加强参比实验室能力建设。制订实验室质量体系运行中的年度计划，包括管理评审计划、质量监督计划、质量控制计划及培训计划等，并根据制定的各项计划完成相应的工作及总结报告，其中包括：管理评审、内审、外审、质量监督、文件修订及培训等。

2013年8月30日，中国合格评定国家认可委员会委派评审专家组一行2人到性病参比实验室再次进行监督评审，评审范围涉及CNAS-CL01，CNAS-CL09，CNAS-CL21认可准则的全部要素，评审的技术能力范围为通过的全部技术能力。本次评审的检测领域为生物（消杀产品）、医学（细菌学/病毒学），共抽查8个检测项目进行了现场实验，其中两个项目还进行了人员比对实验。中心顺利通过本次的监督评审。

5. 开展省级性病中心实验室考核督导。2013年8月份起准备省级性病中心实验室考核工作。在10—12月期间组织全国性病实验室领域专家对通过遴选符合相关要求的5家单位（北京、浙江、广西、山东、陕西）进行现场验收，5家省性病中心实验室均能按照《性病防治管理办法》提出的工作要求开展辖区内的性病实验室管理督导工作，对部分需要整改的项目在规定时间内提出整改要求。

6. 组织开展性病试剂评价。2013年度梅毒试剂评估工作由性病参比实验室、广西、海南、江苏、陕西和宁夏等6家单位参加，9月9—13日完成试剂评估的检测任务。共完成6种RPR试剂310份样本、6种免疫层析试剂310份样本、9种ELISA试剂354份样本、2种化学发光试剂354份样本和1种凝集法试剂310份样本的现场检测工作。完成对不符合结果样本的复检工作、现场检测结果记录的复核和纠正工作、对检测不相符的标本进行WB试剂检测工作及检测结果的数据录入、复核和统计工作。今年共收集广西、海南、陕西、重庆和成都等各类临床血清标本约2100人份，已分装入库样本7000多支。梅毒组织液样本收集8人份。

四、积极开展针对重点人群梅毒筛查与转介，在全国各地性病诊疗机构推行性病规范化医疗服务的理念和实践

1. 修订《性传播疾病临床诊疗与防治指南》。组织召集疾控、皮防、中国医师协会、中华医学会的性病专家共同参与修订《性传播疾病临床诊疗与防治指南》，目前已经完成《指南》的定稿并送交出版社，拟以本中心、中国医师协会皮肤科医师分会、中华医学会皮肤性病学分会的名义共同出版发行。

2. 医疗机构梅毒规范服务技术指导。选择浙江省桐乡市、宁夏回族自治区银川市开展医疗机构梅毒规范化服务试点，在今年7—11月份，先后4次去现场进行督导、技术指导和培训。在试点取得成功的基础上，两地在全市范围内推广。桐乡市有9家医院、银川市有31家医院参加推广活动。12月份在桐乡市召开梅毒规范服务及筛查转介工作经验交流会。

3. 性病综合干预试点。选择江苏省镇江市作为MSM干预试点，云南省昆明市五华区作为暗娼干预试点，针对高危人群开展外展服务及梅毒综合干预，特别强调梅毒筛查及转介工作的最佳实践总结，具有一定的特色和推广价值。在12月份召开的梅毒规范服务及筛查转介工作经验交流会上进行交流。

4. 性病防治工作综合技术调研。2013年10月23—31日，组织12名来自本中心和性艾中心的专家分两组对四川成都市和广元市、河北石家庄市和廊坊市、上海闸北区和普陀区、黑龙江哈尔滨市与肇东市等4省（市）开展性病防治综合技术调研，调研内容包括监测、检测、规范化服务、政策及经费落实等。通过调研，较为深入地了解到各地性病防治现状及目前迫切需要解决的问题，对在调研中发现的工作亮点和最佳实践进行总结和提炼。

五、加强信息平台建设，做好对外宣传与交流合作

1．正式启用全国性病防治管理信息系统。为了实现全国性病防治工作的信息化管理，确保《中国预防与控制梅毒规划》中总体目标及工作指标的实现，年内组织编写该系统的操作手册及管理规程，并于5月底组织召开全国性病防治管理信息系统启动暨培训会。本系统于2013年7月正式启用。

2．加强性病控制中心网站建设。全年更新文章103篇，年访问量逾79万，较去年上升164%。为确保第七届全国性传播疾病防治学术研讨会的顺利召开，目前已新增设学术研讨会专题区，即时发布会议资讯。

3．定期编发《性病情况简报》。全年编发《性病情况简报》8期，其中前2期共3000册以纸质刊物形式下发至各省、市、县性病防治机构及国家级性病监测点。自第3期（总268期）起，根据中共中央八项规定关于“精简文件、简报”的文件精神，在国家卫生计生委疾控局建议下，该中心已停止《性病情况简报》印刷，改以电子版（PDF文件）上传至中心网站供各地相关医务人员参阅。

【国际合作与交流】

1．来访接待工作。全年接待国内外性病专家、学者、领导等来访、调研6批26人次。其中，国外来访1批3人次（澳大利亚Burnet研究所）；国内卫生主管领导调研2批6人次；各省相关机构参观学习3批15人次。

2．出访参会。年内有5人次参加了国际性病大会，其中1人作大会发言；1人作为短期顾问参加世界卫生组织总部的工作，为世界卫生组织的性病防治工作及发展中国家的梅毒控制提供技术支持；1人次参加世界卫生组织全球性病治疗与管理指南专家咨询会议。

年内组织召开全国性工作会2期，包括：全国性病疫情监测暨防治工作会议、性病实验室质量管理工作研讨会暨全国淋球菌耐药监测工作研讨会；组织召开全国性专题研讨会9期。

【教育培训】

1．研究生教育。2013年中心有12名在读研究生，其中10名博士生、2名硕士生；1名博士生毕业。

2．进修生教育。作为性病控制中心临床基地和中国皮肤科医师协会性病临床培训基地，全年接受来自全国各地的14名进修生学习性病临床和实验室检测，为全国各级医疗机构和疾病预防控制机构培养技术骨干。

3．组织举办的全国性培训，并为全国各地提供培训师资及技术支持。组织举办的全国性培训班4期，主要包括全国性病防治管理信息系统启动暨培训会、全国性病实验室管理信息系统培训班、性传播疾病实验诊断技术培训班、第四期卓青项目性病门诊规范服务培训班，培训人员246人。

此外，通过调研、督导、培训、参会等方式对全国20余省的性病防治工作进行指导和技术支持。

【科研管理】

一、科研项目

1．国家重大科技专项。“十二五”创新药物研究开发技术平台建设：已完成了衣原体及支原体体外及体内药效模型的建立；完成2种消杀剂对解脲支原体的体外杀灭试验。

2. 国家自然基金青年基金。2012年度国家青年自然科学基金：基本按计划完成了研究课题。

3. 江苏省科研专项。“江苏省梅毒螺旋体基因分型及与耐药性的相关研究”今年立项，课题已经开始实施。

4. 江苏省自然科学基金项目。“梅毒螺旋体膜蛋白的表达及致病机制的研究(BK2010136)”，开展了梅毒螺旋体重组蛋白对人体血管内皮细胞作用的研究。

5. 国际合作项目。WHO新型梅毒快速检测方法的临床评估研究项目（2013—2014），已完成标本的收集；WHO淋球菌特殊耐药菌株的分子流行病学研究项目（2013—2014），正在开展现场菌株收集。

今年结题项目：WHO的项目“性病监测系统评估项目”、WHO“先天梅毒诊断标准的研究”。

二、发表论文、著作

作为通讯作者、第一作者发表SCI文章14篇，国内核心期刊发表文章20篇。

（葛凤琴）

麻风病控制中心

【工作概况】 中国疾病预防控制中心麻风病控制中心（以下简称“麻风中心”）成立于2005年5月，其前身为中国疾病预防控制中心性病麻风病防治技术指导中心承担的控制麻风病任务之建制。麻风中心主任由所院长王宝玺兼任，张国成任副主任。麻风中心下设防治室，严良斌任主任，工作人员6人。主要职责：协助卫生部制定全国麻风病防治规划和策略；负责制定麻风病防治技术指南；负责督导和评估全国麻风病防治规划的实施；负责全国麻风病疫情的管理、指导、督导和考核评价；负责全国麻风病防治健康教育材料的开发；负责全国麻风病联合化疗的技术指导和评估及药品的计划和分发；负责开展全国麻风病畸残预防和康复的技术指导；负责全国麻风病防治专业人员的培训；负责全国麻风病防治工作的信息交流；负责开展与麻风病现场防治的应用研究。

【防治任务】 2013年，麻风中心协助卫生计生委疾控局制订全国麻风病防治技能竞赛方案、2013—2014年中央转付麻风病防治项目和经费测算、2013年全国麻风病控制绩效考核现场抽查指标、麻风病化学预防试点方案、高流行现场麻风病防治工作督导方案和现场操作手册；起草了2013年全国麻风防治会议工作报告、贵州省麻风防治工作调研报告、云南和四川省麻风病防治工作督导报告、2011—2012卫生部支持贵州省和毕节地区麻风病防治工作总结；编写国家卫生计生委工作人员必备手册（麻风病防治）；印发全国麻风病防治核心知识知晓率调查方案（2013—2020年）、全国麻风病防治管理信息系统考核方案（2013版）；撰写麻风病防治60年工作总结、中国麻风病残疾康复工作情况的报告。

1．疫情监测。麻风中心承担全国麻风病疫情监测任务，完成全国麻风病疫情资料的录入、汇总、整理、反馈及报表质量考核工作，分析全国麻风病流行状况，定期向卫生计生委报告全国麻风病疫情年度报告。按计划维护全国麻风病防治管理信息系统（LEPMIS）。截至2013年12月底，全国除天津、山西、内蒙古、辽宁、吉林、黑龙江、宁夏、新疆生产建设兵团外，有24个省份报告发现麻风病患者990例。其中新发病例925例，较2012年同期下降了23.3%。复发病例65例，较2012年同期下降22.6%。2013年对3321名现症麻风病人提供了规范治疗，判愈病人数1364人。

2．现场防治。麻风中心组织国家手术医疗队，分别在广州、湖南、贵州、湖北、安徽和江苏等省的麻风现场，实施麻风畸残者矫治手术437例。组织专家指导云南、湖南、广东和浙江社区麻风自我护理示范区建设；该中心指导湖南保睛、永顺开展病例发现工作，对实施项目中出现的问题及时予以纠正；麻风中心还赴云南、江西和浙江省的有关现场随访麻风畸残手术患者，评价远期手术效果；指导浙江、江苏、广西、云南省的有关现场开展麻风防治培训效果评估工作；远程为湖南、四川、西藏、山西、广东的麻风病疫情监测提供技术帮助；多次赴云南、四川、浙江、江苏、安徽、海南、江西、广西、湖南、河南、内蒙古、新疆、广东、福建等省，培训各级麻风防治人员和皮肤科医师约1100余人。全年门诊和外院麻风会诊疑似病例43例；通过电子邮件、电话远程会诊麻风疑似病例30余次。2013年度，该中心收到WHO提供麻风MDT药品64箱，并登记入账，按要求进行妥善保藏。4—5月按各省需治病例数分两次对药品进行分发（约26 000板），其间又根据各地新发、复发病人明显增加情况给予药品补足发放，保证全国麻风病人的及时治疗。

3. 现场督导。麻风中心协助卫生计生委疾控局组织专家赴贵州、云南、四川开展麻风防治工作督导，了解各地麻风防治工作情况和规划实施进度，及时发现问题，撰写督导报告，提出改进意见和建议。2013 年 4 月 17—22 日，组织原卫生部疾控专家委员会委员等专家一行 7 人，对贵州省麻风防治工作进行现场调研。部省联动以来，贵州省消除麻风病危害工作组织有力，政策经费保障有力，规划实施有力。下一步工作要进一步加强麻风病防治服务体系建设，继续加大早期发现病人力度，提高培训和宣传效果，进一步加强麻风病防治管理。10 月 21—24 日，组织原卫生部疾控专家委员会 3 名委员一行 4 人，对云南省贯彻落实《全国消除麻风病危害规划（2011—2020 年）》（简称规划）的工作进行督导。云南省在贯彻落实全国《规划》工作中，领导重视，多部门参与，工作开展全面，重点突出，规划实施效果初步显现。云南省麻风病疫情形势距规划目标仍有一定差距，需进一步研判疫情形势，落实规划措施，并做到整体推进，促进全省麻防工作均衡发展。11 月 4—7 日，组织原卫生部疾控专家委员会 3 名委员一行 4 人，通过对凉山州的现场调研大体了解四川省近年对《全国消除麻风病危害规划》执行落实情况。四川省在贯彻落实全国《规划》工作中，政府重视，多部门合作，规划各项措施得到落实。四川省在两类人群培训、防治队伍的稳定、早期发现病人、畸残预防和治愈者的关爱等方面的工作尚要加大力度，抓质量和落实。

4. 科普宣传及麻风节活动。设计印发麻风宣传张贴画 2 万张，印发《全国消除麻风病危害规划实施工作指南》1 万册，完成中心网站日常维护工作。协助卫计委拟定世界防治麻风病日主题词，起草多部委联合开展麻风节活动文件。组织所院开展世界防治麻风病日献爱心募捐，参加安徽省麻风节现场慰问活动。世界防治麻风病日前夕，中心主任和专家陪同卫计委徐科副主任赴浙江上柏麻风村慰问麻风病患者和防治工作者。

5. 重要会议。协助卫生计生委疾病预防控制局组织召开 2013 年度全国麻风病疫情管理工作会议、全国麻风病疫情报告数据研讨会、卫生部麻风病防治技术专家研讨会、2013 年全国麻风病防治工作会议、全国麻风病防治管理信息系统（LEPMIS）研讨会、麻风病化学预防服药方案讨论会、麻风病化学预防服药研究方案论证会。

6. 国家级培训。麻风中心举办全国麻风病防治骨干培训班（2013 年 6 月，贵州毕节），培训全国省、市级麻风病防治机构 48 名麻风病防治骨干；举办全国麻风畸残预防和自我护理培训班（2013 年 9 月，浙江德清），培训全国 22 个省份 36 名麻风防治专业人员；举办全国麻风病防治管理信息系统（LEPMIS）研讨会暨业务培训（2013 年 9 月，南京），培训全国 30 个省（直辖市、自治区）和新疆生产建设兵团的省级 LEPMIS 管理员 44 人。

【科研及成果】 麻风中心分析全国近 3 年 40 例联合化疗后的麻风复发患者，从完成联合化疗到麻风复发的平均间期为 168 个月；该中心检测 10 例麻风耐药监测标本，发现 1 例上海送检的标本氨本砜耐药；该中心还完成麻风病培训评估项目。2013 年，麻风中心在专业杂志发表论文 14 篇（其中 SCI 发表 1 篇）。

【交流与合作】 2013 年 7 月、12 月，麻风中心接待比利时达米恩基金会医学顾问 Guido 访问中心 2 次。2013 年 7 月，张国成、余美文赴泰国曼谷参加全球麻风病峰会。2013 年 9 月，张国成、严良斌、沈建平、余美文赴比利时布鲁塞尔参加第十八届国际麻风大会。

【荣誉与表彰】 沈建平负责全国麻风病防治骨干培训班项目，获北京协和医学院优秀继续教育二等奖。

（严良斌、孙培文）

结核病防治临床中心

【重要会议】

1. 全国结核病专科医院院长论坛。9月26—27日，临床中心在黑龙江省哈尔滨市召开了“全国结核病专科医院院长论坛”，来自全国28个省市自治区直辖市61家结核病专科医院的院长们参加了会议，大家就新型结核病防治模式下，结核病定点医疗机构的发展机遇和挑战、结核病医院的发展规划和合作方向、以及结核病医院如何融入医改、充分发挥专业技术优势更好地为国家结核病控制规划作出贡献等问题进行了深入的讨论和交流。

2. “全国结核病医院联盟”及“结核病临床试验合作中心”成立。为加强我国结核病医院的资源整合，促进医院医疗、科研水平和人力资源的提升，为结核病医院发展争取有利的政策和更好的发展环境，最终更好地为国家结核病规划可持续发展服务，临床中心经过近两年的酝酿和准备，于2013年9月在黑龙江省哈尔滨市正式成立了“全国结核病医院联盟”和“中国结核病临床试验合作中心”，确定了联盟的第一届成员单位（61家结核病医院）和其中的24家常委单位；同时，8家具有结核病临床试验资质和4家即将获得临床试验资质的医院成为“中国结核病临床试验合作中心”的第一批成员单位。启动仪式上讨论、确定了“联盟”和“合作中心”的章程、组织结构和工作机制。

通过临床中心的多方努力，“结核病临床试验合作中心”争取到了与美国国立卫生研究院（NIH）和“家庭健康国际”（FHI 360）的合作项目，计划通过开展评估、培训、标准制定、临床研究等活动，提升我国参与国际高质量、多中心临床试验的能力。

【工作进展】

一、疾病预防与控制

1. 结核病定点医疗机构工作。承担卫计委疾控局结核病防治结合的课题研究。为进一步加强防治结合，推动提高新型结核病防治服务体系下我国结核病防治工作质量，卫计委疾控局在2013年组织开展了“结核病防治结合”的系列研究。临床中心承担了8项子课题中的4项研究工作，分别为《结核病定点医疗机构设置标准研究》《结核病定点医疗机构结核病防治工作补助的研究》《加强结核病防治能力建设的研究》和《定点医疗机构结核病防治工作考核办法的研究》，通过文献回顾、专家咨询、问卷调查和现场调研等方式，探索研究结核病控制中防治结合的工作机制，为制定完善结核病防治相关政策提供依据。该课题研究已接近尾声。

2. 督导。2013年，临床中心先后15次组织、参与国家规划督导、卫计委组织的调研、以及各种合作项目和科研课题的督导，通过现场督导推动中心工作的开展，促进结核病定点医疗机构诊疗规范化。

二、公共卫生服务与管理

1. 为全国结核病医疗机构提供技术支持

（1）基于互联网技术的“全国结核病远程医疗咨询及培训平台”。卫生部国际交流与合作中心—强生战略伙伴项目耐多药肺结核远程咨询及培训平台项目于2012年3月启动。2013年1月起，该平台正式启用，利用每周五下午的时间，定期开展远程病例会诊、学术讲座等活动。加入平台的单位逐渐增加，到2013年底，已有23省份的55家结核病医疗机构和结核病防治机构加入并使用了这一平台。截至2013年12月底，该平台共开展活动37次，其中病案会诊12次，远程学术讲座和会议25次，共邀请54名专家主持病例讨论和授课，参加活动的结核病从业人员估计达到7000人次。

（2）临床中心网站建设。2013年，临床中心网站全面改版，继续以技术支持为重点，以质量为中心，聘请了结核病领域不同专业的技术人员为网站收集、提供各种素材，加大了网站的知识量和信息量，增强了信息的及时共享，并开设了“病友之家”、“防治社区”等互动性频道，全面服务广大医务人员、患者和公众。

（3）对西部省份的技术支持。利用世界卫生组织正规预算项目，临床中心重点开展了对青海、重庆、广西三个西部省份结核病防治能力建设的一系列活动，详见第五部分（国际合作）。

（4）应邀为各省提供技术支持。2013年临床中心先后20余次应邀派遣临床、影像、实验室、管理专家为各省的培训进行授课、现场知道工作，提供技术支持。其中包括为浙江省结核病临床技能竞赛提供策划、出题、赛事组织和评委安排等。

2. 培训

（1）结核病影像培训。为提高各级结核病临床及防治医生结核病影像诊断的理论水平和实践能力，受卫计委疾控局委托，临床中心于2013年继续承办了两期“全国肺结核影像学诊断培训班”，共有来自全国31个省结核病医疗机构和防治机构的133名影像科和临床医生参加了培训。培训班延续以往理论讲解、病例讨论和读片会相结合的形式，对结核病的影像学诊断和鉴别诊断进行了系统培训。

（2）非洲国家结核病防治培训班。2013年8月，受国家卫计委国际交流与合作中心委托，临床中心承办了办为期三周的“2013年非洲国家结核病防治研修班”。来自非洲埃塞俄比亚、肯尼亚、马拉维、毛里求斯、塞拉利昂、苏丹、桑给巴尔、乌干达、赞比亚、博茨瓦纳、厄立特里亚等11个国家和地区共20名学员参加了培训。本次培训是临床中心首次承办的综合结核病防治管理的国际培训课程，前两周的学习以授课和讨论为主，课程涉及结核病流行病学、病原学、细菌学、临床、实验室、规划管理等课程，全部授课老师均用英文授课；第三周组织学员赴山东省进行现场考察和实习，通过走访结核病防治机构、医院、社区和中医医院，使学员对我国的卫生系统和结核病防治体系有了更加直观和深入的了解。

（3）礼来耐多药项目师资培训。在中华医学会结核病学分会—礼来全球耐药结核病合作项目的支持下，临床中心将在五年时间内在全国建立六个“全国耐药结核病防治示范中心”，逐渐建立高水平的省内临床师资队伍，并通过“示范中心”的辐射和示范效应，对周边省份提供培训和技术支持。2013年12月11—19日，结核病临床诊疗和结核病影像诊断师资培训班如期举办。来自六家“示范中心”的21位学员参加了培训，课程主要涉及结核病临床诊疗、影像诊断、实验室和新药方面进展、耐药结核病规划管理、培训技巧等。培训采取小班式教学，学员和学员之间、学员与老师之间的充分交流，讨论热烈，达到了预期结果。

3. 学术会议

（1）中华医学会结核病学分会2013年学术大会。临床中心于2013年7月18—23日在重庆成功举办了中华医学会结核病学分会2013年全国学术大会，来自国内外近900名专家、学者和结核病防治战线的同仁参加了此次大会，参会人员数量创造了分会学术大会的历史。学术交流分为大会论坛和 8 个不同主题的分会场报告，共做报告 81 个，内容涉及结核病预防、控制、诊断、治疗、基础研究、研发等多个领域。大会共收到论文 298 篇，其中 10 篇论文被评为本次大会“优秀论文”奖，同时 10 个单位荣获“优秀组织”奖，4 家单位被评为优秀合作伙伴。

（2）国际结核病论坛暨第二届结核病华人论坛。7 月 18 日，中华医学会结核病学分成功举办国际结核病论坛暨第二届结核病华人论坛。来自全球结核病疫苗联盟、美国爱因斯坦医学院、美国国立卫生研究院、中科院巴斯德研究所以及上海交大免疫所的 5 位国际专家分别就结核病免疫、疫苗研究等方面的国际最新进展进行报告，在场近 400 名与会者进行了分享。

（3）首届结核病护理论坛。护理工作是结核病防治工作的重要组成部分，为加强结核病护理工作者的交流与合作，拓展视野，在结核病护理、健康宣教中发挥重要作用，中华医学会结核病学分会于 7 月 19 日在重庆举办了首届“结核病护理论坛”。论坛邀请到了国际护士会结核病护理专家 Carrie Tudor 博士、北京协和医学院护理学院赵红和郭爱敏教授就《从全球视角看护士在结核病控制中的作用》、《结核病防治中护士的角色和责任》和《结核病护理研究的现状与展望》进行报告，100 余名结核病护理工作者反响强烈，受益匪浅。

4. 健康促进

（1）利用“世界结核病防治日”积极开展结核病防治宣传：

1）组织义诊活动。2013 年世界防治结核病日期间，北京胸科医院联合临床中心、中华医学会结核病学分会、中国防痨协会、北京医学会结核病学分会和北京防痨协会共同举办了一场大型义诊宣传活动，众多结核病学界的知名专家、主任医师与患者和家属零距离接触，为患者及家属普及结核病防治常识、提供义诊咨询服务。

2）开展“规范诊疗、防治结核”倡议活动。为宣贯新发布的《结核病防治管理办法》，结核病日期间，中华医学会结核病学分会与中国防痨协会共同发起了“规范诊疗、防治结核”的大型签名活动。倡导结核病诊断、治疗的规范化，减少耐药结核病的发生，提高病人治愈率，加速结核病控制的进程。

（2）利用媒体和新媒体宣传结核病知识

1）电视媒体。临床中心李亮主任多次接受和参加“财经节目健康大财富”、第一财经频道、凤凰卫视“一虎一席谈”等电视媒体的采访和节目录制，就结核病的知识、空气污染与呼吸系统健康等问题通过镜头与公众交流。

2）杂志。李亮主任多次接受《家庭医药》杂志、《宝贝》杂志，撰写的有关结核病科普知识的稿件获卫生局科普三等奖。

3）微博。临床中心开设了官方微博，利用微博等新媒体进行结核病宣传、定期发布结核病有关知识和进展、促进同行之间的交流和互动。

（3）临床中心标识（LOGO）启用。为了更好地展现我中心风貌，中国疾病预防控制中心结核病防治临床中心新标识（LOGO）于 11 月 15 日正式启用。

LOGO 的设计方案以临床中心英文缩写“CCTB”为提炼表述对象，以左侧的两个英文字母“C”以及内侧的“TB”组成，展现了以结核病（TB）防治为工作重点的临床中心工作特征；同时，英文“C”也是“Control”的简写，两个“CC”以及内部的“TB”寓意加强结核病控制之意。

LOGO 整体架构的创作上为规则的椭圆造型，并突破了封闭式的结构。通过字母“C”的重叠形式表现了严谨稳重的学术性和专业化特征，同时也寓意了在不断积累、融会贯通的技术性指导工作中所兼具的人性化内涵；字母“TB”方、正、直的造型则体现了结核病防治是一项艰巨长期、监测防治并重以及需要多种治疗方式相结合的工作特点。

字母元素“CC”与“TB”所体现出的外圆内方的效果既符合了中国传统文化中包容、稳定、融通、理性的人文内涵，有契合了简约、明晰的国际化设计理念，从而使结核防治临床中心立足核心结核病技术研究、加强健康促进、全心服务社会的主题形象在今后的形象传播中得到不断深化和发展。

5. 国际合作

（1）礼来Ⅲ期耐多药结核病项目。2013 年 3 月，中华医学会结核病学分会—礼来全球耐多药结核病项目正式启动。合作双方将在五年时间内通过在新疆、宁夏、山东、江西、黑龙江、上海等六省市建立“全国耐药结核病防治示范中心”，通过开展高水平的培训、探索耐多药结核病人才培养机制和模式，并通过示范中心辐射带动周边省份，从而完善结核病防治服务体系，全面提高中国耐药结核病的诊断、治疗和管理水平。项目的总资金超过 1000 万元。

按照项目工作计划，2013 年开展的活动包括项目启动会和“示范中心”授牌仪式、开展项目督导、制定临床、实验室、防治、护理和影像的系列标准化培训教材、举办“临床诊疗师资培训”和“结核病影像诊断师资培训”、采购感染控制设备，等。

（2）世界卫生组织（WHO）正规预算项目。世界卫生组织合作项目“西部省份结核病防治能力建设”顺利实施。该项目旨在加强青海、广西、重庆基层结核病定点医疗机构和结核病防治机构的能力建设。2013 年开展的活动包括：

支持专业技术人员来我院进修：2013 年共支持来自青海、广西和重庆的 5 位初级专业技术人员到北京胸科医院进行为期 2～4 个月不等的进修。内容包括结核病临床诊断治疗和结核病实验室技术。

支持参加国家级学术会议和培训：2013 年共支持了 6 名来自青海、广西和重庆的专业技术人员参加“中华医学会结核病学分会 2013 年学术大会”；支持 4 名来自青海和广西的年轻技术骨干参加“全国结核病影像培训班”和“全国结核病实验室诊断培训班”。

派专家提供培训和技术支持：应部分西部省份的请求，先后派出防治、临床、实验室和影像等领域的专家十余人次赴西藏、广西、四川、重庆等西部省份，为其举办的各类结核病防治培训班进行授课，并提供现场技术支持。

（3）杨森项目。在杨森项目的支持下，“全国结核病远程医疗咨询及培训平台”在 2013 年正式运行并逐渐扩大覆盖范围，详见本报告第一部分“技术支持”。

（4）中盖结核病Ⅱ期远程咨询项目。鉴于“全国结核病远程医疗咨询及培训平台”的优势和影响力，盖茨基金会决定在中盖结核病Ⅱ期项目中在项目地区应用本平台资源，以临床中心为指导核心，建立与江苏省镇江市、湖北省宜昌市、陕西省汉中市以及宁夏回族自治区 4 个试点地区的远程会诊和培训机制，为项目地区提供肺结核患者鉴别诊断和治疗管理的远程咨询服务。

2013 年 12 月 6 日，中盖结核病项目Ⅱ期远程咨询工作在位于临床中心的远程会商室的主会场和 4 个项目市结核病定点医院的分会场同步启动。标志着 4 个试点地区的远程病例诊治咨询和技术指导工作的正式开始，项目计划 2014 年每月开展一次的现场会诊咨询活动。

(5) 临床试验方面的国际合作。通过临床中心的多方努力，“结核病临床试验合作中心”争取到了与美国国立卫生研究院（NIH）和“家庭健康国际”（FHI 360）的合作项目，计划通过开展评估、培训、标准制定、临床研究等活动，提升我国参与国际高质量、多中心临床试验的能力。

(6) 友好往来。2013 年，临床中心先后接待 6 批 23 人次国外专家来访。4 人次法国参加国际防痨及肺部疾病联合会 2013 年学术大会。

6. 人力资源。办公室李亮主任于 2013 年 12 月升任结研所副所长、胸科医院副院长、临床中心副主任，主管医疗工作。

刘宇红同志于 2013 年 1 月圆满结束在世卫的借调工作，回到中心办工作。

我中心在 2013 年内先后派出刘宇红和马艳两位同志到卫计委疾控局结防处短期工作。

2013 年中心办一名同志赴日本读博深造。

姜晓颖同志受卫计委选派参加日本“致力于实现千年发展目标，消除结核病，加强结核病控制”培训班，为期 3 个月。

中心 4 人赴法国参加国际防痨及肺部疾病联合会 2013 年学术大会。

7. 科研工作

(1) “十二五”传染病防治重大科技专项“耐药结核病治疗的研究课题”顺利实施中。本课题在“十一五”传染病防治科技重大专项课题“耐多药结核病综合治疗的研究”的基础上，选择两个优化方案和重组白细胞介素 -2（rIL-2）辅助化疗方案，通过扩大样本量和患者随访进一步验证和评估其疗效，探讨重组白细胞介素 -2（rIL-2）辅助化疗在耐多药结核病治疗中的作用机制；建立吡嗪酰胺分子药敏和表型药敏检测平台，开发基于 PZA 敏感性等药敏试验的不同类型耐药结核病治疗新方案。从而获得安全有效、可缩短疗程、适合国情的耐药结核病的治疗新方案，提高耐药结核病治疗成功率、降低其病死率。课题实施周期为三年，目前正按进度顺利实施中，已纳入近 400 例耐多药结核病病例。

(2) 全国抗结核药品不良反应现状及其影响因素研究课题。该课题在我国 9 省 18 县开展，旨在了解抗结核药品不良反应比例、分类以及危险因素。目前项目进展顺利，为制订和完善防抗结核药品不良反应的政策提供支持。

自 2012 年 8 月项目开展以来，18 家合作单位按照协议书要求积极纳入病例并认真记录不良反应发生情况。课题实施过程中，课题组专家邀请合作单位的课题负责人参与，共对 6 个项目省进行了联合督导，在督导中发现并解决问题，并将问题与注意事项发送其他单位共同学习，起到良好的效果。课题预计在 2014 年底结束。

(3) 抗结核治疗过程中预防性保肝治疗指证的研究课题。该研究在全国 15 家结核病医院开展，研究目标为探讨肺结核患者预防性保肝治疗的指征，为制订全国抗结核药品肝损害诊疗规范提供技术支持。预计 1200 患者纳入，目前项目进展顺利，预计 2014 年完成。

(4) 论文。2013 年中心办公室发表论文 5 篇，其中包括 SCI 文章 1 篇。

8. 国家结核病临床实验室工作。2013 年国家结核病临床实验室的工作内容继续围绕实验室的三大职能展开：结核病细菌学检测工作的中心是提高实验室服务质量；科研工作的重点是建立科研团队，关注基础与临床的相互转化；就作为国家结核病防治规划的实验室技术支撑职能方面，继续保持实验室在结核病领域的影响力，发挥资源和技术优势，保持实验室的影响力。

(1) 全国结核病专科医院实验室规范化培训班。10月，受卫计委疾控局委托，国家结核病临床实验室举办了全国结核病实验室培训班，关注了实验室技术规范化、新诊断技术、感染控制、实验室技术的临床评价等与实验室工作质量高度相关的内容，并注重理论授课与实践相结合，强调技术的实用性。共有来自30个省（自治区、直辖市）及新疆建设兵团的34名实验室人员接受了培训，其中25名学员来自疾病预防控制中心系统，9名学员来自结核病专科医院（包括所院一体的机构）。学习班在授课结束后的学员评价中获得了高度评价。

(2) 开发分枝杆菌菌种鉴定的专业软件。与中科院计算机所合作，在国内首次开发了用于分枝杆菌菌种鉴定的专业技术软件。目前软件正处于临床验证阶段。

(3) 建立开发分枝杆菌菌种保存库的软件管理系统。开发了规范的分枝杆菌菌种保存库数据库管理系统，以实现安全、科学、系统、规范、便捷的菌种保存，提高资源的利用价值，同时还能够借助资源优势，提高我国在结核病领域现有的科研水平，扩大科研产出。本系统在通过初期运行后，将向全国的结核病实验室免费开放使用。

(4) 其他。多人以实验室专家身份多次参与卫生部、中国CDC组织的技术督导、专业授课、技术手册编写等多项工作。

(5) 科研教学工作

1) 国家结核病临床实验室目前正在实施的课题包括：国家自然科学基金2项、十二五重大专项子课题3项、北京市自然科学基金1项、北京市科委计划项目2项、北京市高层次卫生人才项目3项。

2) 2013年发表学术论文情况。2012年本实验室共发表了学术论文14篇，其中SCI 6篇。目前有多篇文章在撰写和审稿过程中。

3) 教学及人员进修、人员职称晋升情况工作。国家结核病临床实验室2013年有4名硕士研究生在读；完成6名进修学员的带教工作，学员分别来自辽宁、重庆、广西、内蒙古、北京；派1人赴韩国参加WHO主办的实验室培训班；1人顺利晋升副研究员职称。

4) 科研合作。与国内外多家学术机构建立合作往来。国内与清华大学、中科院、医科院、西南大学、南方医科大学等机构建立和合作关系，并开展了课题合作。国外与英国剑桥大学、美国爱因斯坦医学院、英国Microsense公司开展了技术方面的合作。

(6) 医院临床工作。2013年临床实验室完成北京胸科医院临床标本的实验室检测项目，样本量较去年总体增长了近20%。

2013年新增检查项目2项：分枝杆菌血培养和耐药结核病的分子诊断技术。

（李亮）

鼠疫布氏菌病预防控制基地

【工作概况】 中国疾病预防控制中心鼠疫布氏菌病预防控制基地（以下简称“鼠布基地”）是为中国疾病预防控制中心的挂靠单位，是中国疾病预防控制中心领导下的国家级鼠疫布氏菌病防治专业机构，是全国鼠疫布氏菌病防治业务指导中心。

【业务工作进展】

1．鼠疫防治。2013年，在内蒙古、青海、西藏、甘肃、新疆、四川、宁夏等7省（区）47个县（市、旗）和新疆建设兵团2个团场发生动物鼠疫疫情。分离出鼠疫菌126株（动物98株，媒介28株），抗体（IHA）阳性材料336份，抗原（RIHA）阳性材料15份。

2013年未判定新的鼠疫疫源县，全国鼠疫疫源县仍为301个。

2．布氏菌病防治。全国共有31个省（自治区、直辖市）有病例报告，报告发病总数44 877例，报告发病率为3.31/10万；与2012年比较疫情上升9.47%。

3．督导调研。全年分别深入到西藏、新疆、甘肃、内蒙古、陕西、宁夏、广东、河北、黑龙江、山西等省（区）及部分国家级鼠疫监测点进行了督导检查；对广东省廉江市疑似鼠疫血清学阳性材料进行了复判，结果为阴性。

4．技术咨询。受原卫生部应急办委托，组织完成了编写《中国鼠疫及其防治（2001—2010）》工作；受原卫生部应急办委托，组织制定了《“全国鼠疫防治‘十二五’规划”中期评估方案》，并由卫生部发文下发到全国各省区；完成世界银行项目《布鲁氏菌病干预措施实施技术方案》的制定；参与了《布鲁氏菌病监测方案》的修订；完成了《当前中国布鲁氏菌病综合防治策略的研究》上报稿；按照“传染病标准委员会”要求，进一步对《动物鼠疫监测标准》及编制说明进行修订；呈报关于《动物鼠疫监测标准》经费决算报告；编写《动物鼠疫监测标准》新闻解读6等配套文件。

鼠布基地代表国家卫计委参加了“中国—蒙古布鲁氏菌病防控联合演练”，对演练做了现场点评；分别派员参加了第23届南方鼠疫联防工作会议及东北三省、内蒙古自治区鼠疫联防工作会议，在会上做了我国鼠疫疫情现状的专题报告；受邀请于7月份派员参加了贵州省黔西南州举办的鼠疫应急演练，对演练进行了现场技术点评；在世界银行、世界卫生组织、世界粮种组织召开的布病国际研讨会上做了专题报告。

【人员培训】 派专家为中国疾病预防控制中心举办的全国鼠疫学习班授课；为世界银行中国新发传染病处理培训班授课；为贵州省黔西南州鼠疫培训班授课。

【科研工作】 “中国鼠疫菌外膜蛋白基因分型及在青藏铁路鼠疫防治中的应用”获吉林省科技进步三等奖；卫生部卫生行业科研专项“我国鼠疫风险评估及预测预警方法研究”按任务书要求完成了达乌尔黄鼠疫源地动物鼠疫流行预测预警模型的建立，初步建立了鼠疫风险评估指标体系和风险评估方法，初步完成《鼠疫综合管理信息系统》软件开发工作，初步完成地理信息系统（GIS）平台的建立，初步完成人间鼠疫数据库、疫源地基本情况数据库及机构人员数据库的建设。

（浦清江、陈显赫）

儿少中心

【业务工作】

一、分析、起草"《中国2012年法定传染病发病与死亡报告》——学校传染病发病情况分析"

中国疾病预防控制中心儿少/学校卫生中心受中国疾病预防控制中心委托，根据全国网络直报系统中《疾病监测信息报告管理系统》《突发公共卫生事件报告信息管理系统》2012年度传染病监测数据，对学校部分数据进行分析，结果显示：

2012年学生中39种法定传染病除鼠疫、霍乱、传染性非典、脊髓灰质炎、人禽流感、白喉、新生儿破伤风、丝虫病无发病和死亡报告外，其他31种法定报告传染病共报告发病539 663例，死亡184人，报告发病率为248.43/10万，报告死亡率为0.085/10万。其中，甲乙类传染病报告发病106 480例，死亡181人，报告发病率为49.02/10万，报告死亡率为0.079/10万，丙类传染病报告发病433 183例，报告发病率199.41/10万，死亡3人。广东、广西等南方省份和安徽、四川、湖北等人口大省的学生中法定传染病发病和死亡情况较为突出。大学生报告发病率最高，为119.01/10万，初中生最低为31.06/10万。小学生报告死亡率最高，为0.11/10万，高中生最低，为0.043/10万。

肺结核、乙肝、痢疾、猩红热及甲肝是全国学生中甲乙类传染病报告发病率最高的前五位传染病，占全国学生甲乙类传染病报告发病总数的89.06%。根据传播途径来看，呼吸道传染病的报告发病数最多，占总报告发病数的51.48%，其次是血源及性传播传染病、肠道传染病，虫媒及自然疫源性传染病报告发病数最少。其中，肺结核和猩红热的报告发病数分别占呼吸道传染病报告发病数的67.05%和31.54%；乙肝占血源及性传播传染病报告发病数的79.30%；痢疾占肠道传染病报告发病数的73.58%。流行性出血热、布病、乙脑等三种疾病报告发病数共占虫媒及自然疫源性传染病报告发病数的85.57%。

在甲乙类传染病中，狂犬病、肺结核、乙脑、艾滋病和出血热为导致学生死亡的前五位传染病，占甲乙类传染病报告死亡病例总数的97.09%。其中，狂犬病死亡人数占甲乙类传染病死亡总人数的66.86%，是导致小学生、初中生死亡的主要法定传染病。

学生中丙类传染病报告发病数和发病率较高，但报告死亡数和死亡率极低，仅因手足口病死亡3例。流行性腮腺炎、手足口病、其他感染性腹泻、流行性感冒和风疹是全国学生中丙类传染病报告发病率最高的前五位传染病，占全部病例人数的98.93%。其中，流行性腮腺炎共发生274 837例，占全部丙类传染病的发病总数的63.45%。

与去年相比，甲乙丙类传染病发病例数及报告率均有所上升，甲乙类传染病死亡率有所下降，丙类传染病死亡人数无变化。

二、学校卫生标准研制

主要围绕学校卫生标准的计划、审查、报批、颁布实施、宣传开展各项工作，其中审查与报批是标准工作的重点。

在标准审查方面，组织召开了2次学校卫生标准评审会，对《教室多媒体教学卫生要求》等18项标准送审材料进行审查；对《学校及托幼机构工作人员健康要求》等7项标准进行函审；此外，与卫计委营养卫生、环境卫生、消毒卫生等标委会联合审查《学校及托幼机构饮水设施卫生要求》等6项标准。

在标准报批方面，向卫生监督中心上报《高等学校健康教育规范》等10项标准报批材料；向国家标准化管理委员会上报《学生宿舍卫生要求及管理规范》等6项标准报批材料。

国家标准化管理委员会颁布了《学校卫生综合评价》《学生心理健康教育指南》《中小学校传染病预防控制工作管理规范》《学生使用电脑卫生要求》等4项学校卫生标准。

此外，按照卫计委部署，完成了第七届学校卫生标委会换届工作，并撰写《卫生标准发展报告—学校卫生标准》(2008—2012)。进一步加强卫生标准宣贯工作，编写有关标准解读稿，开展各种形式标准宣贯工作，回答各界对学校卫生标准的咨询工作。

三、继续实施2012年度卫生行业科研专项“学生重大疾病防控技术和相关标准研制及应用”

学生重大疾病防控技术和相关标准研制及应用项目（简称“1147计划”）旨在通过项目实施，建立的学生健康综合信息平台、制定的学生健康相关标准，有利于学校卫生工作科学化、规范化、标准化；研发的近视、肥胖、传染病、学校突发公共卫生事件防控关键技术及示范基地建设，使得学生相关疾病防控技术更加完善和成熟、基层学校卫生工作者业务能力得到提高，也带动示范基地周边地区学校卫生工作的发展和提高；尝试建立疾病预防、卫生监督、教育管理的学校卫生工作平台，使得学校卫生服务模式和管理模式符合学校卫生服务发展的理念。

2013年度儿少/学校卫生中心严格按照项目进度实施，任务单元一建立1个中小学生健康综合信息平台，已完成平台建设并开始试运行（域名 http://health1147.bjmu.edu.cn）。任务单元二制修订1套卫生部认可的标准（16项）及标准体系，目前完成标准报批稿1项、送审稿1项、征求意见稿3项、正在研制11项。任务单元三研发解决近视、肥胖、常见传染病、学校突发公共卫生事件等中小学生四个主要健康问题的适宜技术，目前完成四项技术服务包各1套，其中近视防控技术包括坐姿矫正器（获国家专利1项）、防控指南3册（正式出版1册）、爱眼操视频；肥胖防控技术包括评价转盘（获国家专利1项）、指导手册5册（正式出版2册）、软件包1套；传染病防控技术包括工作指南2册、挂图1套（24张）、宣传材料3类；突发公共卫生事件防控技术包括指导手册1套（9册）。任务单元四已完成示范基地干预方案和健康教育课件、健康活动方案的准备，在7个示范区项目开展了基线调查，之后开展了示范基地干预方案的第一部分工作内容。

四、出版各类教材及科普读物

专家传授宝宝健康成长方案（0～3岁）、怎样才能不肥胖—快乐运动，健康饮食、系列中小学健康教育教师教学指导用书（小学1～6年级、初中1～3年级、高中1～3年级）、儿童青少年体育课和课外体育活动指导。

【教学工作】

1. 教学师资。儿少中心在2013年度共有教职工19人，其中教授5人，副教授5人；具有博士学位11人、硕士学位2人；具有博士生导师资格3人、硕士生导师资格7人。

2. 理论课教学。本学年度中心承担了15门北京大学医学部本科生、研究生理论教学工作，全年总学时数达到394学时，接受教学的总人数达到620人次。教学对象为公卫研究生，还开设了针对校内、校际本科生的选修课。为增加理论教学的可接受性和实用性、提高教学效果，我们采取了多种教学形式，包括多媒体讲课、电脑操作实例演示、课堂讨论等，并在实习课上进行了大量的互动式的练习，从而保证了教学质量。

3. 本科毕业生专题实习。2013 年在儿少 / 学校卫生中心进行了毕业生专题实习的本科生共 5 名，实习内容包括查阅文献、立题和撰写开题报告、方案设计、编写问卷、现场调查、资料整理、数据分析、论文写作等，学习了社会学科研工作的基本方法，同时注意培养学生的协调工作能力与合作态度。实习过程中学生的积极性被充分调动、研究思路得到了开发，能够在研究过程中开创性地使用新技术和新方法，例如使用数字信息技术采集和处理调查资料等。

4. 研究生培养。2013 年度儿少 / 学校卫生中心共毕业研究生 10 名，其中博士毕业 1 名、硕士毕业 9 名。

5. 医学继续教育。“第四届北京大学儿童青少年健康论坛”、中华预防医学会第四届学术年会暨儿少卫生分会全国学术交流会、全国学校卫生管理（校长、院长、管理人员）培训班、全国高校校医院院长管理培训班，参加人数 465 人。

【科研工作】

1. 科研项目。2013 年度儿少 / 学校卫生中心申请了来自行业基金、卫生部、教育部、国家自然科学基金委、中国疾病预防控制中心、世界卫生组织、联合国儿童基金会及公司合作课题等 15 项科研项目，申请科研经费共约 400 万元人民币。

2. 发表论文。2013 年度儿少 / 学校卫生中心工作人员以第一作者和通讯作者共发表学术论文 52 篇，其中在国外刊物上发表 SCI 论文 11 篇，国内核心期刊上发表论文 41 篇。

3. 出版各类教材及科普读物。2013 年度儿少 / 学校卫生中心出版著作 15 部。

【组织会议及参加会议情况】

2013 年度儿少 / 学校卫生中心共组织召开全国性会议 4 次，参加人数 465 人。

（马军）

精 卫 中 心

【国家财政部、卫生部重点项目】 “686”项目自2005年实施以来，一直由北京大学第六医院公共卫生事业部承担国家精神卫生项目办职能，到2013年项目已历时9年。截至2013年10月，中央财政总投入超过4.7亿元，地方配套3.21亿元。项目已覆盖全国245个市州和4个直辖市的1799个区县(不含新疆生产建设兵团3个师的35个团场，黑龙江省农垦总局的3个分局)，理论覆盖人口12.2亿，实际覆盖人口9.4亿。2012年网络中有各种机构51万家，其中医院1695家。全国定期随访患者272万例，直接提供免费治疗患者31.6万例，免费住院治疗8.3万余例，解除关锁患者2200余例，公共卫生服务的公平性和可及性得到了具体体现。

2013年8月20—21日，由国家卫生计生委疾控局委托、国家项目办组织、苏州市精神卫生中心具体承办了“2013年重性精神疾病管理治疗项目工作会议暨培训”。全国30个省(自治区、直辖市)和新疆生产建设兵团的省级项目办主任、技术负责人和数据质控员，省会城市和计划单列市项目办主任和技术负责人等共172人参加了培训。疾控局王斌副局长参会并就2013年工作提出要求。会议就精神卫生法中有关严重精神障碍患者诊治、社区管理等内容以及《严重精神障碍发病报告管理办法(试行)》进行了培训，并就2013年度重性精神疾病管理治疗项目实施等进行了部署。要求认真贯彻落实《精神卫生法》及国办转发中央综治办等部门《关于加强肇事肇祸等严重精神障碍患者救治救助工作的意见》，切实推进严重精神障碍患者救治救助工作，为实现“应治尽治，应管尽管，应收尽收”的目标而努力。

【政策及法律】 积极配合国家卫生计生委召开专家会议、组织专家编写培训教材、开展《中华人民共和国精神卫生法》相关培训，为贯彻落实精神卫生法提供技术支持。

配合国家卫生计生委修订《中国精神卫生工作规划(2014—2020)》，参与数据收集、相关资料汇总等。

配合国家卫生计生委制定《严重精神障碍发病报告管理办法(试行)》并已下发使用；参与管理办法附件《发病报告卡》和《出院信息单》的制定和修改。

配合精神科医师协会(CPA)和挪威医学会(NMA)在西安举办了“中国—挪威精神卫生法宣传骨干培训”。

参与或牵头开展有关县级精神卫生专业机构建设需求测算、精神卫生专业机构改扩建项目评估研究、重性精神疾病患者医疗保障情况调查、重性精神疾病患者门诊和住院费用调查、精神分裂症患者服药依从性及家属态度调查、灾后社会支持与心理健康相关系列研究、精神卫生法实施效果研究，为精神卫生政策制定提供科学依据。

【信息与监测】

1. 负责国家严重精神障碍信息系统(以下简称“系统”)一期——“重性精神疾病基本数据收集分析系统”日常管理工作。具体包括：每月定时编写《重性精神疾病信息管理月报》，经中心内部审核后上报国家卫生计生委疾控局，截至2013年12月已累计完成25期月报；对系统用户的日常管理，通过QQ群和公告栏等与省级业务管理员和数据质控员保持密切联系，及时回答相关问题，对用户活动情况进行质控；开展相关培训，解答常见问题；配合国家卫生计生委疾控局开展规范信息管理与利用的工作，加强患者信息安全，保护患者隐私；系统国家级硬件平台的日常维护、定期数据备份等由中国疾控中心公共卫生监测与信息服务中心负责。

2. 负责系统二期——“严重精神障碍病例管理系统”的建设

(1) 需求评审。1 月，中心协助国家卫生计生委疾控局召开了系统二期竞争性谈判文件专家评审会，并根据专家意见对系统二期需求在业务描述、数据安全、性能指标等方面进行了进一步修改完善。

(2) 招标。1 月 22 日，受国家卫生计生委委托向供应商发出竞争性谈判邀请函。3 月，疾控局在中国政府采购网上抽取招标评审专家，通过竞争性谈判的方式，确定承建系统二期开发建设工程的公司。

(3) 需求分析。4—9 月，中心与承建公司进行了 12 次需求调研讨论会，配合精神卫生法和《严重精神障碍发病报告管理办法(试行)》的具体内容，进一步明确了系统二期的总体框架、业务需求、条目设置、界面展现、模块功能等具体细节，最终确定全部需求。

(4) 开发与测试。10—11 月，系统进入设计开发阶段；12 月初初步开发完成并部署至测试网，由中心组织，与沈阳市精神卫生中心、黑龙江省精神病防治所、上海市精神卫生中心、广东省精神卫生研究所、厦门市精神卫生中心等 5 家单位共同进行了阶段性系统评测，由测试用户提交《国家严重精神障碍信息系统阶段测试反馈报告》，承建公司根据反馈意见对系统二期进行了进一步修改完善。中心再次组织进行了二次评测。

(5) 初验。12 月 19 日，中心协助国家卫生计生委疾控局组织召开了系统二期初验专家评审会。

【培训】

1. 重性精神疾病防治培训。2011 年起，原国家卫生部在中央补助地方精神卫生人力资源培训项目中设立了重性精神疾病防治专项培训，2012—2013 年度计划举办 76 个培训班。截至 2013 年 11 月 30 日，全国共举办培训班 75 个，培训精神科医生 5517 名，约占全国精神科医师总数的四分之一。

2. 省级能力建设培训。2010 年，为全面加强各省培训和教学能力，中心借助北大精神卫生学院和全国继续医学教育基地平台启动了“蓝图千人骨干培训师计划”，培训对象主要为“686”项目执行单位人员，2013 年共培训 420 人次。

3. 国际强化培训

(1) 社区及职业康复培训。2007 年始，北大六院联合香港中文大学、澳大利亚墨尔本大学开展了社区精神卫生服务体系系列培训。2013 年共选送国内各级各地精神卫生医务工作者 29 人赴港接受了培训。2007 年至今，共培训了 203 人。2013 年香港培训师还前来内地对既往学员进行了强化培训。

(2) 项目办综合能力进修。为提高“686”项目办人员的综合素质，国家项目办依托 WHO-北京精神卫生研究和培训协作中心，根据综合考试成绩在全国选派了 4 名项目办工作人员，赴 WHO 韩国精神卫生中心进修社区精神卫生 1 个月，之后继续在国家项目办研修半年。

【合作交流】 中心全年国外来访学者 51 人次，来自 31 个大学或机构，包括荷兰乌德勒支大学附属医院；挪威医学会、国际事务部、特罗姆瑟大学、奥斯陆大学；美国罗切斯特大学、美国自杀研究和预防中心、哈佛大学医学院；澳大利亚国家精神卫生委员会、墨尔本大学、亚澳精神卫生中心；英国驻华大使馆、牛津大学；中国香港大学，以及WHO精神卫生与物质滥用司、西太地区精神卫生与伤害预防处、驻华代表处等。

【研究】 为了更好地提炼、总结、分享“686”实践经验，扩大项目影响，促进我国精神疾病防治的科学发展，中心开展了一系列相关研究。

1. 政策和服务研究。2013年，配合国家卫生计生委、北京市科委、世界卫生组织、中国医师协会精神科医师分会等，精卫中心还开展和参与了多项精神卫生政策和服务研究，包括县级精神卫生机构建设需求测算、精神卫生专业机构改扩建项目评估研究、重性精神疾病患者医疗保障情况调查、国家基本药物目录中精神科药物普及情况调查、重性精神疾病患者门诊和住院费用调查、社区重性精神疾病患者死因调查、重性精神疾病同伴服务模式的社区干预研究、精神分裂症患者服药依从性及家属态度调查、农民工精神卫生需求与服务研究、灾后社会支持与心理健康相关系列研究、精神卫生法实施效果跟踪研究等，力图为政府决策提供坚实的循证基础。

2. 应用基础研究。数年来，精卫中心不断搭建合作研究平台，设立“关锁重性精神疾病患者的解锁救治效果和经济学评估”、“精神分裂症患者婚育现况调查”等示范研究项目，参加单位在参与过程中获得了研究实战经验的积累，组建和锻炼了自己的研究队伍，培养了青年研究骨干力量。同时，为了鼓励“686”项目成员单位的青年医务人员结合本单位工作的实际需要，自主开展重性精神疾病相关的应用研究，2013年，国家项目办设立了“686应用研究青年科研基金”，邀请“686应用研究学术委员会”顾问组及相关领域专家组成评审组。目前已有7家单位申报了项目书，角逐2014—2015年度的“686应用研究青年科研基金”，专家评审结果将于2014年初公布。

（1）重性精神疾病病因学研究。在横向合作课题和国家自然科学基金资助课题的支持下，开展了以精神分裂症为主的重性精神疾病病因学研究，目标是识别贡献于精神分裂症及相关障碍发展的易感基因，并探讨环境因素和生物学因素在疾病发生发展过程中的作用。本中心承担了方案设计、研究平台维护、能力建设、研究质量控制、项目进度管理、数据分析和成果总结等工作。

（2）精神分裂症患者婚育状况研究。精卫中心开展多中心自主研究课题，调查社区中精神分裂症患者的婚育现况以及可能的影响因素。

【财政管理】 协助国家卫生计生委疾控局精神卫生处完成精神卫生中央本级经费的预算申请、项目督导和项目决算。

协助国家卫生计生委疾控局精神卫生处申请2013年“686”项目经费，已获批下拨经费9387万元。

（吴霞民、马宁、王勋、管丽丽、马弘、黄悦勤）

老年保健中心

【撰写战略规划与标准】

1. 撰写中华人民共和国卫生行业标准《受委托临床实验室选择指南》。

2. 制定《推进我国老年卫生工作的优先领域与设想》。

3. 制定《老年功能维护与失能预防策略》。

4. 制定《北京市对社会办医学检验所医疗服务能力和质量的评估标准》。

5. 修订《三级综合医院评审检验实验室标准》。

6. 制定《健康体检机构检验实验室标准》。

7. 制定《妇幼保健院设置检验实验室标准》。

8. 制定《商业实验室设置标准》。

9. 主持起草了《人类白细胞抗原（HLA）基因分型检测实验室技术管理要求》。

【科研课题与经费】

2013年新获科研课题11项，总经费2869.9万元。

1. 卫生部卫生行业科研专项项目（201302008）：增龄变化与老年人常见问题的综合解决路径研究。黎健，2249万元。

2. 国家自然基金面上课题：中国人群CYP2C9新变异体的体外代谢功能及临床意义研究。戴大鹏，80万元。

3. 国家自然基金面上课题：Girdin介导血管内皮细胞吞噬血小板在内皮老化中的作用及机制研究。姜平，77万元。

4. 国家自然基金面上课题（81370445）：Complex I基因变异与寿命的关联及其作用机制的研究。杨泽，70万元。

5. 国家自然基金青年课题：热量限制条件下骨骼肌中Sirt1对脂联素的调控机制研究。宫环，23万元。

6. 国家自然科学基金青年基金：基于同位素稀释质谱技术的多酚类物质生物学标志物的测定研究。杨睿悦，23万元。

7. 国家自然基金主任基金课题：RNA氧化在高糖诱导血管内皮功能障碍的作用机制研究。蔡剑平，10万元。

8. 中国红十字会课题：中华骨髓库HLA高分辨基因检测的质量控制。蔡剑平，328万元。

9. 博士后科学基金面上课题：NO-SGC-CGMP信号通路在肺动脉高压中的作用机制研究。邹丽辉，5万元。

10. 教育部留学回国人员科研启动基金课题：糖皮质激素活化酶11β-HSD1对脂代谢的调控机制研究。李国平，3万元。

11. 博士科研启动课题：老年慢性病患者远程健康管理服务平台的建立。吴司南，1.9万元。

【成果、论文与专利】

1. 获得科研成果5项

（1）杨杰孚，蔡剑平，王华，施海锋，等：心房颤动发生相关因素及抗凝治疗药物基因组学研究。中华医学科技奖三等奖。

（2）沈涛，等：转录因子 Tbx20 在心血管疾病发生中的作用机制研究。北京医院科研成果奖二等奖。

（3）孙亮，等：应用多组学策略研究衰老及代谢性疾病的个体化基础。北京医院科研成果奖二等奖。

（4）于普林，等：城乡社区老年人跌倒的预防研究。北京医院科研成果奖三等奖。

（5）陈北冬，等：硫氧还蛋白 -1 通过核转录因子对氧化型低密度脂蛋白致内皮细胞损伤的保护作用及其分子机制的研究。北京医院科研成果奖三等奖。

2. 发表论文 82 篇，其中 SCI 44 篇，国内核心期刊 38 篇。

3. 授权国家发明专利 1 项，申请国家发明专利 29 项。

4. 美国胆固醇参考方法实验室网络合格证书。

5. 发现了 P450 2C9 新的变异位点，被国际 P450 命名委员会命名新的 P450 2C9 基因亚型 4 种。

【研究生培养】

1. 研究生 74 名，其中博士生 24 名，硕士 50 名。

2. 博士后 1 名。

【学科建设】

1. 组织申报国家临床重点专科建设项目—卫生部重点实验室项目，已获得。

2. 协助组织申报国家临床重点专科建设项目—北京医院老年医学重点专科，已获得。

3. 协助组织申报国家呼吸病学临床研究中心，已获得。

【举办会议】

1. 2013.06.26，举办“2 型糖尿病干预与管理模式示范基地建设启动仪式暨国家继续教育项目培训”，参加人数 100 人，北京大学医院。

2. 2013 年 4、7、9 月，举办“PCR 实验室管理与技术培训班”3 次，参加人数 347 人，北京市医学检验质量控制和改进中心。

3. 2013.05.04，举办“临床检验基础培训班”，参加人数 130 人，北京大兴区。

4. 2013.10.25—26，举办“老年病防治培训班”，参加人数 60 人；北京。

5. 2013.12.14，举办“2013 年北京检验医学年会”，参加人数 1020 人；北京科技会堂。

6. 2013.04，协办“第六届全国老年疾病营养支持的循证应用学术研讨会”，400 人，北京。

【学术交流】

1. 参加国际、国内学术会议，介绍我们的研究结果，提高影响力。2013 年在国际会议发言 12 人次、全国学术会议大会发言 38 人次。在外单位应邀讲学 47 次。

2. 选派我中心 2 名研究人员到美国学习。

（黎健、史晓红）

第五部分　人事人物

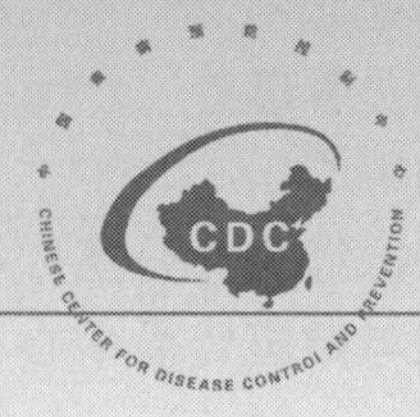

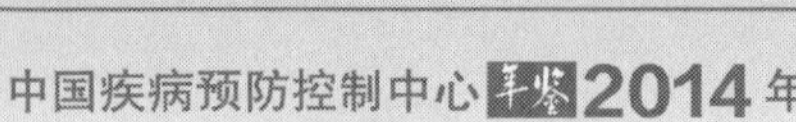

中心领导

主　　任: 王　宇
党委书记: 梁东明
副 主 任: 宫新生　杨维中　刘剑君　高　福　梁晓峰　冯子健
党委副书记、纪委书记: 王　健

机关处室负责人

中心办公室		副主任:席晶晶
人力资源处		副处长:张学清
规划财务处	处　长:张　雁	副处长:刘丽芳　胡文上
国际合作处	处　长:王晓琪	
科技处	处　长:何广学	副处长:陆　凯
实验室管理处	处　长:王子军	副处长:赵赤鸿　魏　强
设备条件处	处　长:张戈屏	副处长:王　强
教育培训处	处　长:罗会明	副处长:周海城　戴　政
基建处	处　长:张利民	工程办副主任:郭　达 副处长:蒋晋生
二期筹建办	主　任:王　健(兼)	
后勤管理处	处　长:杜　光	
新址管理办公室	主　任:谭吉宾	副主任:杜　娟
审计处	处　长:袁灵华	
科技开发办公室	主　任:王茂武	副主任:陈　晨
学术出版编辑部	主　任:赵文华	副主任:张　群
保卫处	处　长:陈　峰	副处长:邹　斌
党委办公室		副主任:孟宪平
纪检监察室	主　任:曹进华	副主任:白雪平 正处级纪律检查员:管新建

群众工作处	处　长：李新焕	副处长：刘海龙
离退休人员管理处		副处长：田占平　王晓锋
后勤服务中心	主　任：栗　波	副主任：王彪峰　王海东
城南办公区综合办公室	主　任：倪　方	
政策研究与健康传播中心		
	主　任：王　林	副主任：郭浩岩
公共卫生监测与信息服务中心		
	主　任：马家奇	副主任：苏雪梅　傅　罡
卫生应急中心		副主任：李　群
传染病预防控制处	处　长：余宏杰	副处长：李中杰
公共卫生管理处		副处长：刘东山
慢性病防治与社区卫生处		
	处　长：施小明	副处长：吴　静
免疫规划中心	主　任：李　黎	副主任：王华庆　崔富强
结核病预防控制中心	主　任：王黎霞	副主任：成诗明　陈明亭　赵雁林
流行病学办公室		副主任：么鸿雁
12320全国公共卫生公益电话管理中心		副主任：崔　颖
控烟办公室		副主任：姜　垣

直属单位领导

传染病预防控制所
所　长：徐建国
党委副书记兼纪委书记：边志强
副所长：卢金星　张建中　阚　飙

病毒病预防控制所
所　长：李德新
党委书记：武桂珍
副所长：董小平　毕胜利
副所长兼纪委书记：舒跃龙

寄生虫病预防控制所
所　长：周晓农
党委书记：陈晓红
副所长：许学年　曹建平　肖　宁

性病艾滋病预防控制中心
主　任：吴尊友
党委书记兼副主任：韩孟杰
副主任：刘中夫　孙江平　汪　宁
党委副书记兼纪委书记：葛利荣

慢性非传染性疾病预防控制中心
常务副主任：王临虹
党支部书记兼副主任：李志新
副主任：周脉耕　马吉祥

营养与食品安全所
党委副书记：刘开泰
副所长：马冠生

环境与健康相关产品安全所
党委书记：高贵凡
党委副书记兼纪委书记：张全增
副所长：白雪涛　徐东群

职业卫生与中毒控制所
所　长：李　涛
党委副书记：谭　枫
副所长：郑玉新　孙承业　孙　新

辐射防护与核安全医学所
所　长：苏　旭
党委书记：王志林
副所长：岳保荣　孙全富　丁库克

农村改水技术指导中心
常务副主任：陶　勇
副主任：田永建　张　荣

妇幼保健中心
主　任：张　彤
党总支书记：徐春梅
副主任：金　曦　樊延军

挂靠单位领导

地方病控制中心

主任兼党委副书记：孙殿军

主任助理：申红梅

性病控制中心

主　任：王宝玺

副主任：陈祥生

麻风病控制中心

主　任：王宝玺

常务副主任：张国成

结核病防治临床中心

主　任：许绍发

副主任：李　琦　张宗德　李　亮

鼠疫布氏菌病预防控制基地

所　长：张洪信

党委书记：丛显斌

纪检书记：谢景琦

副主任：周万军　王大力

儿少/学校卫生中心

主　任：马　军

副主任：马迎华　王海俊

精神卫生中心

主　任：黄悦勤

常务副主任：马　弘

老年保健中心

主　任：黎　健

副主任：张铁梅　杨　泽　蔡剑平　郭　健

全国政协委员

王　宇（中国疾控中心）
董小平（中国疾控中心病毒病所）
邵一鸣（中国疾控中心性艾中心）

院　士

侯云德（中国疾控中心病毒病所）
曾　毅（中国疾控中心病毒病所）
洪　涛（中国疾控中心病毒病所）
徐建国（中国疾控中心传染病所）
高　福（中国疾控中心）

第六部分　大事记

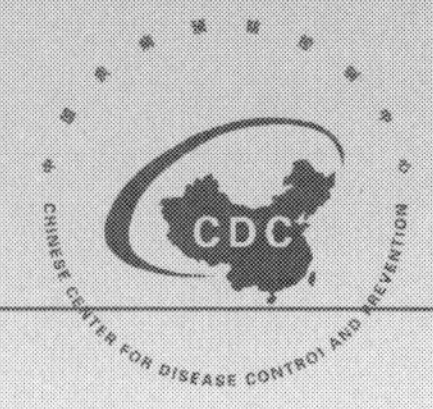

一　月

1月6日，媒体报道山西省长治市潞安天脊煤化工集团发生苯胺泄漏入浊漳河的事故。中国疾控中心紧急派出两组专家分别前往浊漳河流域可能受到污染的河北邯郸市和山西长治市指导当地开展饮用水水质检测和饮用水安全保障相关工作。

1月7日，环境所派出由白雪涛副所长、曹兆进研究员、张岚研究员和应波研究员组成的专家组前往河北邯郸市指导苯胺泄漏事故中的饮水安全保障工作。

1月9日，职业卫生所通过远程会诊系统与广东省职业病防治院（广东省中毒救治基地）和重庆市职业病防治院（重庆市中毒救治基地）就山西长治“12•31”苯胺泄漏事故的健康影响召开病案讨论会，张宏顺副主任医师作为原卫生部专家组成员参与现场调查。

1月10—11日，“传染病应对团山论坛第六届学术年会”在北京召开。会议邀请来自美国、英国、法国等19名国内外知名专家，200余人参会。

1月28日，中国卫生部-盖茨基金会结核病防治合作项目（以下简称“中盖结核病项目”）的一期总结暨二期项目启动会在北京举行。

1月29日，2013年全国结核病防治工作会议在北京召开。

1月，第十一轮澳大利亚政府“中国疾病预防控制精英培养”奖学金项目（ALAF-CDCLP）5名学员赴澳大利亚格里菲斯大学参加项目学习。

1月，中心组织召开2013年党建工作会暨十八大精神学习讨论会。邀请原卫生部直属机关党委常务副书记姚晓曦同志传达国家机关工委会议精神，中心党委书记梁东明同志传达卫生部工作会议和党建工作会议精神。

1月，改水中心完成《2012年农村饮水安全集中供水工程水质监测报告》。

1月，改水中心完成《2012年农村集中式供水和分散式供水水质监测报告》。

1月，免疫中心先后派出8批专家32余人次赴云南、河南、甘肃等地开展调研，现场指导麻疹疫情防控，为北京、上海D8基因型病例疫情提供技术指导。

1月，中心出台《中国疾病预防控制中心政府集中采购目录以外且限额标准以下的货物和服务类采购工作管理办法》。

1月，召开中美CDC第十次主任年会，美国CDC主任Thomas Frieden应邀来京，并会后赴山东考察减盐预防高血压项目。

二　月

2月6日，新疆发生食品放射性污染事件，卫生应急中心组织开展相关调查、检测和风险评估，派专家赴当地和脱氧剂生产加工地进行放射卫生调查。

2月27日，中国卫生部-盖茨基金会艾滋病防治合作延期项目（简称“中盖艾滋病延期项目”）启动会在云南省昆明市召开，来自项目地区60余名代表参加了会议。延期项目目的在于开展男男性行为（MSM）人群HIV检测及感染者随访关怀有效衔接的模式探索，为政策制定与倡导提供依据。

2月28日—3月1日，全国艾滋病性病丙肝防治工作会议在云南昆明召开。全国31个省（区、市）和新疆生产建设兵团卫生厅局疾控处和疾病预防控制中心有关负责同志160人参加了会议。

2月，在重庆召开三峡水利枢纽工程竣工环保验收人群健康影响调查工作启动会。

2月，中心召开中国疾控中心纪委第一次扩大会议，传达学习十八届中央纪委第二次全会和2013年全国卫生系统纪检监察暨纠风工作会议精神，并在学习基础上，结合工作实际，制定贯彻落实的年度工作计划。

2—7月，H7N9禽流感暴发疫情，病毒病所立即进行了病原确认、病例检测及病原分离、溯源；先后派遣技术专家5人次去上海、江苏、浙江等地参加H7N9疫情现场应急工作的协调或技术支持工作；参加并完成了卫生部和中国疾控中心联合组织的为期4天的卫生应急演练任务。后续开展了相关职业暴露人群和一般人群血清学研究、相关病例一对照及病例密接人群血清学研究等。

三　月

3月15日，启动2013年全国重点传染病及病媒生物监测委托工作，逐步推进与43家省级管理机构的委托协议书签署及监测经费拨付。

3月，主任王宇赴瑞士参加WHO大流行性流感防范咨询小组会议。

3月，加拿大公共卫生署传染病防控中心主任Howard Njoo一行三人访问中心，探讨结核病领域的合作计划。

3月，慢病社区处完成2011年全国慢性病防控能力调查在线填报工作。本次报告将采用慢性病防控能力综合评估指标体系，对31个省（自治区、直辖市）和新疆生产建设兵团的慢性病防控能力进行综合评估并排序。

3月，营养所开始营养舆情监测工作。舆情监测工作主要集中在中国居民营养与健康状况监测、农村义务教育学生营养改善计划、贫困地区儿童营养改善试点项目等重要国家任务方面，初步形成了每月底汇总分析并形成舆情报告的常规工作模式。

3—7月，我国部分省份发生人感染H7N9禽流感疫情，应急中心先后派遣技术专家5人次赴上海、江苏、浙江等地参加H7N9疫情现场溯源调查、应急工作的协调或技术支持工作。

3—12月，科技处组织起草并修订“中心伦理委员会工作管理办法及实施细则”，进一步建设中心科研诚信和伦理道德能力。

3—12 月，组织“传染病监测技术平台”各责任单位积极开展 H7N9 禽流感病毒检测与相关研究。

四　月

4 月 8 日，刘延东副总理到中国疾控中心视察。

4 月 11 日，职业卫生所通过远程会诊系统与重庆市职业病防治院就“重庆开县长沙镇古迹幼儿园抗凝血杀鼠剂中毒事件”进行远程讨论，派出张宏顺副主任医师、谢立璟副研究员赶赴事件现场进行调查处置，在对采集样本进行检测后确认为溴鼠灵中毒。

4 月 11—12 日，病毒病所举办“2013 年中国狂犬病年会”，来自狂犬组课题组所有成员与来自美国、中国台湾、世界动物保护协会、我国公共卫生、畜牧兽医、工作犬管理等领域的专家共 200 余人参加了会议。

4 月 15—18 日，国际放射防护委员会在英国剑桥召开了主委员会会议，对下一届主委会及各工作委员会委员进行了换届改选，孙全富研究员经全体委员投票推选一致同意当选为 ICRP 第一委员会委员。

4 月 7—12 日，公卫处在北京召开重点职业病哨点监测分析报告工作会。职业卫生所、北京大学、北京协和医学院和部分省级职业病监测工作骨干参与会议，并共同撰写了监测报告。

4 月 18 日，国家重大科学仪器设备开发专项“大批量人群核辐射体内污染快速检测仪”项目召开启动会。

4 月 18 日，人感染 H7N9 禽流感信息管理系统正式上线运行，该系统的成功上线是满足疫情趋势研判和风险评估的信息需求，进一步加强对人感染 H7N9 禽流感病例病情的监测的一个重要举措。

4 月 23 日，妇幼中心在山西省太原市举办“2013 年全国省级妇幼保健院院长年会”。

4 月 30 日，李克强总理到中国疾控中心视察。

4 月，中国疾控中心与预医会、兽医学会联合主办 2013 年狂犬病年会在成都召开。

4 月，在宁波市组织召开疾控分会常务理事扩大会，学习十八大及全国两会精神，研究会员单位理事变更调整，讨论鼓励发展会员单位的意见以及推动疾控文化发展的意见。

4 月，免疫中心组织专家制定、印发《麻疹疫情调查与处置技术指南》

4 月，免疫中心全面启动全国乙肝监测试点工作。

4 月，卫生应急中心派遣 2 批共 25 名卫生应急队员赴四川芦山地震现场协助地方开展救灾防病工作。

4 月，协助接待瑞典卫生与社会事务大臣哈格隆德访问团，对抗生素耐药性及传染病监控等问题进行深入探讨。

五　月

5 月 8 日，全国职业病防治技术工作会议在浙江省宁波市召开。

5 月 10 日，亚洲辐射研究协会第三届理事会全体会议在北京国际会议中心召开。来自中国、日本、韩国、印度、哈萨克斯坦等亚洲成员国的各位理事参会并完成了理事会的换届选举工作。会议选举中国疾控中心辐射安全所所长苏旭研究员为第三届亚洲辐射研究协会主席。

5月10—13日，辐射安全所承办的“第三届亚洲辐射研究大会”在北京国际会议中心召开，来自中国、日本、韩国、印度、哈萨克斯坦及英国、美国和德国等亚洲及欧美国家的234名参会代表参加了此次大会。

5月14—27日，人资处组织完成中心及直属11个单位分类改革报告及有关材料的上报工作，包括中心本级在内的12个法人机构全部申报公益一类。

5月15—17日，营养食品所在第十一届全国营养大会上做监测总体方案、营养监测质量控制方法、城市居民的膳食结构与营养素、城市居民人群营养健康状况、城市居民与营养相关疾病状况等6个专题报告，并公布中国居民营养与健康监测部分结果。

5月23日，2013年全国疾病预防控制信息化工作会议在广东广州市召开。会议主题是：贯彻落实2013年全国卫生统计信息工作会议精神，推进卫生信息化发展总体规划的落地实施；分析差距，提出工作策略和思路，部署工作任务。

5月27—31日，流病办在山西省太原市举办第七期全国“流行病学应用与实践系列培训班”。来自全国各省（自治区、直辖市）疾控中心和山西省地级市疾控中心的业务骨干60余人参加了培训。

5月30日，控烟办在北京发布2013年中国控制吸烟报告。

5月30日，妇幼中心与联合国儿童基金会（UNICEF）联合启动“母爱10平方”母乳喂养专题活动。活动旨在提高中国的母乳喂养率，提倡和鼓励各个企业、机构、商场等公共场所为其员工或顾客创建支持母乳喂养的空间，并通过在线注册、认证和公示空间的位置，方便公众找到就近的母乳喂养室。6月17日，妇幼中心倡导各省、自治区、直辖市、新疆生产建设兵团及计划单列市妇幼保健院能够积极行动起来，加入到“母爱10平方”母乳喂养专项活动。

5月，传染病处合作举办2013年中国-东盟手足口病防治技术培训班，东盟8个成员国家17位专业人员应邀来京参加培训。

5月，政研中心成功申请联合国儿童基金会“增补叶酸预防神经管缺陷项目纳入国家基本公共卫生服务项目可行性研究”项目。

5月，免疫中心组织开展全国AFP监测系统督导工作，制定《2013年急性弛缓性麻痹病例监测工作督导方案》，完成新疆AFP病例监测和常规免疫督导手册，赴新疆开展督导培训，完成现场督导工作，完成新疆督导报告报疾控局。

5月，副主任杨维中赴瑞士参加第66届世界卫生大会。

六　月

6月4—8日，病毒病所在北京举办第九届肾综合征出血热、汉坦病毒肺综合征及汉坦病毒国际会议。

6月6—8日，应急中心在云南举办不明原因猝死应急处置培训班，从病因学、地质学、病理学、植物学、中毒学及临床医学等方面进行了专题回顾和总结，为云南和四川两省猝死卫生应急处置工作打下基础。

6月13—14日，应急中心在北京召开全国疾病预防控制机构卫生应急工作规范研讨会，对《全国疾病预防控制机构卫生应急工作规范》进行了进一步的讨论、修订。

6月23—25日，辐射安全所在黑龙江省哈尔滨市召开全国放射卫生与核应急技术工作会议。

6月24—26日，为贯彻《国家食品营养标签健康教育行动方案》的要求，营养所在广西桂林召开预包装食品营养标签监测启动会，部署食品营养标签监测任务。

6月，中心组织120名党员代表举办“走进清华校园 坚定理想信念”主题党日活动，参观清华大学校史馆，聆听马克思主义学院肖贵清教授的专题讲座。

6—9月，寄生虫病所开展广西壮族自治区上林县输入性疟疾疫情现场应急处置工作。

6月、8月，结控中心分别在河北和山东举办两期2013年全国结核病防治规划培训班，来自全国31个省（自治区、直辖市）的业务骨干人员，共计120余名参加培训。

七 月

7月16日，妇幼中心在北京召开全国妇幼保健机构专科建设试点项目启动会。旨在通过专科建设试点不断完善26个妇幼保健机构专科建设指南，使其更具有代表性和可操作性，便于在全国推广使用；同时引导妇幼保健机构专科建设，也为建立全国妇幼保健专科人员培养基地打下基础。

7月18日，中心党的群众路线教育实践活动正式启动，人资处承担教育实践活动领导小组办公室的日常工作，为活动的深入开展提供保障。

7月22日，环境所派应波研究员和班海群助理研究员前往甘肃岷县漳县交界处地震灾区开展抗震救灾卫生防病工作。

7月23—27日，结控中心在辽宁召开全国结核病防治统计监测研讨会。来自全国31个省（自治区、直辖市）结核病防治负责人和统计监测骨干人员，共计80余人参加了会议。

7月26—27日，国家卫计委科教司和北京市卫生局组成的评审组对病毒病所BSL-3实验室进行了现场评估论证，经评审组评审，病毒病所7个BSL-3实验室获得了卫计委和北京市的实验室活动资格和活动准许。

7月，传染病处派员赴湖南永州零陵区协助处理一起农村中学伤寒暴发疫情。

7月，批准北京、天津、上海、江苏、浙江、福建、湖北、湖南、广东省（市）疾病预防控制中心为首批省级流感参比中心。

7月，疾控分会在哈尔滨市召开二届二次理事大会，审议通过了疾控分会两年来的工作报告、增补的疾控分会常务理事、增补调整的理事名单，审议通过了进一步吸收新会员单位和推进疾控分会文化发展的两个意见，并实地参观学习了北大荒文化建设。

7月，卫生应急中心派遣2批8人卫生应急队员前往甘肃岷县漳县交界处地震灾区开展抗震救灾卫生防病工作。

7月，副主任高福赴加拿大、美国，对实验室生物安全与质量管理进行实地考察。

7月，性艾中心继续将“艾滋病检测与治疗一站式服务”在广西、广东、云南、四川、新疆、河南、贵州、重庆、湖南等9个省（自治区、直辖市）的12个县（市）推行，为降低艾滋病病死率，以及在全国推广探索经验。该试点工作由性艾中心与广西合作在钟山县和浦北县自2012年7月开展，效果显著，艾滋病患者从初筛到抗病毒治疗的时间间隔缩短为11天，病死率降低50%以上。

八　月

8月5—8日，卫生应急中心在河北张家口地区组织开展了国家卫生应急队伍演练活动。中心国家卫生应急队以及应急保障相关部门的人员共80余人、17台应急车辆参加了整个演练活动，演练包括长途运输、野外营地建设、单兵与指挥方舱及应急作业中心视频连接、应急队伍生活保障、模拟调查处理疫情等科目。

8月6—7日，应急中心在银川市召开2013年全国鼠疫监测工作会议，总结2012年全国鼠疫监测工作，分析全国鼠疫疫情形势，部署2013年工作。

8月6—26日，CFETP首次在京承办"亚洲国家现场流行病学培训班"，对来自巴勒斯坦、巴基斯坦、缅甸、越南、也门、蒙古、吉尔吉斯斯坦和菲律宾8个国家的15名学员进行了技术培训。

8月12—14日，传染病所在北京举办猪链球菌国际学术会议，包括28位外宾在内共30人进行学术报告。

8月19—20日，中国疾控中心在北京主办第二届中国健康生活方式大会，会议主题为"响应全球NCD行动计划"。几十位国内外专家交流全球慢性病防控策略与进展。各省卫生厅、疾控中心相关人员、各省慢病综合防控示范区先进社区代表，以及媒体代表、企业代表，共300余人参会。

8月20日，中国疾控中心派专家指导云南省登革热疫情控制，先后组织派出9批，包括流行病学、病毒学和病媒生物专家共17人赶赴现场指导云南西双版纳州景洪市和德宏州登革热疫情暴发调查与处置。

8月21日，CFETP与美国疾控中心、中心慢病处等在北京举办提高慢病防控能力研讨会，来自31个省级疾控中心的慢病防控人员参加培训。

8月23日，中国疾控中心喀什工作站远程疫情视频会商系统建成开通，实现了国家、新疆和喀什三级疾控中心双向视频互通。

8月，中国疾控中心在新疆召开全国克—雅氏病监测年会。

九　月

9月2—3日，曾光作为东南亚现场流行病学网络（SAFETYNEY）主席、东盟10+3现场流行病学网络中国执委，受邀赴缅甸蒲甘，参加了第四届东盟10+3现场流行病学培训网络指导委员会会议。

9月4—6日，12320中心在江苏省南京市举办全国12320卫生热线管理人员培训班。

9月10日，北京市卫生局批准了病毒病所提交的20项高致病性病原微生物实验活动申请。

9月10日，中国疾控中心昌平园区14个新BSL-3实验室正式投入使用。

9月12—16日，职业卫生所在新疆乌鲁木齐市举办急性职业中毒及应急处置技术培训班，培训内容包括中毒预案及技术方案解读、中毒事件现场个体防护技术、中毒洗消技术、中毒事件现场检伤技术、解毒药介绍及应用、毒物数据库资源介绍、中毒事件现场调查与案例分析等，全区100人参加培训。

9月12—16日，公卫处在新疆乌鲁木齐举办"援疆急性中毒处置管理培训班"，对新疆各级疾控机构的专业技术人员进行了急性中毒应急救援预案、现场处置及救治原则、现场调查与处理和急性中毒分级与应急响应、应急防护措施等方面的培训。

9月22—25日，国家卫生和计划生育委员会在中国疾控中心组织举办了“国家卫生应急演练活动”。

9月23—26日，卫生应急中心在天津举办自然灾害卫生应急管理和人道主义救援培训班，邀请卫生计生委应急办、WHO西太区和驻华代表处、美国疾控中心、香港中文大学、天津大学，以及各省疾控中心卫生应急管理专家等80人参加。

9月，针对中东部分国家和地区出现的中东呼吸综合征疫情，中国疾控中心积极开展各项应急准备工作。应急中心动态关注中东呼吸综合征疫情进展情况，不定期开展风险评估，对各地开展了流行病学调查培训，协助国家卫生计生委制订了相关技术方案，向国家宗教局、质检总局提供技术支持，协助开展赴沙特朝觐人群的疫情防控工作。

9月，中心在读研究生554名，其中博士生161名、学术型硕士生185名、全日制MPH硕士生82名、在职MPH硕士生91名、协和公共卫生学院硕士生35名。

9月，中心与澳大利亚格里菲斯大学续签为期五年的合作谅解备忘录，进一步推进双方在人才培养、疾病控制等更广泛领域的交流与合作。

9月，“中国—默沙东艾滋病综合防治合作项目”（二期）（以下称中默项目二期）谅解备忘录在北京签署。中默项目二期将在四川、重庆、福建3省，围绕提高抗病毒治疗质量开展工作。

9月，中国2013—2016年儿童EV71和CA16感染的血清流行病学前瞻性研究正式启动。

9月，制定、下发《中国疾病预防控制中心权力运行公开与监控暂行规定》。

9月，慢病中心在湖南召开全国慢病科所长工作会议，明晰了慢病防控当前的历史定位，强化了能力建设与跨学科合作的重要意义，为疾控系统今后的建设和发展提供了思路和借鉴。

9月，在联合国儿童基金会的支持下，启动了我国5岁以下儿童第二类疫苗使用现状调查项目，目的是了解我国部分地区第二类疫苗的接种现况，评价我国第二类疫苗使用现况与国际通行的使用程序之间的差异，以及第二类疫苗与国家免疫规划疫苗接种的相互关系，为我国第二类疫苗的接种指导原则提供建议。

9月，主任王宇赴坦桑尼亚、肯尼亚参加国家级公共卫生卫生机构国际联盟（IANPHI）第八次年会，并考察肯尼亚公共卫生项目。

9月，接待马拉维卫生部长凯瑟琳•戈塔尼•哈拉一行来访。

十　月

10月12—15日，病毒病所主办第五届国际杯状病毒会议。

10月16—17日，应急中心在浙江绍兴召开2013年全国疾控机构卫生应急工作会议。

10月18日，正式启动扩大戒烟干预试点工作。

10月21—23日，在沈阳举办“酒后驾驶干预能力建设培训”，并完成《中国酒后驾驶干预能力建设培训手册》和培训工具包的开发。

10月21—24日、11月18—21日、11月25—28日妇幼中心分别在北京和成都举办了三期国家卫生计生委/联合国儿童基金会母子健康综合项目师资培训班，来自项目地区的妇幼保健、儿科临床共180余名人员参加了培训，培训内容包括成人培训方法、咨询技巧、孕产期保健和儿童保健咨询卡、基本新生儿保健等。

10月24日，参加第45届亚太公共卫生大会，并展示气候—健康脆弱性综合评估方法和脆弱性综合评估方法和脆弱性指数计算体系的研究成果。

10月24—26日，12320中心在辽宁省沈阳市组织召开2013年全国12320卫生热线工作推进会议。

10月29日—11月1日，慢病中心承办第八届世界危险因素监测联盟全球大会。此次大会为全国各省、各疾病监测点监测工作者提供了与国际同仁交流和学习的机会，也为世界各国从事危险因素监测的人员搭建了交流的平台。

10月，在浙江省杭州市组织召开2012—2013年度全国流感监测与防控工作年会。

10月，《生物医学与环境科学》杂志进入国家卫计委公布的"国家卫生计生委首届优秀期刊奖"名单，排名第二，同时被列为国家卫计委推荐参评"第三届中国出版政府奖"期刊奖的10种期刊之一。

10月，老挝卫生部部长Eksavang Vongvichit先生一行6人来访。

十一月

11月1—4日，职业病诊断标准专业委员会在江苏省无锡市召开标准审查会。职业性丙烯酰胺中毒的诊断等11项标准全部通过审查，其中10标准建议为强制性国家职业卫生标准；职业病诊断文书书写规范标准建议为推荐性国家职业卫生标准。

11月1—4日，CFETP在北京举办了第七届中国现场流行病学培训项目年会，参会人员达400人。

11月1—19日，按照委党代会代表选举工作部署，经过中心京内10个直属单位和机关两个党总支两上两下的推荐提名，根据多数党员和多数党组织的推荐提名意见，中心党委常委会综合两轮推荐提名意见，推荐崔丽等12名同志为委直属机关第一届党委委员，郭伟华等10名同志为委直属机关第一届纪委委员；同意梁东明等26名同志为出席委第一次党代会代表候选人预备人选。11月15日，组织召开中心党代表会议（125名代表），按照差额不低于20%的要求，从26名候选人中选举产生了梁东明等21名出席中共国家卫生计生委直属机关第一次代表会议的代表。

11月7日，在北京召开中国全球基金结核病延期项目启动会。旨在及时推进各省全球基金结核病项目的实施，确保延期阶段项目目标如期实现。

11月11日，在京召开扩大流感疫苗应用政策项目启动会。

11月22日，全国政协科教全国政协科教文卫体委员会委员前来中国疾控中心调研，考察了病毒病所国家流感中心。

11月25—30日，传染病所在北京召开气候变化与健康国际学术研讨会，主要交流内容为气候变化对健康影响研究的方法和技术、概念及相关的案例研究。

11月，政研中心共同主办第六届中国健康教育与健康促进大会。

11月，教育处组织召开首届全国疾控机构教育培训工作会议。国家卫生计生委科教司教育处有关人员，中心领导，全国各省级、计划单列市疾控中心教育培训分管领导及部门负责人，中心机关及直属单位教育培训部门负责人等，共同探讨新形势下如何做好疾控人才培养，部署疾控机构教育培训现状及需求调查。

11 月，免疫中心向 WPRO 提交《2006-2012 年中国消除麻疹进展报告》。

11 月，与日本国立感染症研究所和韩国疾控中心在北京召开第七届传染病论坛。

11—12 月，寄生虫病所成功申请中英全球卫生支持项目 2 项。

11 月，在卫生部领导下，性艾中心与联合国艾滋病规划署（UNAIDS）和世界卫生组织（WHO）联合对 2013 年中国艾滋病疫情进行估计。

十二月

12 月 12—14 日，在北京召开 2013 年全国疾控系统慢性病防控与营养工作会议暨 2013 年中国肥胖预防科学大会。总结 2012—2013 年全国疾控系统慢性病防控与营养工作，交流慢性病防控与营养工作经验，部署 2014 年度慢性病防控与营养重点工作，进行肥胖相关研究及实践交流。

12 月 18 日，国家卫生计生委印发关于成立第七届国家卫生标准委员会的通知，第七届国家卫生标准委员会传染病标准专业委员会成立。

12 月 24 日，召开中心领导班子调整宣布会议，冯子健和王健同志分别被任命为中心副主任和党委副书记、纪委书记。

12 月 27 日，经专家评审，国家寄生虫病参比实验室正式授牌。

12 月，召开党的工作会议，学习十八届三中全会精神，部署 2014 年重点工作，17 名同志进行了心得交流，梁书记对其中的重要内容进行了导学，中心本级及直属各单位专兼职党务干部约 100 人参会。

12 月，系统整理了 1950—2012 年全国法定传染病发病死亡事情数据，建立了 1950—2012 年全国法定传染病发病死亡集合数据库。

12 月，积极应对“媒体乙肝疫苗事件”，开展乙肝疫苗免疫策略论证以及舆情监测工作。在国家卫生计生委的领导下，中国疾控中心组织开展了舆情监测和儿童家长预防接种信任度调查，与 12320 合作在广东和河北开展公众预防接种信任度调查。调查结果为国家卫生计生委正确应对媒体事件提供了科学准确的数据，对短期内澄清事实、消除不良影响发挥了重要作用。

2013 年，我国四川芦山县和甘肃岷县先后遭受了 7.0 级、6.6 级地震，东北遭受特大洪涝灾害。其中芦山地震派出 2 批共 25 名队员，岷县地震派出 2 批共 8 名队员、东北洪涝灾害派出 1 批 4 名队员。在灾区现场有力地指导了当地科学开展传染病防治、安置点公共卫生状况快速评估、疾病监测、食品安全、饮水卫生、环境卫生和媒介生物监测、免疫规划工作和大众健康教育等卫生防病相关工作，促进了灾区应急期和过渡期各项公共卫生工作的顺利开展。

2013 年，巩固中日韩三方合作机制，与日本国立感染症研究所和韩国疾控中心召开第七届传染病论坛，续签第二期中日传染病合作项目协议。

2013 年，组织提交援助巴基斯坦脊髓灰质炎防控冷链设备项目建议书，促进商务部对巴的冷链援助协议的签署；

2013 年，组织撰写申报材料，以中心名义推荐美国艾默瑞大学副校长 Jeffrey Koplan 博士申报 2013 年度国家政府友谊奖，获得成功。

2013 年招收各类研究生 193 人，其中博士生 50 人，学术型硕士生 61 人，全日制 MPH 硕士生32人，在职MPH硕士生40人。

2013年，中心进站博士后11人（与工作站联合招收1人）、出站14人（中非项目博士后5人）。截至2013年12月底在站博士后28人。

2013年，中心获批国家级继续医学教育培训项目78项（其中国家级继续医学教育项目59项、传染病预防控制国家级继续医学教育基地项目19项），实际举办60项。申报2014年新项目39项，备案项目11项，基地备案项目18项。

2013年，CFETP第11期29名学员毕业；招收了第13期新学员35名，其中21人来自18个省及地方疾控中心，14人来自中国疾控中心。自2001年至今，CFETP已累计招收了13期243名学员，覆盖中国内地所有省份。

2013年，CFETP共指导学员开展了274项各类公共卫生实践活动，包括应急调查136项，专题调查47项，监测系统分析和评价51项，灾害应对1项和其他活动39项，2013年度共编辑《现场报告》20期，及时交流了现场调查的重要发现。

2013年，中国疾控中心共办理因公派出任务332批551人次。办理国（境）外来宾访华手续166批524人次；执行国际合作项目共计128个，其中已完工项目17个，新启动项目26个，至2014年继续执行项目85个。

2013年，中国疾控中心牵头，联合包括8名院士在内的46名专家，27家单位共同申报国家科技进步特等奖。

2013年，在北京市开展百家机关单位无烟环境创建活动，通过现场督导和举办戒烟大赛等活动，促进无烟环境的建成和维持。

2013年，组织全国31个省、市、自治区开展全球青少年烟草调查，共有336个区/县的1008所学校参与了本次调查。控烟办与世界卫生组织、美国疾病预防控制中心合作，完成了项目方案及问卷设计，并于9月在山西太原市举办监测培训，来自31个省的业务骨干100余人参加培训。

2013年，高福当选为中国科学院院士，杨维中、李德新、阚飙、舒跃龙、马冠生、孙江平和马沛滨七人获“公共卫生与预防医学发展贡献奖”，段招军获第十三届中国青年科技奖，陈春明获中华预防医学会儿童保健分会儿童保健终身成就奖、中国健康教育与健康促进大会2013年杰出贡献奖。

2013年，中国慢性病及其危险因素监测由162个监测点扩大到具有省级代表性的302个，并开展了第四次现场调查。

2013年，慢病中心在全国范围内开展全国伤害监测评估工作。此项工作的开展为进一步提高监测数据质量，保障监测系统良好运转奠定了基础。

2013年，寄生虫病所积极参与全球卫生活动，举办或参与系列中非消除疟疾、血吸虫病合作活动，完成中非疟疾、血吸虫病合作框架，促进血吸虫病、疟疾作为中非合作卫生试点写入北京宣言，起草中国-坦桑尼亚控制疟疾试点方案。

2013年，中心本级新增设备类固定资产823台件，资产总值约1738万元；调剂设备142台件；报废设备509台件，设备原值608.95万元；无偿调拨设备约3889余台件，设备原值约5471万元。

2013年，召开《以史为镜》丛书老专家编委会议，与作者沟通联系、征集稿件，完成了第十册丛书的印刷工作。

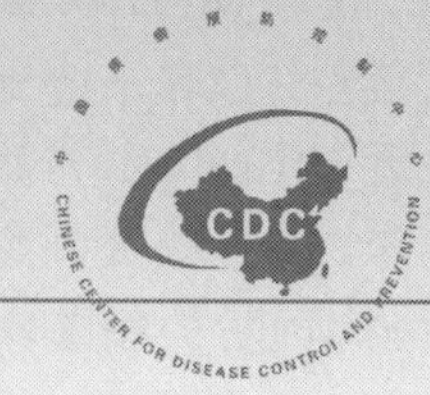

科研成果获奖

中华医学科技奖二等奖

1. 中国艾滋病重大疫情与关键技术研究及应用

——中国疾病预防控制中心

吴尊友、王　宇、王　哲、汪　宁、吕　繁、曾　毅、贾曼红、毛宇嵘、刘中夫、张灵麟

2. 我国虫媒病毒分布及其与疾病关系研究

——中国疾病预防控制中心病毒病预防控制所

梁国栋、付士红、王环宇、李铭华、吕　志、朱武洋、王力华、吕新军、曹玉玺、张海林

中华医学科技奖三等奖

1. 我国甲型H1N1流感大流行的流行病学和防控策略研究及应用

——中国疾病预防控制中心

杨维中、冯子健、余宏杰、高占成、冯录召、廖巧红、向妮娟、许　真

2. 核辐射突发事件医学应急关键技术研究及其推广应用

——中国疾病预防控制中心辐射防护与核安全医学所

苏　旭、刘青杰、刘建香、吉艳琴、拓　飞、秦　斌、张　伟、周　强

中华预防医学会奖一等奖

1. 新发传染病发热伴血小板减少综合征及其病原研究

——中国疾病预防控制中心病毒病预防控制所

李德新、于学杰、王　宇、汪　华、梁米芳、李建东、王显军、金　聪、占发先、鲍倡俊、王世文、毕振强、姚文清、刘　红、冯子健

2. 我国虫媒病毒分布及其与疾病关系研究

——中国疾病预防控制中心病毒病预防控制所

梁国栋、付士红、王环宇、李铭华、吕　志、朱武洋、王力华、吕新军、高晓艳、张海林、曹玉玺、何　英、唐　青、李　浩、陶晓燕

中华预防医学会奖二等奖

1. 我国2009年甲型H1N1流感大流行的流行病学和防控策略研究及应用
——中国疾病预防控制中心
杨维中、冯子健、余宏杰、高占成、冯录召、廖巧红、周 蕾、郑建东、李 群、李中杰
2. 鞘内注射甲氨蝶呤、阿糖胞苷患者发生群体性截瘫事件的病因学研究
——中国疾病预防控制中心
曾 光、马会来、李 波、江 滨、王向波、闫慧芳、沈连忠、徐 昌、万新华、刘慧慧
3. 我国维持无脊髓灰质炎状态十年间疫苗衍生病毒的研究
——中国疾病预防控制中心病毒病预防控制所
许文波、张 勇、祝双利、梁晓峰、李 黎、严冬梅、朱 晖、王东艳、温 宁、李 杰
4. 我国HIV耐药检测技术平台的建立及推广应用
——中国疾病预防控制中心性病艾滋病预防控制中心
邵一鸣、马丽英、邢 辉、刘俊义、廖玲洁、王孝伟、汪 宁、姜世勃、阮玉华、赵全壁
5. 核辐射突发事件医学应急关键技术研究及其推广应用
——中国疾病预防控制中心辐射防护与核安全医学所
苏 旭、刘青杰、刘建香、吉艳琴、拓 飞、秦 斌、张 伟、周 强、杨昌跃、范瑶华

中华预防医学会奖三等奖

1. 土源性、食源性寄生虫病防控策略与应用成效
——中国疾病预防控制中心
王 宇、陈颖丹、李华忠、许隆祺、杨维中、田洪春、汤林华、方悦怡
2. 耐多药肺结核流行特征和治疗管理策略研究
——中国疾病预防控制中心
王黎霞、张 慧、李仁忠、成 君、阮云洲、赵 津、王胜芬、谢 彤
3. 结核菌/艾滋病病毒双重感染防控策略的研究
——中国疾病预防控制中心
成诗明、周 林、赖钰基、刘二勇、王冬梅、李 涛、王 倪、王黎霞
4. 我国城市儿童少年饮食行为及健康影响的研究
——中国疾病预防控制中心营养与食品安全所
马冠生、胡小琪、刘爱玲、张 倩、潘 慧、段一凡、杜松明
5. 中国食物频率法（CFFQ）的建立及其在国家慢性疾病防控中的应用
——中国疾病预防控制中心营养与食品安全所
赵文华、陈君石、何 丽、张 馨、杨正雄、孟丽苹、张 坚、王俊玲
6. 220Rn的测量方法、水平和分布特征及剂量估算研究
——中国疾病预防控制中心辐射防护与核安全医学所
尚 兵、崔宏星、武云云、毕 垒、陆有荣、王宏涛、曹吉生、张庆召
7. 中国农村饮水安全与环境卫生现状及影响因素研究
——中国疾病预防控制中心农村改水技术指导中心
张 荣、付彦芬、李洪兴、姚 伟、张 琦、魏海春、樊福成、张 娟

获奖成果摘要

中华医学科技奖二等奖

中国艾滋病重大疫情与关键技术研究及应用

——中国疾病预防控制中心

吴尊友、王　宇、王　哲、汪　宁、吕　繁、曾　毅、贾曼红、毛宇嵘、刘中夫、张灵麟

背景：2002 年联合国中国艾滋病专题组发表“中国艾滋病之泰坦尼克号灾难”报告，认为中国艾滋病呈爆炸性传播，估计到 2010 年中国艾滋病病毒（HIV）感染数将达到 1000 万。项目围绕准确掌握艾滋病疫情，针对技术瓶颈问题开展研究并推广应用。

内容：开创世界最大规模流行病学筛查 HIV 感染者之先河，2004 年 7 月—2005 年 6 月共检测献血员 904 746 人，发现感染者 25 030 人（2.77%）。揭示了 1995 年发生在献血员中 HIV 感染暴发流行的规模及呈局灶分布特征。

修正联合国艾滋病规划署（UNAIDS）和世界卫生组织（WHO）Workbook 疫情估计模型，并用于全国艾滋病疫情估计，获得 2005 年全国 HIV 感染者及病人 65 万人的结果，得到 UNAIDS 和 WHO 及国内外专家认可。

创建全球规模最大的艾滋病疫情与防治措施落实实时综合监控系统，覆盖全国 16 876 个 HIV 检测机构、1971 个监测哨点、756 个美沙酮治疗门诊、2215 个抗病毒治疗机构，实现了疫情、干预和治疗相关联的实时动态监控。据该系统提供信息苗头，对凉山州和广西开展流行病学研究，发现凉山州布托县一般人群 HIV 感染率高达 7%，疫情已经进入广泛流行状态；揭示广西艾滋病疫情形势严峻，呈分布广、高年龄比例高、病死率高等特点。

系列研究显示：全国艾滋病呈总体低流行、局部地区和重点人群高流行的特征。

创新点：

国际上首次使用普查式检测发现 HIV 感染者的策略，用中国实践证明该策略在特定人群中发现感染者有效，影响并改变了全球艾滋病检测策略。

国际上首次采用对 HIV 感染者实行实名全国联网管理，为准确掌握疫情和落实医疗救助及控制传播等防治措施提供了保障。

修正 WHO 和 UNAIDS 的 Workbook 疫情估计模型，开创全球以地市为基本单位科学评估全国性艾滋病疫情之先河，得到国内外认可。

创建全球唯一、覆盖面最广、管理人数最多、涵盖内容最全的艾滋病疫情与防治措施落实实时综合监控系统。

全面查清 1995 年既往献血员 HIV 暴发流行的规模及呈局灶分布特征，首次发现我国存在普通人群 HIV 感染率类似非洲高流行区的地区。

应用：发表 SCI 论文 32 篇，SCI 影响因子 335.482，被 SCI 收录的文献他引 378 次。疫情估计结果和实时综合监控系统直接用于国家艾滋病“十二五”行动计划制定，扩大 HIV 检测策略作为国家艾滋病防治策略写入国务院文件和国家“十二五”行动计划，并推动了全球艾滋病检测策略改变。

效益：检测策略创新及应用推动了 HIV 感染者发现，感染者实名管理及其应用使得病人随访及治疗得到落实，促使我国艾滋病病死率在 2004—2010 年间下降 64%，HIV 新感染在 2005—2011 年间下降 31.4%，提高了 30 多万感染者的生活质量，在疫情严重地区，基本控制了艾滋病这一社会不稳定因素，促进了社会和谐。

我国虫媒病毒分布及其与疾病关系研究

——中国疾病预防控制中心病毒病预防控制所

梁国栋、付士红、王环宇、李铭华、吕　志、朱武洋、王力华、吕新军、曹玉玺、张海林

本项目自 1980 年代起在我国 29 省（市、区）采集各类标本 897 369 只（份），其中包括蚊虫 841 576 只、蜱虫 16 315 只、白蛉 5968 只、蠓 960 只、蝙蝠 436 只；动物标本 2309 份；临床发热和病毒性脑炎患者标本 18 579 份以及 13 380 份健康人血清标本。对以上标本进行了虫媒病毒分离鉴定及其与疾病关系研究等。

1. 首次发现我国虫媒病毒分布特征。从蚊虫、蜱、蠓、蝙蝠以及病人标本中分离鉴定出隶属于 7 科 10 属 23 种 512 株虫媒病毒，其中 6 种为国际首次报道，13 种为国内首次报道，4 种为国内已知虫媒病毒。首次发现我国乙脑病毒可由 8 种蚊虫、蝙蝠和蠓虫携带；乙脑病毒、盖塔病毒、版纳病毒和 CppDNV 病毒是我国分布最广泛的虫媒病毒。我国广泛分布的三带喙库蚊、中华按蚊、骚扰阿蚊和刺扰伊蚊是我国携带虫媒病毒最多的蚊种。本研究还在国际上首次报道从屑皮伊蚊和背点伊蚊分离到 Tahyna 病毒，首次从我国尖音库蚊标本分离到西尼罗病毒。

2. 国际首次研究了重要虫媒病毒分子变迁及分子遗传进化。阐明乙脑病毒起源时间约为 1700 年及乙脑病毒分子变迁规律；阐明辽宁病毒起源时间约为 300 年；阐明盖塔病毒、巴泰病毒、版纳病毒、辽宁病毒全基因组分子遗传进化特征；阐明国际首次发现并命名的多种虫媒病毒系统进化地位；发现我国存在三种基因型乙脑病毒（1、3 和 5 型）流行。

3. 我国虫媒病毒与疾病关系研究

（1）重要公共卫生意义虫媒病毒与疾病关系研究。国际上首次报道成人乙脑流行与两个基因型乙脑病毒同时感染有关、蝙蝠为乙脑病毒长期储存宿主、首次发现我国乙脑病毒分布与乙脑流行区域相一致、发现西藏为乙脑病毒新疫源地、首次证实我国存在西尼罗病毒和 Tahyna 病毒人畜感染。

（2）我国临床病毒性脑炎患者虫媒病毒感染研究。通过大量临床病毒性脑炎患者标本检测发现我国病毒性脑炎患者中存在乙脑病毒等 8 种病毒感染；乙脑病毒是我国儿童病毒性脑炎患者最重要病原体；我国边境地区存在登革病毒感染输入性病例。

通过长期研究不仅发现我国存在已有的 4 种虫媒病毒以外还发现多种其他虫媒病毒在我国的分布，填补了我国虫媒病毒研究领域的空白。本研究绘制的我国虫媒病毒分布图、我国虫媒病毒与传播媒介种类及地区分布图等对我国相关疾病预防控制、疫情处理、疾病预警预测等提供了强有力的技术支撑，对该类疾病的国际联防联控等也具有重要的长远和现实意义。

截至 2012 年 4 月，发表中英文文章 215 篇，其中 SCI 文章 42 篇，总影响因子 146.901，37 篇文章被引用 366 次（他引 224 次）；主编专著 4 部，参与编写专著 4 册；申报专利 5 项；415 项病毒基因序列登陆国际基因库（GenBank）。

中华医学科技奖三等奖

我国甲型H1N1流感大流行的流行病学和防控策略研究及应用

——中国疾病预防控制中心

杨维中、冯子健、余宏杰、高占成、冯录召、廖巧红、向妮娟、许　真

流感大流行不仅严重危害人类健康，而且会引起社会恐慌和动荡、影响国民经济发展、威胁国家安全，全球高度关注。2009年，甲型H1N1流感（简称“甲流”）大流行在全球暴发流行，来势凶猛。在国家多部委联防联控工作机制和卫生部的领导下，项目组针对甲流流行病学和防控策略中的关键性科技问题开展了系统研究，取得了国际领先的重大科技创新和突破。主要成果有：

1. 积极推动我国流感大流行应对准备工作，开展了大流行的影响评估[IRV 2009]，主持制定了中国流感大流行应急预案，设计、规划、建立和扩大全国流感监测网络，为我国流感大流行应对奠定了坚实的技术基础。组织开展系统的甲流流行病学研究，丰富了国内外医学界对甲流感染、排毒、传播和流行规律的认识。证实甲流病毒排出时限较季节性流感病毒长，可自病人出现临床症状前1天直至病后8天[BMJ 2010]；国际上率先开展了多因素分层研究，确定了肥胖是60岁以下人群甲流感染后伴严重临床结局的独立危险因素[CID2011]；调查和处置国内首起学校内、火车上、旅行团内的甲流暴发疫情，确认了甲流的社区水平传播，阐明了部分传播动力学参数[IRV 2010；J Epidemiol 2011；OSIR 2010]。研究结果为国家监测和防控策略的调整及确定甲流疫苗免疫和抗病毒药物治疗的目标人群提供了重要参考。

2. 首次系统建立流感大流行防治技术规范体系，主持、参与制定甲流监测、暴发调查和处置、密切接触者管理等技术方案31项，使我国传染病大流行应急能力实现历史性突破。实时研判和评估国内外疫情形势，及时向联防联控工作机制和卫生部提供大量准确的疫情信息和专业建议，直接为相关决策提供有力的科学证据。指导全国疾控系统开展甲流监测、疫情形势评估和防控工作，延缓了疫情的扩散速度，降低了疫情对公众健康的危害和社会经济的影响，为今后的呼吸道传染病疫情的防控和应急处置树立了典范。

3. 全面系统评价了我国甲流防控的主要策略及其效果，总结了我国在大流行应对取得突出成绩的宝贵经验，包括建立联防联控工作机制、坚持科学技术对防控的关键作用、使用中医和抗血清治疗措施、疫苗研发过程中的多部门合作、加强风险沟通、重视国际合作[Public Health 2012]。首次利用监测数据评价防控措施对甲流传播的防控效果，证明了边境筛检在大流行早期可延缓其传播速度，节假日关闭学校明显降低了2009年国庆节期间的甲流传播强度[EID 2012]。这些经验和评价结果为我国及国际社会应对将来的流感大流行或其他突发公共卫生事件提供了重要借鉴。

上述成果对我国和全球的流感大流行应对作出了突出贡献。事实证明，我国的甲流防控有效延缓了疫情在我国的扩散速度，没有像西方国家那样宣布卫生紧急状态，维护了社会稳定和经济平稳增长，保障了国庆60周年等重大活动的顺利进行。本成果获得国家级公共卫生机构国际联盟评估组和清华大学评估组的高度肯定；本项目已发表论文20篇，其中SCI收录论文10篇，发表在BMJ、CID、EID等感染病和公共卫生领域的国际权威杂志，累计影响因子113分，论文SCI他引449次。

核辐射突发事件医学应急关键技术研究及其推广应用

——中国疾病预防控制中心辐射防护与核安全医学所

苏　旭、刘青杰、刘建香、吉艳琴、拓　飞、秦　斌、张　伟、周　强

研究背景：核与辐射技术已广泛应用于工农业生产、军事和医学等领域，极大地促进了社会进步与经济发展。然而，核与辐射技术在造福人类的同时，事故时有发生，伤害和威胁着人民的生命健康和安全，除直接造成人员伤亡外，还会引起极大的心理恐慌，甚至影响社会稳定和国家安全。为加强核事故医学应急工作，降低或控制辐射危害，提高应急能力，本项目根据国家需要，开展了核辐射突发事件医学应急关键技术研究并推广应用。项目包括三个部分：一、生物剂量估算技术研究；二、核辐射突发事件监测、识别及判定技术研究；三、核辐射突发事件医学应急决策技术研制。

研究方法、技术路线及主要结果：①研究了超大剂量电离辐射诱导早熟染色体凝集剂量学方法，建立了 14 条大剂量范围内（γ 射线 20Gy、中子 10Gy）剂量效应关系曲线；研究建立了荧光原位杂交方法分析染色体易位和多种材料电子自旋共振回顾性剂量重建方法；研究了局部受照剂量估算技术，提高了其剂量估算准确度；研究单细胞凝胶电泳分析、基因表达和 T 细胞受体突变测定技术，建立了快速、高通量生物剂量估算方法。②集信号核素判定、γ 实时成像、核辐射车载监测技术为一体，研究建立了核事件现场识别与判定技术和信号核素数据库；建立了我国部分核电站周边和敏感地区食品和饮用水放射性基线数据库、全国饮用水总 α、总 β 放射性活度数据库；研究建立了萃取色层快速分离低水平钚和电感耦合等离子体质谱（ICP-MS）分析放射性核素的方法。③采用客户端 / 服务器结构开发，在地理信息系统（GIS）上建立了核设施及敏感地区的环境和健康基线数据库；通过分析相关辐射参数，开展了辐射剂量估算、健康效应后果评价等方面研究。形成了一套集健康基线数据系统、后果评价信息系统、技术支持系统和辅助指挥系统为一体的决策支持系统。

创新点及主要贡献：①利用多种学科手段建立了我国放射事故受照人员生物剂量系列估算方法，对于局部受照、超大剂量和回顾性剂量估算问题的解决提供有效方法和科学依据，并应用于国内多次放射事故受照人员的剂量估算。②通过集成多种监测技术、建立了现场信号核素识别判据、建立先进的快速放化分离 ICP-MS 分析低水平放射性核素方法等关键技术，实现了对核事件的现场快速识别和判断。③该项目利用先进开发平台，提出了 B/S + C/S 混合架构技术，创建了核事故医学应急响应决策指挥平台，解决了不同编程语言之间数据交换的问题，在国内首次使用蒙特卡罗模拟等方法研制了放射事故外照射剂量估算软件。

应用推广情况：①本项目研究成果在全国得以广泛应用，并在国内多起放射事故处置中发挥重要作用。②本项研究成果共发表论文 137 篇（SCI 14 篇），共计被引用 186 次，出版专著 6 部，研制国家标准 2 部。

社会及经济效益：该成果的推广应用进一步提升了我国核事故医学应急响应能力，具有重大的社会效益和间接经济效益。

中华预防医学会奖一等奖

新发传染病发热伴血小板减少综合征及其病原研究

——中国疾病预防控制中心病毒病预防控制所

李德新、于学杰、王　宇、汪　华、梁米芳、李建东、王显军、金　聪、占发先、鲍倡俊、王世文、毕振强、姚文清、刘　红、冯子健

发热伴血小板减少综合征（Sever fever with thrombocytopenia syndrome，SFTS）是我国首次发现和命名的具有重要公共卫生意义的新发传染病，发热伴血小板减少综合征病毒（SFTSV）是我国首次发现和命名的引起 SFTS 的高致病性病毒，属于布尼亚病毒科，是白蛉病毒属的一个新成员，也是迄今为止在我国发现的第一个高致病性白蛉病毒属病毒。

2009 年以来我国湖北、河南和山东等 6 省市相继报告一组不明原因的新发传染病病例，临床表现为发热，血小板减少、白细胞减少及多脏器功能损伤等，病情严重者可引发神经系统症状、昏迷、休克、全身弥漫性血管出血和死亡。早期该病病死率达到 30%，一度引起社会恐慌和关注，被新闻媒体称为“蜱虫病”，后被命名为“发热伴血小板减少综合征”。项目团队在传染病重大专项资助下，利用项目建立的重大传染病未知病原筛查、应急处置检测和监测技术平台体系，在 SFTS 未知病原体筛查、病毒分离，基因组解析、病因确定，实验室检测和诊断方法建立，流行病学分布特征，病毒宿主、传播媒介以及传播方式，疾病临床特征、进程及转归、动物模型和发病机制等多个方面取得重大突破，及时为国家制定防治策略提供了理论依据和技术支撑。本项目为传染病重大专项能力建设标志性成果之一，也是我国近年来首次发现和确定一种新发传染病及其病原并首次命名。

本项目主要创新点为：

1. 首次发现新布尼亚病毒，首次解析新病毒全基因组序列、分离到病毒、获得病毒纯化颗粒、观察了病毒超微结构和形态特点等。

2. 首次确定具有重要公共卫生意义的新发传染病 SFTS 的病因，建立 SFTS 病毒核酸和抗原抗体实验室诊断方法，证实 SFTS 病人血清对 SFTS 病毒的特异性免疫反应，首次确定 SFTS 病毒为发热伴血小板减少综合征病原，为国家卫生主管部门制定 SFTS 防治策略提供了理论依据和技术支撑。

3. 首次阐述 SFTS 的流行病学特征，发现蜱虫为 SFTS 的主要传播媒介，发现 SFTS 病毒具有广泛宿主范围，羊、牛、狗、鸡等可能为病毒的中间扩增宿主，发现人、动物和蜱中分离的 SFTS 病毒基因序列具有高度同源性。

4. 首次发现 SFTS 病毒感染可发生人—人传播，证实 SFTS 病毒人—人传播由直接接触 SFTS 病人血液或分泌物引起。

5. 首次阐述 SFTS 临床特征和进行临床进程分期，指出了 SFTS 临床转归和预后的关键期，发现了与疾病严重程度和预后相关的生物标识分子；并揭示了病毒载量与细胞因子之间的相关性。

6. 首次建立 SFTS 病毒感染动物模型，发现肝、肾、脾病理改变；脾为病毒复制的主要靶器官，发现脾巨噬细胞对黏附病毒的血小板的大量清除是导致血小板减少的发病机制。

7. 首次建立 SFTS 病毒的实验室检测方法，及时提供全国疾控系统及相关单位用于 SFTS 检测和临床病例调查；首次研制成功 SFTS 病毒核酸检测试剂盒，获得国家药监局批准的医

疗器械证书文号（国食药监械（准）字2011第3401666号）。

8. SFTSV相关基础研究。首次获得人源抗SFTSV基因工程抗体，解析N蛋白抗原位点；首次解析SFTSV核蛋白晶体结构及相关复合物，发现病毒RNA结合的关键位点；发现SFTSV非结构蛋白NSs抑制干扰素生成和转录因子NF-κB活性；完成疫苗研究前期研究和成果转让等。

上述成果先后发表在New Engl J Med，Proc Natl Acad Sci U S A、Clin Infect Dis、J Infect Dis等国际顶级医学杂志（总影响因子IF＝184.692），产生重要国际影响，同时为卫生部制定《发热伴血小板减少综合征防治指南（2010版）》提供了理论依据和技术支撑，指导临床医生和疾病预防控制专业人员做好该病的预防和治疗。新病毒正式命名已递交国际病毒命委员会（ICTV）。目前已与美国NIH、美国CDC、日本NIH、中国香港大学等建立合作研究。美国于2012年发现类似SFTS的病毒；Heartland病毒，日本近日诊断了该国第一例SFTS病例，提示SFTSV的流行远不止我国。通过本项目的实施，检验和完善了我国近年来逐步建立的新发传染病应对体系和机制，提高了新发传染病应对能力，是一个新发传染病未知病原筛查和病因确定的典型范例，对于提高我国新发、突发公共卫生问题应急处置能力具有重要意义。项目的创新性在同类研究中达到了国际领先水平。

中华预防医学会奖二等奖

鞘内注射甲氨蝶呤、阿糖胞苷患者发生群体性截瘫事件的病因学研究

——中国疾病预防控制中心

曾　光、马会来、李　波、江　滨、王向波、闫慧芳、沈连忠、徐　昌、万新华、刘慧慧

背景：2007年7月6日，国家药品不良反应监测中心报告：广西、上海的三家医院共有25例白血病等癌症患者鞘内注射甲氨蝶呤出现截瘫等不良反应。国家权威部门对可疑批号药品进行反复检测、对药品生产过程全面检查均未发现异常。国家食品药品监督管理局和卫生部公告暂停甲氨蝶呤相关批号药品用于鞘内注射后，又有医院报告鞘内注射阿糖胞苷发生截瘫的病例。为迅速查明病因、将危害控制在最低程度，我们开展了本课题研究。

方法和结果

1. 临床。制定病例的诊断标准，对病例逐一核实诊断，确定了分别鞘内注射甲氨蝶呤或阿糖胞苷发生截瘫等不良反应的患者均为同一性的脊髓神经根神经病；

2. 流行病学。开展回顾性队列研究，以2007年6—9月在12家医院进行鞘内注射治疗的448例白血病等癌症患者为研究对象，采用多因素分析方法，分析患者因素（原发疾病种类、病程、年龄）、治疗因素（联合用药、单针剂量、化疗方案等）、药品因素（鞘注药品批号、次数）等多种因素与发病的关联性，锁定了仅4个可疑批号药品与患者发生截瘫有关；

3. 药品生产。对药品生产企业进行现场调查，比较4个可疑批号药品与其他批号药品在原料和配方、工艺和设备、生产人员和时间等方面的异同性，发现了4个可疑批号药品生产前均生产过硫酸长春新碱，该药因突出的剂量限制性神经毒性而严禁用于鞘内注射；

4. 形成病因学假设。先后提出了“两种药物在生产过程受到同一物质污染”、“可疑批号药品在生产过程受到硫酸长春新碱污染”的病因学假设；

5. 验证病因学假设。采用液相色谱—质谱定性分析比对和超高相液相色谱定量分析方法，查明了仅可疑批号药品中检出微量硫酸长春新碱（0.28～18μg/瓶）；

6．建立食蟹猴和Beagle犬两个种属动物实验模型，证实了鞘内注射可疑批号药品或含硫酸长春新碱药品的动物均表现出与人临床相似的神经毒性反应症状。

创新点

1．首次报道鞘内注射甲氨蝶呤、阿糖胞苷导致白血病等癌症患者发生群体性截瘫的药害事件。

2．系统地将流行病学研究思路和方法成功运用于群体性不明原因药害事件的病因学研究，从因果推论的八项原则上，全面证实了鞘内注射受微量硫酸长春新碱污染的甲氨蝶呤或阿糖胞苷与截瘫发生的因果关系，充分展现了流行病学研究方法在解决不明原因疾病或突发公共卫生事件中的优势和价值。

3．突破以药品检测、药品生产检查处理药害事件的传统思路和方法，建立以流行病学顶层设计、锁定研究方向的新思路，并采用建立病例诊断标准、检测药品中微量杂质成分的新方法、建立多个种属动物实验模型等多学科研究的关键技术和新方法，对迅速查明并确认本起药害事件病因具有决定性作用。

主要贡献

1．迅速侦破本起药害事件原因，并在破案前两周提出"全面停止华联药厂甲氨蝶呤、阿糖胞苷用于鞘内注射的建议"为决策部门采纳，及时、有效地控制了事件的进一步蔓延和危害。

2．为政府和司法部门依法处置事故责任方，妥善处理患者康复、治疗、理赔等善后工作，平息事件影响提供了强有力的科学证据。

3．促使国家有关部门及时修订了抗肿瘤药品生产质量管理规范、避免类似事件的再次发生具有重要的指导意义。

应用推广

本研究是以流行病学为主导、整合多学科力量、协作解决突发公共卫生事件的成功范例，对拓展流行病学科的应用领域具有深远影响；本课题培养了1名博士生，研究论文在《Journal of Clinical Oncology》（影响因子18.372）和《药物不良反应杂志》上发表，对国内外开展类似研究具有广泛的借鉴意义；研究成果应用于2010年《药品生产质量管理规范》的修订，由原来的"抗肿瘤类化学药品应避免与其他药品使用同一设备和空气净化系统"改为"抗肿瘤类药品应使用专用设施（如独立的空气净化系统）和设备"。

社会及经济效益

研究成果为相关医院迅速恢复医疗秩序、避免进一步的经济损失具有决定性贡献；提前2周全面停止华联药厂甲氨蝶呤、阿糖胞苷用于鞘内注射，对正在使用阿糖胞苷问题批号的7家医院，至少避免了130名患者因继续鞘注问题药品而发生截瘫，减少了5200万～9100万的经济损失。

我国维持无脊髓灰质炎状态十年间疫苗衍生病毒的研究

——中国疾病预防控制中心病毒病预防控制所

许文波、张　勇、祝双利、梁晓峰、李　黎、严冬梅、朱　晖、王东艳、温　宁、李　杰

研究背景：世界卫生组织宣布，包括中国在内的西太平洋区于2000年被证实实现无脊髓灰质炎（脊灰）。然而本研究发现部分儿童接种口服脊灰减毒活疫苗（Oral polio vaccine,

OPV）后，疫苗病毒在人体内复制，并会随着粪便向外环境排泄，在未免疫或未全程免疫的儿童中循环，循环一段时间后，疫苗病毒会发生核苷酸突变，VP1区核苷酸变异率≥1%，就称为脊灰疫苗衍生病毒（Vaccine-derived poliovirus，VDPV），其经常发生一些毒力位点回复突变和基因重组，从而带有脊灰野病毒的一些表型特征。

研究方法和技术路线：本研究团队通过采用统一的细胞系、统一的病毒分离和鉴定方法在全国脊灰实验室网络中系统地开展了急性弛缓性麻痹（Acute flaccid paralysis，AFP）病例脊灰病毒学监测和研究，及时发现了多起脊灰疫苗变异株、循环VDPV和免疫缺陷患者服苗后VDPV引起的脊灰病例。使用全基因组核苷酸序列分析技术，转基因小鼠神经毒力试验，以及生物信息学的方法对这些VDPV进行了分子生物学性状研究。

创新点和主要贡献

1，在我国建立了适合无脊灰状态下的VDPV监测体系：国家脊灰实验室作为世界卫生组织西太平洋地区脊灰参比实验室，通过采用统一的细胞系、统一的病毒分离和鉴定方法，对省级脊灰网络实验室开展技术培训和质量控制，从而及时发现了我国2001—2010年由脊灰疫苗变异株或VDPV引起的脊灰病例（如2004年贵州和2006年广西cVDPV暴发，2005年安徽iVDPV病例等），并证实无脊灰野病毒输入病例，为中国连续十年向世界卫生组织提交维持无脊灰状态证实报告提供了详实的科学依据。

2，在国际上首次阐明了中国脊灰疫苗变异株和VDPV循环早期的重要生物学性状：发现在我国消灭脊灰野病毒之后，II型脊灰疫苗病毒VP1编码区变异3～4个核苷酸即可引起其2个已知的毒力位点完全回复突变并引起聚集性AFP病例；证明循环的VDPV和人肠道病毒重组与其神经毒力的升高和传播力的增强没有必然的联系；确认I型脊灰病毒5' 非编码区G-480位点不是其最重要的神经毒力决定位点。

应用推广情况：研究结果为我国卫生行政部门制订脊灰疫苗强化免疫策略所针对的人群、年龄组和地理区域提供了重要的科学依据，为早期控制和阻断疫苗变异株或VDPV的循环和传播赢得了时间，保证我国维持了无脊灰状态。

社会及经济效益：本研究成果对我国维持无脊灰具有重要的社会和经济价值，其成果支持了我国VDPV相关事件应急预案的制订，推动了我国自主研发脊灰病毒灭活疫苗的决策和进程，同时，也为全球和我国在维持无脊灰阶段疫苗使用策略的制订、疫苗种类的选择和新型OPV的研制提供了重要的科学依据。

我国HIV耐药检测技术平台的建立及推广应用

——中国疾病预防控制中心性病艾滋病预防控制中心

邵一鸣、马丽英、邢　辉、刘俊义、廖玲洁、王孝伟、汪　宁、姜世勃、阮玉华、赵全璧

抗病毒治疗可显著降低HIV患者的病死率并降低其传播性。HIV耐药病毒的发生是治疗失败的主要原因之一。本项目从流行病学、生物学、分子生物学和生物信息学层面对我国HIV耐药毒株的发生和演化进行了深入研究，并建立了系统的HIV耐药检测技术平台，推动了我国HIV耐药检测监测工作。

1. 建立达到国际规范的HIV耐药监测检测技术平台，并在全国推广应用。在我国免费抗病毒治疗之初，率先在国内开展HIV耐药检测监测，建立适合我国应用的耐药基因型和表型检测技术，并将之推广到全国25个省市疾控系统以及多家医院。该技术平台通过世界

卫生组织（WHO）认证，成为HIV耐药国家级实验室，并晋升为WHO西太区唯一的HIV耐药区域实验室，为巴基斯坦和柬埔寨等国提供了耐药技术支持。

2．阐明HIV耐药在我国抗病毒治疗人群中的发生和发展模式及其对治疗效果的影响。系统地分析了抗病毒治疗过程中耐药性发生发展进程，与CD4计数和病毒载量的关系，查明了影响HIV耐药性产生的主要因素，标定了不同药物方案诱导的主要耐药谱。在8年前瞻性队列研究中测定出抗病毒治疗失败、耐药、免疫学失败和死亡四个事件的顺序和间隔时间，为卫生部门有序调配资源，及时更换二线治疗药物提供了科学的依据。

3．开发我国HIV耐药分析软件，首先报道了我国HIV-1流行毒株的耐药基因型和表型特征，以及遗传多态性位点对耐药结果判定的影响，指出我国使用国际耐药数据库的适用范围和局限性。软件已被国际数据库审核接受和多国学者下载，为国际HIV耐药数据库提供了大量的耐药毒株资料。

4．建立了对我国HIV耐药株传播的动态监测系统。发现全国免费抗病毒治疗之前我国HIV耐药水平很低，随着治疗的扩展耐药传播水平有所增高。同性恋治疗人群出现中度耐药毒株的传播。研究结果为卫生部门制定科学和有针对性的耐药防治措施提供了依据。

5．分离和鉴定了一批我国治疗人群的主要HIV耐药毒株，供国内科研院所用于抗耐药病毒研究，指导我国HIV药物开发的靶向研究。在多年耐药分子流行病学调查的基础上，针对我国抗病毒治疗过程中出现最早和频率最高的耐药位点Y181C和K103N，设计出拥有我国自主产权并能有效抑制我国HIV耐药病毒株的先导化合物，达到国际先进水平。

本研究发表50篇主要论文（SCI 36篇）中，影响因子101，被引253次。申报国家发明专利3项（授权1项，实审2项）。培养研究生20名，为20多个省培养了HIV耐药检测监测队伍，协助政府制定有效的艾滋病治疗策略，提供了技术支撑，提升了我国HIV耐药监测和研究水平。

中华预防医学会奖三等奖

土源性、食源性寄生虫病防控策略与应用成效

——中国疾病预防控制中心

王　宇、陈颖丹、李华忠、许隆祺、杨维中、田洪春、汤林华、方悦怡

研究成果

1．首次建立了我国蛔虫、钩虫病化疗策略数学模型。基于现场和实验室大样本（n＝2768）获得感染率、基本繁殖率、药物疗效等模型参数，建立了蛔虫、钩虫病化疗策略数学模型，为优化我国防控技术方案提供了基础。

2．首次阐述了我国华支睾吸虫病的疾病负担。研究发现华支睾吸虫感染后伤残权重达到0.075，感染所致胆管癌的比值比达到4.47，华支睾吸虫感染者胆管癌的发生率男性为35/100 000，女性为25/100 000。为确定防治重点对象提供了重要参考。

3．创新性地提出了有效防控策略与措施，示范区实施效果好。首次提出以健康教育为先导、以传染源控制为主、“四改一驱虫”（改水、改厕、改善环境、改善行为、群体驱虫）的策略与措施，并在8个省共10个县建立了覆盖450.3万人口的寄生虫病防控示范区，6个土源性线虫病防控示范区平均感染率从32.98%下降至7.61%，下降幅度为76.92%，其中Ⅰ、Ⅱ、Ⅲ类流行区的平均下降幅度分别为68.66%、79.20%和87.08%，仅儿童就减少了13 445.388

人年的生命年损失，提前达到了全国《规划》的中期目标，并接近《规划》2015年目标；4个食源性寄生虫病防控示范区平均感染率从42.81%下降至17.16%，下降幅度为59.93%，提前达到了《规划》2015年目标。世界卫生组织专家组对我国现场控制效果给予高度评价。

4. 规范了我国防控技术标准。制订的《土源性线虫病防治技术方案》，于2010年6月由卫生部印发，制订的《华支睾吸虫病诊断标准》(WS309—2009)作为我国卫生行业标准由卫生部于2009年3月发布。

5. 研发了"寄生虫病防治信息管理系统"。建立了蛔虫、钩虫、鞭虫、华支睾吸虫病等寄生虫病防治进展数据、监测数据的网络直报系统，为提高疫情监测效率提供了技术平台。

推广应用：发表论文164篇，其中23篇被SCI收录，总影响因子为60.5分。出版专著7部。在国家示范区的带动下，2008—2011年，全国有12个省共239个县推广国家示范区经验。项目期间各级举办培训班266次，培训乡级以上专业人员17 937人次。获得实用新型专利了1项：2011年10月26日，"加藤厚涂片法专用定量板"，专利号：ZL 201120025026.3。

耐多药肺结核流行特征和治疗管理策略研究
——中国疾病预防控制中心

王黎霞、张　慧、李仁忠、成　君、阮云洲、赵　津、王胜芬、谢　彤

根据地域、社会经济状况和结核病疫情等因素，在全国选择了覆盖2800万人口的5个省5个地(市)的45个县(区)作为研究现场。开展集"发现、治疗、管理及监测"为一体的耐多药肺结核(MDR-TB)控制策略的干预研究，分析MDR-TB的流行特征以及影响因素。此外，验证评估国内外最新研发的2种MDR-TB快速分子生物学诊断技术。

主要研究结果和结论：

1. 依托医疗机构与疾控机构合作的服务体系，实施集"发现、治疗、管理及监测"为一体的MDR-TB控制技术策略，在提高患者发现，规范治疗管理，改善患者治疗状况和减轻患者经济负担等方面效果显著。

2. 与治疗管理相衔接的、以个案为基础的MDR-TB常规监测系统，能实时掌握研究地区MDR-TB的流行特征及变化趋势。

3. 涵盖MDR-TB发现、治疗、管理、和患者经济负担四个方面的MDR-TB控制策略综合评价指标体系，可系统评估MDR-TB控制工作的过程及成效。

4. 个体的遗传因素、户籍类型、性别、病灶部位及严重程度、治疗状况和免疫水平以及一个地区结核病防治工作的实施时间和防治水平、气候、地理、卫生资源配置和服务质量等因素均与MDR-TB的发生相关。

5. 建立了MDR-TB新诊断技术的验证平台和方法。通过对2种新诊断技术的同步验证，证明2种技术不仅能准确地检测MDR-TB，而且能大幅度缩短诊断时间(由65天减少到6天)。

成果应用推广情况：

1. 验证可行的MDR-TB治疗管理策略已被写入《耐多药肺结核防治管理工作方案》和《现代结核病控制理论与实践》中，这两本书是指导和规范MDR-TB控制工作的技术指南和教材。

2. 以个案为基础的实时MDR-TB常规监测系统已被应用在全国"结核病管理信息系统"

中。全国26个省91个地（市）已利用该系统监测MDR-TB疫情、流行特征以及防控工作。

3. 建立的MDR-TB控制综合评价指标体系中的核心指标已被纳入至将于2013年再版的《中国结核病防治规划系列—监控与评价指标》中。

4. 本研究于2010年完成MDR-TB新诊断技术的验证评估，所提出的建议已被纳入到2011年11月由国务院办公厅下发的《全国结核病防治规划（2011—2015年）》中。

5. 已有23个省份的80个地（市）在日常的MDR-TB发现工作中采用本研究所证实的以所有涂阳肺结核患者作为MDR-TB筛查对象的成果。

6. 原中国卫生部—盖茨基金会结核病防治项目和中国全球基金结核病项目均借鉴了本研究所验证的MDR-TB控制的技术策略和医防合作服务模式。

7. "一种从血块中快速提取基因组DNA的方法"发明专利，已被北京胸科医院和北京市昌平区结核病防治所自2011年开始采用，共提取1300人份的DNA，节约经费约40万元。

8. 研究组截止目前已正式发表与项目内容相关的文章26篇（其中SCI文章1篇），共计被引用68次，其中他引57次。

9. 共培养了2名博士研究生，5名硕士研究生。

结核菌/艾滋病病毒双重感染防控策略的研究

——中国疾病预防控制中心

成诗明、周　林、赖钰基、刘二勇、王冬梅、李　涛、王　倪、王黎霞

研究背景：结核菌/艾滋病病毒（TB/HIV）双重感染是全球突出的公共卫生问题和社会问题，也是我国结核病控制面临的重大挑战。本研究的目的是探索我国TB/HIV双重感染的流行病学特征，制定适合我国特点的TB/HIV双重感染防控策略。

研究方法和技术路线：本研究采用描述流行病学的方法，通过疫情监测、策略实践应用，形成适合我国特点的TB/HIV双重感染防控策略，并在全国推广应用。

1. TB/HIV双重感染流行病学特征研究

（1）2006年首次在我国4省6县开展TB/HIV双重感染防治试点研究，探索了TB/HIV双重感染防控合作模式，初步获得了结核病患者HIV感染率和HIV/AIDS结核病患病率。

（2）2007—2008年在全国采用分层整群抽样方法，对333个县4.5万例结核病人开展HIV的血清学检测和流行病学调查，获得了我国TB/HIV双重感染的流行病学特征。

（3）2012年根据最优空间抽样统计模型-MSN理论，在全国建立50个结核病人的HIV感染监测哨点，观察疫情变化趋势和防治效果。

2. TB/HIV双重感染防控策略应用研究。2007—2012年在全国艾滋病高疫情的16省143个县（8600万人口），建立合作模式，开展结核病和艾滋病的双向筛查和转介、患者的治疗管理、预防性治疗等策略应用研究。对28万例结核病患者进行了HIV检测，8万例HIV/AIDS进行结核病检查，诊断、治疗及管理TB/HIV双重感染病人1.5万例。

创新点和主要贡献

1. 首次在全国用大样本获得我国肺结核病人HIV感染率的数据，填补了全球TB/HIV双重感染疫情估计中我国数据的空白。

2. 在国际上首次提出对结核病人HIV检测采取符合成本效益的分类指导原则。

3. 提出了具有我国特点的TB/HIV双重感染防控策略，尤其是结核病与艾滋病两大防

治系统联合的防控工作机制。

4. 建立了全国 TB/HIV 双重感染疫情监测体系。

推广应用：本研究提供的防控策略已写入国务院下发的《全国结核病防治规划（2011—2015 年）》、《中国遏制与防治艾滋病“十二五”行动计划》和原卫生部制定下发的《全国结核菌 / 艾滋病病毒双重感染防治工作实施方案》中，已在全国推广应用。2008 年和 2011 年世界卫生组织修订 TB/HIV 双重感染防控策略时借鉴了本研究的经验。

社会效益：本策略的实施推动了 TB/HIV 双重感染患者的早期发现和治疗，对控制结核病和艾滋病的传播、降低患者死亡率、提高患者生存质量具有十分重要的意义，促进了人民群众身心健康与社会和谐发展。

我国城市儿童少年饮食行为及健康影响的研究

——中国疾病预防控制中心营养与食品安全所

马冠生、胡小琪、刘爱玲、张　倩、潘　慧、段一凡、杜松明

一个人的饮食行为是从儿童少年时期发展和形成的，饮食行为一旦形成，往往会持续一生。饮食行为不仅对现在的健康产生影响，还会影响一生的健康。这一时期加强教育和干预，引导其养成健康的饮食行为习惯，具有重要的社会意义。

关于儿童少年饮食行为的研究，国内的研究大多不够系统、全面，更是缺乏与健康影响的分析。因此，本研究以饮食行为为切入点，首先对既往发表文献进行综述，在对 1992 年全国营养调查数据中关于儿童早餐行为以及和营养素摄入量的关系进行了初步分析后，于 1997 年开展了早餐对小学生认知能力和身体耐力影响的专项调查研究。为了解我国儿童少年饮食行为的现况及变化趋势，先后于 1998 年和 2008 年对我国城市儿童少年饮食行为及影响因素进行了调查。在这些研究基础上，于 2009 年进行了儿童少年饮食行为与健康关系的研究。本研究主要发现：

1. 早餐是一天中最重要的一餐，不吃早餐及早餐食物种类单一不仅是引起我国儿童膳食营养摄入不足的主要原因，还是增加儿童肥胖及相关慢性病的一个独立危险因素。

2. 我国城市儿童少年西式快餐的消费普遍，西式快餐消费率和消费频率迅速增加；经常食用西式快餐是增加儿童肥胖风险的一个独立因素。

3. 我国城市儿童少年饮料的人均消费量有所上升，牛奶酸奶和碳酸饮料的饮用比例下降，其他含糖饮料的饮用比例上升，且含糖饮料的消费增加儿童肥胖和代谢综合征的风险。

4. 我国城市儿童少年吃零食的现象普遍，始终保持在较高水平，吃零食的比例呈现上升趋势，且零食种类的发生了变化。经常吃不健康零食会增加儿童患肥胖及代谢异常的风险。

5. 我国儿童少年平均每天看电视的时间已接近发达国家水平，中小学生在看电视时总是或经常吃零食，观看电视的时间直接与肥胖的风险增加相关，是肥胖的独立的危险因素。

本研究为《中国营养科学全书》《中国居民膳食指南》和《中国学龄儿童少年超重和肥胖预防与控制指南》以及中国儿童少年营养与健康报告《培养健康饮食行为　促进儿童健康成长》提供了基础数据和循证依据；研发了适合我国儿童少年的 " 快乐 10 分钟 " 项目，并作为全国健康生活方式行动的主要措施在全国推广；编制《健康校园》（发行量为 16 万册）、《马博士谈营养》（发行量为 1 万册）等科普书籍，通过多种途径大力开展宣传教育，对促进我国儿童少年养成健康的饮食行为发挥了积极作用。

本研究历时将近20年，不仅探讨了我国儿童少年饮食行为现状及变化趋势，还进行了饮食行为的干预研究，填补了我国此研究领域的空白。

中国食物频率法（CFFQ）的建立及其在国家慢性疾病防控中的应用

——中国疾病预防控制中心营养与食品安全所

赵文华、陈君石、何　丽、张　馨、杨正雄、孟丽苹、张　坚、王俊玲

膳食结构和营养会对慢性疾病的风险产生影响。自20世纪70年代以来，随着中国经济的发展，人们的生活方式、特别是膳食结构发生巨大改变，随之而来的是疾病谱的变化，慢性病成为影响健康的重要疾病。因而探讨膳食对慢性病的影响也成为研究热点。膳食评价是营养学研究的基本手段。自20世纪50年Stephanik和Trulson等发明了食物频率问卷法（FFQ）并用于膳食评估以来，该方法逐渐被接受和使用，并成为国际流行病学研究中膳食评价的首选方法。FFQ的信度和效度在国际上已通过大量的人群研究得以验证，但FFQ用于亚洲人群的研究很少。1996年前，国内已发表的许多流行病学研究结果，大多采用24小时回顾法来记录个体一日或多日食物消费量，FFQ在本研究前未在中国使用。

本课题组自1996年起开始中国人群FFQ（CFFQ）膳食评价方法的建立、验证及推广应用研究。1996年首次建立包括17类食物的简化CFFQ，对1.2万人群进行调查1998建立了包括16类84种食物的CFFQ，对四城市540名中老年人进行膳食与健康研究；1999—2001年，开展了CFFQ信度与效度研究，所用CFFQ包括17类149种食物，共有271名成年人参加，信度和效度与国际研究结果一致。

综上，本研究的发明、创新和主要贡献为

（1）建立并验证了适合中国膳食特点的、可用于不同规模、不同目的CFFQ膳食调查法，包括"FFQ短问卷"和"FFQ长问卷"，并创立了膳食摄入数据转化为营养素摄入量的食物聚类分析系统（FGAS）及其数据库。

（2）CFFQ的建立推动了我国膳食评价方法的进步，解决了估计长期食物摄入量的技术难点；首次为我国开展长期膳食习惯与健康关系的研究建立了科学、可行的方法。

（3）大范围、大人群应用证明，CFFQ可用于：中国成人群体及个体食物消费频率、日常食物消费量、营养素摄入量、膳食模式及饮食习惯评价；营养与疾病、特别是慢性病的关系研究以及干预效果评价。

（4）该方法被应用在20余项各种膳食评价目的的国内外研究中，并在国家级调查和监测工作中持续使用，包括10万人的"2002年中国居民营养与健康状况调查"、近10万人的"2010年中国慢性病及危险因素监测"、50万人的"中英慢病前瞻性研究项目"以及"城乡前瞻性流行病学研究"、国家十五、十一五科技攻关项目等，为促进营养相关疾病、特别是慢性病的防控作出了贡献。

（5）与传统的24小时回顾法相比，CFFQ简单易行，能节约70%以上的时间和人力成本，已成为我国营养流行病学研究的首选方法。

查新查引结果及综合评估，本研究完成的中国CFFQ膳食调查法，处于"国际先进水平"；填补了国内空白并已被广泛应用，属"国内领先水平"。

^{220}Rn的测量方法、水平和分布特征及剂量估算研究

——中国疾病预防控制中心辐射防护与核安全医学所

尚　兵、崔宏星、武云云、毕　垒、陆有荣、王宏涛、曹吉生、张庆召

氡及其子体是诱发人类肺癌的主要因素之一，以往对室内氡的研究主要集中于 ^{222}Rn。^{220}Rn 是氡的重要同位素，来源于自然界 ^{232}Th 系的衰变。由于 ^{220}Rn 的半衰期只有 55.6 秒，迁移距离有限，长期以来室内 ^{220}Rn 被认为剂量学意义不大而被忽略。本研究首先发现并证实我国传统土结构房屋中存在有剂量意义的 ^{220}Rn，研究结果引起国内外广泛关注。我国土壤中 ^{232}Th 含量的背景值高于世界均值，有上千万人口居住在传统土结构房屋或潜在高 ^{220}Rn 地区，^{220}Rn 的问题在我国具有一定特殊性和普遍性。

本研究以国家自然科学基金《室内 ^{220}Rn 及衰变产物的分布与剂量贡献的研究》10675105 为契机，结合我国研究中发现的问题，针对 ^{220}Rn 的测量技术、调查评价方法和剂量估算中存在的空缺和实际工作需要，研究开发 ^{222}Rn、^{220}Rn 分辨型探测器和子体测量装置，建立符合我国国情并与国际接轨的调查评价体系，完成典型地区现场调查和居民受照剂量估算，基本掌握我国典型地区和主要房屋结构中 ^{220}Rn 的活度水平和分布特点，为补充人类对 ^{220}Rn 的认识、制定相关控制标准和治理对策提供技术方法和基础数据。取得主要研究成果如下：

1. 结合我国独特的现场（传统土结构房屋和土壤 ^{232}Th 辐射背景）开展研究，首次发现并证实了人类居住环境存在有剂量意义 ^{220}Rn 的照射问题。

2. 针对 α 径迹探测器（Alpha Track Detector，ATD）受 ^{220}Rn 干扰问题，通过控制探测器空气交换率，研制出小型、实用的 ^{222}Rn-^{220}Rn 分辨型探测器。参加首届国际同类探测器比对，^{220}Rn 测量的符合率 $>95\%$，分辨效果和可靠性达到国际先进水平。

3. 建立完善了 ^{220}Rn 剂量评估方法。提出的距离平衡因子估算 ^{220}Rn 子体活度浓度的方法和径迹比修正 ^{220}Rn 干扰数据的方法，为大规模准确评估室内 ^{220}Rn 照射水平和居民受照剂量开辟了新的途径。

4. 系统研究了我国典型地区室内 ^{220}Rn 及其子体的水平、分布特点、影响因素和季节变化规律，估算了我国不同地区居民吸入 ^{222}Rn、^{220}Rn 的受照剂量和比率。初步弄清我国室内 ^{220}Rn 的水平、来源和分布特点，对深入了解 ^{222}Rn、^{220}Rn 的致癌的机制，研究室内 ^{220}Rn 的控制与治理对策具有重要参考价值。

本课题先后在国内外杂志发布论文 25 篇（其中 SCI 论文 4 篇），博士和硕士毕业论文 2 篇，专业书籍 1 册，多篇论文被世界卫生组织（WHO）和联合国原子辐射效应科学委员会（UNSCEAR）技术报告引用。

此项成果密切结合我国实际问题和国际 ^{220}Rn 研究最新进展，取得的成果具有明显的创造性和先进性。^{220}Rn、^{222}Rn 分辨型探测器已在我国居室、矿山氡调查和地质潜势预测中得到广泛应用。

中国农村饮水安全与环境卫生现状及影响因素研究

——中国疾病预防控制中心农村改水技术指导中心

张　荣、付彦芬、李洪兴、姚　伟、张　琦、魏海春、樊福成、张　娟

本项目属环境卫生领域。1988 年以来，我国农村饮用水与环境卫生状况发生了很大变

化，特别是“九五”“十五”期间，国家增加了投入，明显改善了原有状况。为了解底数不清、全面掌握我国农村饮水安全、环境卫生及其影响因素动态变化状况，于2006—2012年开展了系统研究。

研究深入探讨了农村饮水安全和环境卫生影响因素及控制策略，覆盖全国31个省份，涉及农村供水、饮水、厕所、垃圾、污水等诸多方面，采取现场调查、回顾调查、数据统计分析、风险评估、卫生经济学评价、推广应用等方法，全面了解和掌握全国农村及农村学校饮水水质、卫生厕所、垃圾及污水等最新现状及存在问题；建立和完善了全国农村饮用水与环境卫生监测体系；客观评估农村饮水安全和环境卫生改善对促进农村生活环境改善和保障农村居民健康方面的作用和效果；系统提出农村供水风险评估方法与控制策略；为保障农村居民健康提供了科学依据。

研究结果表明：

农村饮水超标率为44.36%。其中以微生物超标率最高，为25.92%，色度和砷最低。以2006年底全国9.51亿农村人口计，约4.22亿农村人口的饮水不安全，其中约2.46亿是因微生物污染所致；饮用高砷水人口约394万；饮用高氟水的人口约5097万，农村供水风险因素存在于从水源到用户的各个环节。

在农村环境卫生，卫生厕所普及率23.83%，其中无害化卫生厕所普及率22.74%；90.04%使用非卫生厕所农户用粪便作为农肥，高于使用卫生厕所农户的63.76%。农村生活垃圾平均为0.86公斤/人/日，全国农村总量近3亿/年，其中随意堆放约1亿吨/年，占36.72%。64.47%的农村学校没有洗手设施，有卫生厕所的学校只占24.19%，没有垃圾收集系统的学校占41%，学生腹泻病发病率较高，寄生虫感染率达11.68%。

在血吸虫病流行农村地区，99.8%的无害化卫生厕所出粪粪液未检出活血吸虫卵，与使用非卫生厕所人群相比，吸血虫病患病率低75.52%，肠道传染病发病率低24.91%，家庭发生肠道传染病的比例低13.39%。无害化卫生厕所较好发挥了粪便无害化处理的功能。在农村水厂，水源水水质和出厂水水质密切相关，改水改厕的成本效益比较高，达1∶6。结果说明在预防卫生相关疾病中，农村饮水安全保障和环境卫生改善干预措施的实施发挥了重要作用。监测系统为国家提供了大量的基础数据。

研究规模大、覆盖面广，实践并完善了供水关键影响因素风险评估与管理方法，在世界卫生组织国际会议上获得各国与会代表的肯定；最新数据为国务院《卫生事业发展“十二五”规划》《全国农村饮水安全工程“十二五”规划》、原卫生部《健康中国2020》等国家相关规划和发展战略制订提供了技术支撑，监测系统为适时掌握全国农村饮水安全和环境卫生现状奠定了基础。

个人获奖

奖励名称	所在单位	姓名	授奖单位	授奖时间
第十三届中国青年科技奖	中国疾控中心病毒病所	段招军	中组部、人社部、中国科协	2013.12
中国公共卫生与预防医学发展贡献奖	中国疾控中心病毒病所	李德新	中华预防医学会	2013.11
中国公共卫生与预防医学发展贡献奖	中国疾控中心传染病所	阚飙	中华预防医学会	2013.11
中国公共卫生与预防医学发展贡献奖	中国疾控中心营养所	马冠生	中华预防医学会	2013.11
中国公共卫生与预防医学发展贡献奖	中国疾控中心性艾中心	孙江平	中华预防医学会	2013.11
中国科学院院士	中国疾控中心	高福	中国科学院	2013.12
优秀工会干部	中心机关	王瑜	中央国家机关	2013.3
2013年度中央国家机关青年岗位能手	病毒病所	田婵	中央国家机关	2014.2
第七届首都民族团结进步先进个人	免疫中心	李黎	中央国家机关	2013.12

集体获奖

奖励名称	获奖单位	评奖单位	授奖时间
模范职工之家	中国疾控中心改水中心	中央国家机关	2013.3
巾帼文明岗	中国疾控中心规财处	中华全国妇女联合会	2013.3
2012 年度预算执行情况报送先进单位	中国疾控中心机关	卫生部规划财务司	2013.1
2012 年度预算执行情况报送先进单位	中国疾控中心性艾中心	卫生部规划财务司	2013.1
2012 年度预算执行情况报送先进单位	中国疾控中心职业卫生所	卫生部规划财务司	2013.1
2012 年度预算执行进度先进单位	中国疾控中心改水中心	卫生部办公厅	2013.1